U0233192

肝脏IX段肿瘤
微波消融

MICROWAVE ABLATION OF
LIVER SEGMENT IX TUMORS

主编　王在国　周建平

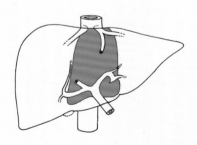

北京大学医学出版社

图书在版编目（CIP）数据

肝脏IX段肿瘤微波消融 / 王在国，周建平主编. —
北京：北京大学医学出版社，2024.4
　　ISBN 978-7-5659-3109-3

　　Ⅰ．①肝…　Ⅱ．①王…②周…　Ⅲ．①微波技术—应
用—肝脏肿瘤—导管消融术　Ⅳ.① R735.7

中国国家版本馆 CIP 数据核字 (2024) 第 046356 号

肝脏IX段肿瘤微波消融

主　　编：王在国　周建平
出版发行：北京大学医学出版社
地　　址：（100191）北京市海淀区学院路 38 号　北京大学医学部院内
电　　话：发行部 010-82802230；图书邮购 010-82802495
网　　址：http://www.pumpress.com.cn
E-m a i l：booksale@bjmu.edu.cn
印　　刷：北京信彩瑞禾印刷厂
经　　销：新华书店
责任编辑：王智敏　　责任校对：靳新强　　责任印制：李　啸
开　　本：787 mm×1092 mm　1/16　印张：15.5　字数：390 千字
版　　次：2024 年 4 月第 1 版　2024 年 4 月第 1 次印刷
书　　号：ISBN 978-7-5659-3109-3
定　　价：158.00 元

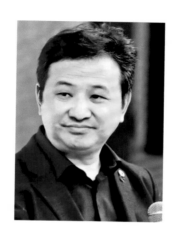

王在国，主任医师，教授。现任南方医科大学第十附属医院（广东省东莞市人民医院）大外科主任兼肝胆胰外科学科带头人，2005—2016 年任肿瘤外科主任（其中 2008—2016 年兼任肿瘤科主任），东莞市人民医院第 7 党支部书记，中山大学及南方医科大学兼职教授，岭南名医、东莞名医、2022 东莞最美医生、2023 第九届人民好医生。

学术兼职：中国抗癌协会肿瘤微创治疗专业委员会肿瘤外科微创专家委员会委员（第 3 届）、广东省医学会肝胆胰外科学分会常务委员及肝脏外科学组副组长（第 4 届）、广东省抗癌协会肝癌专业委员会副主任委员（第 4、5 届）、广东省医学会肝癌分会常务委员、广东省医师协会肿瘤外科医师分会常务委员、广东省医师协会胰腺病专业医师分会常务委员、东莞市医学会肿瘤学分会主任委员（第 1、2 届）、东莞市肿瘤防治联盟肝癌专业委员会主任委员及四川省抗癌协会肝癌专业委员会副主任委员（1999—2001）、深圳市抗癌协会肝癌专业委员会副主任委员，《中华肝胆外科杂志》（第 4 届）、《中国普外基础与临床杂志》《中国肿瘤外科杂志》《岭南现代外科杂志》《当代医学杂志》《肿瘤预防与治疗杂志》等期刊编委。

具有良好的肝胆胰外科基础和丰富的临床经验。1986 年毕业于泸州医学院（现西南医科大学）并分配至四川省肿瘤医院工作 15 年，其间破格晋升副主任医师及主任医师，并且获得"四川省有突出贡献优秀专家"称号且享受四川省政府津贴。在肝复发癌的治疗与研究、肝癌门静脉癌栓的诊治与研究、肝脏Ⅸ段肿瘤的 CT 定位下精准微创消融治疗与研究、晚期肝癌的靶向免疫转化及转化后切除或微创消融等领域处于国内领先水平。主刀完成各部位复杂肝脏肿瘤切除手术 2000 余例并获得较好临床效果，其中生存期超过 20 年且无瘤生存者 5 例（最长者已经超过 26 年）；曾为多例晚期肝癌患者行癌切除及门静脉癌栓清除，2 例患者术后已经无瘤生存分别达 15 年和 13 年；2008 年主刀完成 83 岁高龄癌症患者的胰十二指肠切除术，目前该患者已过 98 岁且无瘤生存；还曾救回失血量超过 1 万毫升的重度肝损伤濒死患者。

负责部省市重大科研项目 10 余项，获得省市级科技进步奖 6 项，主编及参编、参译医学专著 8 部，在国内外期刊发表论文 100 余篇，获得国家专利 1 项。2018 年、2019 年两次主办国家继续教育项目"肝复发癌多学科综合防治新进展高峰论坛"。

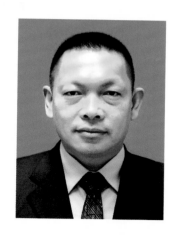

周建平，心胸外科主任医师，广东医科大学兼职教授，硕士生导师。南方医科大学第十附属医院（广东省东莞市人民医院）副院长。海峡两岸医药卫生交流协会胸外科专委会常务委员，广东省医学会胸外科学分会常务委员，广东省医师协会胸外科医师分会常务委员，广东省生物医学工程学会胸心血管外科分会副主任委员。《中国卫生产业杂志》编委。

擅长胸外科创伤和胸部肿瘤诊断和治疗，对疑难重症、复合伤的诊治有丰富经验。在 *Lung Cancer* 等国内外杂志发表论文 30 余篇；主编、参编论著 3 部。获岭南名医、东莞名医、东莞市特色人才等荣誉。

谨以此书献给
广东省东莞市人民医院
建院 **136** 周年

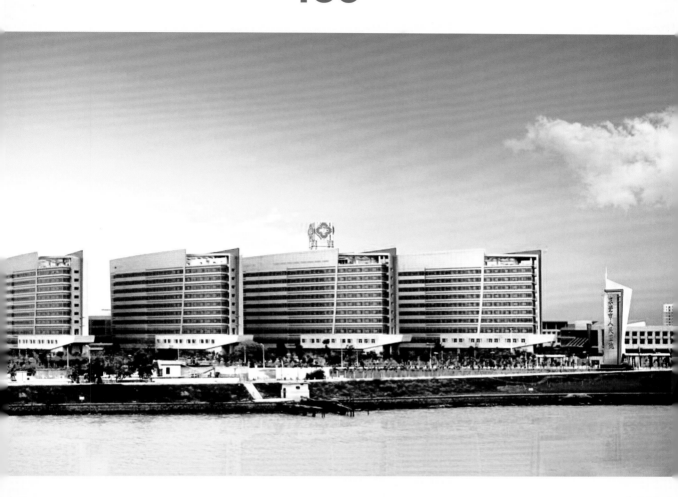

百年红楼　薪火相传

南方医科大学第十附属医院　广东省东莞市人民医院（1888—2024）

怀念我终生难忘的引路人
刘光中教授
（1934.6.22—1999.8.13）

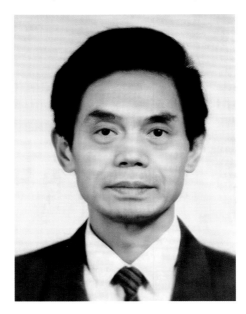

原四川大学华西医院普外科专家，四川省肿瘤医院外科创始人、腹部外科创始人、肝胆胰外科创始人

在过去的 30 年里，肝脏肿瘤的局部消融技术发展迅速。因其疗效确切可靠，而且具有操作简单安全、创伤性小、并发症少、可重复开展、节省医保费用和住院时间等诸多优点，业已成为与肝脏部分切除、肝移植并列的小肝癌治愈性治疗方法。

肝脏肿瘤的生长部位，是决定其消融难易程度、安全性和疗效的关键因素。1989 年 Couinaud 率先提出肝脏Ⅸ段新概念，它是指尾状叶（Ⅰ段）右侧、下腔静脉右前方和右侧附近的肝组织。肝脏Ⅸ段深藏于肝脏主体和下腔静脉前缘之间，其周围绕以门静脉、肝静脉、肝动脉、胆总管及下腔静脉等重要结构。由于肝脏Ⅸ段局部解剖学的特殊性和复杂性，该部位肿瘤的经皮肝穿刺微创微波消融处理一直存在较大困难和危险，所以既往通常被视为消融"禁区"。

王在国教授具有 37 年肝癌外科手术及综合治疗经验。他率领肝脏肿瘤精准微创消融团队，在长期大量周围性肝脏肿瘤精准微创消融的基础上，对肝脏Ⅸ段肿瘤的微创消融进行了大胆而谨慎的探索，连续 10 年 100 例的临床实践全部获得了成功，从而基本实现了肝脏Ⅸ段肿瘤微创消融"禁区"的突破。

本书是王在国教授肝癌研究团队 100 例肝脏Ⅸ段肿瘤微创微波消融治疗经验的总结。本书系统介绍了肝脏Ⅸ段局部应用解剖学特点、该区域肿瘤常用治疗方法及经皮肝穿刺微波消融治疗肝脏Ⅸ段肿瘤的体位和麻醉选择、穿刺路径与技巧、具体消融程序和方法、术后综合治疗措施、围手术期处理、并发症防治、疗效评价及长期随访方法，特别重点介绍了肝脏Ⅸ段原发性肝癌、肝转移癌、肝复发癌及良性肿瘤的精准微创消融经验，并分享了大量珍贵的图片和典型成功病例。

相信，本书的面世，将会促进肝癌微创微波消融技术向更加深入的领域推广和应用，从而造福更多肝癌患者。

台湾大学教授

世界肿瘤介入学会 亚太主席

2023-8-21

肝段的精准解剖划分是肝脏外科的基础。目前国际上比较通用的是 1954 年 Couinaud 提出的肝脏Ⅷ段划分。随着对肝内解剖的更加深入研究，Couinaud 于 1989 年又提出了肝脏Ⅸ段新概念，将尾状叶（Ⅰ段）右侧、下腔静脉右前方和右侧附近的肝组织统称为Ⅸ段。

虽然刘允怡院士早在 2002 年第 40 卷第 5 期《中华外科杂志》及 2010 年他的专著《肝切除与肝移植应用解剖学》中详细介绍了肝脏Ⅸ段划分法，肝脏Ⅸ段新概念也早已写进了分别于 2015 年和 2018 年出版的《局部解剖学》（第 3 版）和《外科学》（第 9 版）教材，但是，目前绝大多数人对肝脏Ⅸ段的认知还非常有限。

肝脏Ⅸ段深藏于肝脏后方，紧夹于第一、二、三肝门之间，其周围被密集分布的大血管和胆管包绕，这些应用解剖学特点的特殊性和复杂性，导致该部位肿瘤的治疗一直是临床研究的重点、难点和热点。肝移植是肝脏Ⅸ段肿瘤理论上的最佳治疗选择，但是供体的匮乏、技术普及的困难、高昂的医疗费用、术后较高的肝癌复发转移率等瓶颈问题仍没有得到满意解决。手术切除是肝脏Ⅸ段肿瘤最现实的治疗选择，但是手术切除仍然存在一定风险和并发症，如联合肝切除常常增加术后肝功能失代偿风险，周围大血管和胆管包绕限制了宽切缘切除的可行性。小肝癌的微创消融虽然已经与肝移植、肝部分切除并列为肝癌主要的根治性方法，但是包绕在肝脏Ⅸ段周围的大血管和胆管，给经皮肝穿刺带来很大困难和风险，甚至导致致命性大出血可能，因此历来被列为消融的"禁区"。其他的治疗方法还有肝动脉插管化疗栓塞术、立体定向体部放射治疗、分子靶向药物治疗、肿瘤免疫药物治疗（如 PD-1 抑制剂）等，但是这些手段很少单独使用，常常联合应用于肿瘤多学科综合治疗中。

王在国教授长期致力于肝癌外科手术及综合防治研究。早在 20 世纪 90 年代，他即在原华西医院普外科专家、四川省肿瘤医院肝胆胰外科创始人刘光中教授的带领下，开始探索肝尾状叶的应用解剖学特点并成功开展肝尾状叶癌切除。近年在长期大量周围性肝脏肿瘤微创消融的基础上，王在国教授率先将精准微创消融技术引入肝脏Ⅸ段肿瘤临床治疗领域，连续 10 年 100 例临床实践全部获得成功，开创了"兵不血刃"的肝脏Ⅸ段肿瘤微创消融临床治疗新时代，基本上实现了肝脏Ⅸ段肿瘤消融"禁区"的突破。

本人向各位同道隆重推荐此专著。我相信，该书的出版将会推动肝脏Ⅸ段新概念在国内的进一步推广，增加我国肝脏Ⅸ段肿瘤精准微创消融治疗新手段、新选择，也将促进我国肝脏肿瘤精准微创消融治疗水平的进一步提高，为肝脏肿瘤消融事业的发展做出重要的贡献。

四川大学终身教授
四川大学华西医院普外科学科主任

2023-8-21

　　肝脏肿瘤消融技术是近 30 年迅速发展起来的一种新兴的肿瘤局部微创治疗新方法。由于该技术具有疗效确切可靠、操作简单安全、手术精准微创且可重复开展、相关并发症少、术后康复快等诸多优点，所以自问世以来很快受到医患双方的共同青睐。随着现代高科技和生物医学工程的迅猛发展，肿瘤消融设备得到不断的改进和完善，加之医学观念的不断更新，该技术得到迅速的推广和普遍的认同，目前已经成为继肝移植、肝部分切除之外的第三种有效的肝脏肿瘤局部治疗手段，也已经被推荐为与外科手术、肝移植相并列的早期肝细胞癌可治愈性治疗方法。

　　肝段的精准解剖划分是肝脏外科的基础，目前国际上比较通用的是 1954 年 Couinaud 提出的肝脏Ⅷ段划分。随着对肝内解剖的深入研究，1989 年他又提出了肝脏Ⅸ段新概念，即将尾状叶（Ⅰ段）右侧、下腔静脉右前方和右侧附近的肝组织统称为Ⅸ段。虽然刘允怡院士早在 2002 年第 40 卷第 5 期《中华外科杂志》及 2010 年他的专著《肝切除与肝移植应用解剖学》中就已经专门介绍了肝脏Ⅸ段的概念及划分，肝脏Ⅸ段新概念也早已写进了分别于 2015 年和 2018 年出版的《局部解剖学》（第 3 版）和《外科学》（第 9 版）教材，但是目前绝大多数学者对肝脏Ⅸ段的认知还非常有限。

　　肝脏Ⅸ段深藏于肝脏后方，紧夹于第一、二、三肝门之间，其周围绕以门静脉、肝静脉、肝动脉、胆总管及下腔静脉等重要结构，这些应用解剖学方面的特殊性和复杂性，导致该部位肿瘤的处理一直都是临床研究的重点、难点和热点。肝移植是Ⅸ段肝脏肿瘤理论上的最佳治疗选择，但是供体的匮乏、技术普及的困难、高昂的医疗费用及术后较高的肝癌复发转移率等瓶颈问题限制了肝移植的推广和普及。手术切除是肝脏Ⅸ段肿瘤最现实的治疗选择，但是手术切除仍然存在一定风险和并发症，联合肝切除常常增加术后肝衰竭的风险，包绕在肿瘤周围的大血管和胆管限制了宽切缘切除的可行性。小肝癌的微创消融疗效肯定、并发症少，但是肝脏Ⅸ段应用解剖学情况非常特殊，给经皮肝穿刺带来很大困难和风险，甚至存在因穿刺导致术中致命性大出血的可能，因此过去通常将肝脏Ⅸ段视为消融的"禁区"。

　　南方医科大学第十附属医院（广东省东莞市人民医院）长期致力于肝脏肿瘤的手术切除及综合防治。我院 20 年前就开始涉足肝脏肿瘤的局部消融临床研究，在经过 15 年 1000 多例周围性肝脏肿瘤微创消融经验的积累后，于 2013 年 10 月开始逐步对肝脏Ⅸ段肿瘤进行大胆而谨慎的微创消融探索。在中国抗癌协会肝癌专业委员会主任委员、中山大学肝癌研究所所长陈敏山教授及四川大学终身教授、华西医院普外科学科主任严律南老师的关怀和指导下，在我院蔡立民书记、袁耀钦院长的支持和鼓励下，我们率先将精准微创消融技术引入肝脏Ⅸ段肿瘤临床治疗领域，且连续 10 年 100 例临床实践全部获得成功，开创了"兵不血刃"的肝脏Ⅸ段肿瘤微创消融治疗新时代，基本上实现了肝脏Ⅸ段肿瘤消融"禁区"的突破。

　　本书是我们肝脏肿瘤精准微创消融团队 100 例肝脏Ⅸ段肿瘤微创微波消融治疗的临床经历和经验总结。在北京大学医学出版社的支持和鼓励下，肝脏Ⅸ段肿瘤消融团队多位成员通力合作，终于顺利完成了该书的编写工作。全书系统介绍了肝脏Ⅸ段局部应用解剖学特点、该区域肿瘤常用治疗方法及经皮肝穿刺微波消融治疗肝脏Ⅸ段肿瘤的体位和麻醉选择、穿刺路径与技巧、具体消融程序和方法、术后综合治疗措施、围手术期处理、并发症防治、疗效评价及长期随访方法，特别重点介绍了肝脏Ⅸ段原发性肝癌、肝转移癌、肝复发癌及良性肿瘤的穿刺消融操作技巧和典型病例资料，力求实用易懂。本书具有两大特色：其一是使用大量珍贵插图，以使其内容更加直观、更具说服力，并且更加容易阅读；其二是展示大量典型成功病例，特别是消融后长期动态随访结果、远期生存情况及复发后的综合处理等。希望本书的出版能够对广大肝胆外科医生、肿瘤消融医生以及相关专业研究人员有所帮助，也希望能够对我国肝胆外科、肝脏肿瘤消融事业的发展起到积极的推动作用。

鉴于笔者水平有限、经验不足、时间仓促，尽管修改数稿，初版仍难免存在错误和不足，尚请前辈、同仁不吝赐教，以便今后进一步改进提高。

编者

2023-10-10

目　录

第一章

概　述

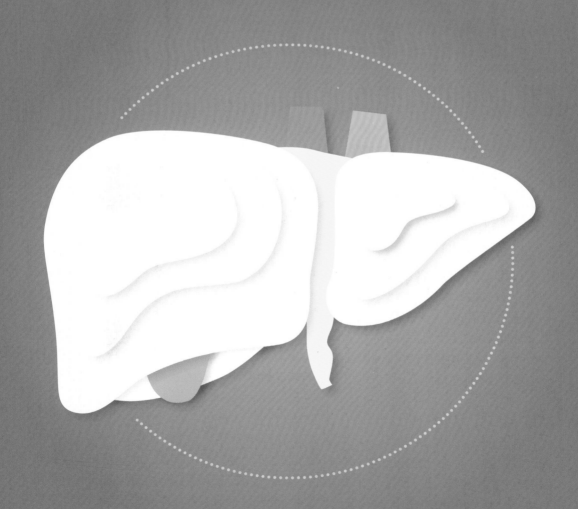

第一节　肝脏IX段的概念

肝段的精准解剖划分是肝脏外科的基础。目前国际上（特别是欧洲国家）通用的是1954 年 Couinaud 肝段划分[1]。Couinaud 以门静脉的分支分布和肝静脉的走行作为解剖划分的依据，将肝脏划分为左、右两个半肝、五叶和八段，其中的八个肝段按顺时针方向标以 I ~ VIII 的罗马数字。由于 Couinaud 将每个肝段视为功能独立的单元，因此对肝脏手术的改进产生了重大影响，从而也大大提高了肝脏手术的安全性[2-3]。此后，Couinaud 对肝内解剖又作了进一步研究，并于 1989 年刊发论文提出了肝脏IX段的新概念[4]，即：把尾状叶（I段）右侧、下腔静脉右前方和右侧附近的肝组织称为IX段。

目前绝大多数人对肝脏IX段的认识还非常有限。在 Couinaud I ~ VIII 划分中，背扇区即 I 段，亦即尾状叶，包括 Spiegelian 叶、腔静脉旁部和尾状突三个部分。而在 1989 年之后 Couinaud I ~ IX 段划分中，背扇区（即旧的 I 段）由 I 段和IX段构成，其中 I 段位于肝中静脉的左侧，它大致与 Spiegelian 叶相当，但要稍大一些；IX段位于肝中静脉的右侧，包括腔静脉旁部和尾状突；I 段和IX段以肝中静脉为分割线[5]。

由于肝背扇区部位特殊，隐藏于肝脏主体和下腔静脉前缘之间，其周围绕以门静脉、肝静脉、肝动脉、胆总管及下腔静脉等重要而复杂的解剖结构，该部位肿瘤的处理一直较为复杂和危险。因此，将该区域从解剖上进一步精细划分为 I 段和IX段，有助于进一步提高其相关系列研究，从而促进 I 段、IX段肝脏肿瘤治疗的精准性和安全性。

第二节　肝脏IX段肿瘤的主要治疗方法

肝脏IX段深藏于肝脏后方，紧夹于三个肝门之间，其前方是肝门 Glisson 系统（第一肝门），头侧是肝中静脉及肝右静脉（第二肝门），后方为下腔静脉（第三肝门），该区域大血管、胆管密集分布。正是由于肝脏IX段应用解剖学特点的特殊性和复杂性，该部位肿瘤治疗一直是学术研究的重点、难点和热点。目前肝脏IX段肿瘤常用的治疗手段很多，包括肝移植、肝部分切除、介入治疗、局部消融和放疗等。具体治疗方案的选择，需要结合肿瘤的大小和性质、患者的全身状况及肝功能情况、患方的意愿和风险与经济承受能力、医方的技术设备水平及专家的经验等，需要通过综合分析，做出个体化治疗决策[6]。

一、肝移植

由于肝移植既能够彻底切净肝脏肿瘤，又能够彻底更换容易新发生肿瘤的"土壤"（指硬化的肝脏），因此从理论上讲，肝移植是肝脏肿瘤的最佳治疗选择。因为肝脏IX段肿瘤切除困难、切除范围严重受限、术后并发症概率高，因此该部位肿瘤更应该优先考虑肝移植。目前我国各大肝移植中心技术成熟，手术安全性高，而且治疗效果非常显著，有报道[7]称肝癌肝移植术后 1 个月、1 年、3 年患者的总生存率分别高达 90%、76%、60%。但是，供体的匮乏、移植技术的普及、医疗费用的高昂及术后较高肝癌复发转移率，仍然是急待解决的瓶颈问题。

二、肝脏部分切除

手术切除是治疗肝脏IX段肿瘤的最佳选择[8]。但是由于IX段解剖位置特殊，被第一、二、三肝门所包围，单独IX段切除手术时间长、出血多、术后并发症多[9]；联合左半肝或右半肝切除的损伤大，严重肝硬化者常常无法耐受[10]，且联合半肝切除和单独IX段切除的术后生存无明显差异，扩大切除并非必需[8-9]；加之IX段肝脏肿瘤周围皆被大血管及胆管包绕，只能被动地做窄切缘切除，因此术后复发率仍较高[11]。随着技术和设备的进步，以及经验的积累，目前开腹IX段肝切除的安全性已大大提高，并且逐步有腹腔镜下IX段肝切除的报告。

三、精准微创消融

在精准医学成为主导医学模式的今天，经皮穿刺的肝癌微创消融越来越受到医患双方青睐，目前已迅速成为肝癌局部治疗的主要手段之一，其疗效肯定、创伤性小、并发症低，欧洲肝病学会已将其列为肝癌的主要治疗方法之一[12]。由于肝脏IX段局部解剖学的特殊性，既往IX段消融曾被视为消融"禁区"，但是随着设备的不断更新、技术的改进、穿刺和消融经验的不断积累，近年陆续有肝脏IX段肿瘤微创消融的报告[13-15]，消融"禁区"的观念正在逐渐被打破，期待精准微创消融成为未来早期肝脏IX段肿瘤的主要治疗手段。

四、肝动脉插管化疗栓塞术（TACE）

肝动脉插管化疗栓塞术是治疗肝脏肿瘤的常用方法之一。由于肝脏IX段供血动脉具有多支、细小及起源变化多端等特点；加之IX段位于肝脏中心位置，血管造影时其动脉通常与其他叶（段）肝动脉分支重叠，从而很难确定肿瘤的供血动脉及其起源，所以过去 TACE 治疗肝脏IX段肿瘤的疗效不尽如人意[16]。随着旋转及平板血管造影系统，以及 C 臂 CT 等技术的应用，可以更加容易观察和发现IX段肝脏肿瘤供血动脉及其变化特点；管径更细微导管（2.0～2.4F）的应用，可以实现肝脏IX段肿瘤供血动脉的超选择插管及栓塞；载药微球及放射性微球 Y90 等新型栓塞剂的应用，可以进一步提高肝脏IX段肿瘤 TACE 的疗效[17]。目前肝脏IX段肿瘤的 TACE 治疗已经取得了可喜疗效，部分患者能够获得临床治愈，但多数患者尚需联合其他治疗手段方能进一步提高疗效[17]。

五、精准放疗[18]

随着放疗及定位设备的进步，现代放疗技术获得了飞跃的发展。1951 年瑞典神经外科学家 Lars Leksell 首次提出了立体定向放射手术（stereotactic radiosurgery，SRS）的概念，即用多个三维设计的小照射野单次大剂量定向照射体内的病灶，它的原理类似于利用放大镜将光线集中在一点，产生能量聚集达到对小病灶的毁损，从而实现精准毁损肿瘤，却又很少对周围组织产生副损伤。目前的立体定向体部放疗（stereotactic body radiation therapy，SBRT），把先前的概念变成了现实技术。欧美国家及日本已经报道 SBRT 技术在早期肺癌患者中可以获得与手术切除相似的效果，SBRT 正逐渐成为不能手术或者不愿意手术的早期肺癌患者的首选疗法。相信并期待 SBRT 也会逐渐成为肝脏Ⅸ段肿瘤治疗的重要选择。

六、靶向免疫治疗

分子靶向药物（如仑伐替尼）可以抑制肿瘤微血管生成、改变肿瘤微环境，从而表现出抗肿瘤活性；肿瘤免疫治疗药物［如程序性死亡受体 –1（programmed cell death protein 1，PD–1）抑制剂］可以解除肿瘤对免疫细胞的抑制作用，恢复免疫细胞杀伤肿瘤细胞的功能。目前研究证明：二者联合使用可以形成良性循环，从而达到 1+1 ＞ 2 协同增效的抗肿瘤效果。目前肝癌的靶向免疫联合治疗研究如火如荼，是近年肝癌临床治疗研究的突破和飞跃，已经在一定程度上改变了晚期肝癌的治疗观念和治疗选择，也已经成功拯救了一批绝望的晚期肝癌和肝复发癌患者，相信未来必将发挥更大的作用、取得更好的效果。

第三节　肝脏Ⅸ段肿瘤的个体化综合治疗

肝脏Ⅸ段肿瘤治疗的选择，应根据患者肿瘤大小、肝功能及身体状况、医疗单位设备及技术能力和水平、患者家属的经济和风险承受能力等重要因素，进行综合分析，最终制订个体化治疗方案。对于肝功能及身体情况良好者，应优先考虑手术切除；如果肝功能太差（如Child C 级）且有经济能力者，可考虑肝移植；如果肿瘤 ≤ 3 cm，CT 引导下经皮肝穿刺微波消融也可达到与手术切除相似的效果；如果肿瘤较大，或者术后病理提示存在微血管癌栓，切除后应加作 TACE 或靶向免疫联合治疗；如果肿瘤巨大或伴肝内外转移，宜首先采取转化治疗措施［靶向治疗联合免疫治疗和（或）TACE］，待肿瘤缩小后再争取肝移植、肝部分切除或微创消融手术，术后继续综合治疗。

肝脏Ⅸ段肿瘤理想的治疗方案依赖于早期发现和早期诊断。因此，必须强调对高危人群的监测和定期早癌筛查。对于早期发现的肝脏Ⅸ段肿瘤，肝移植、肝部分切除或精准微创消融，都可望获得良好的治疗效果，甚至获得治愈的机会和希望。

参考文献

［1］ Couinaud C, Le Foie. Etudes Anatomiques et chirugicales. Paris: Masson & Cie, 1957: 284-289.

［2］ Lau WY. The history of liver surgery. J R Coll Surg Edinb, 1997, 42(5): 303-309.

［3］ 张绍祥，张雅芳. 局部解剖学. 3 版. 北京：人民卫生出版社，2016: 173-175.

［4］ Couinaud C. Surgical Anatomy of the Liver Revisited Ch 4. Anatomy of the Dorsal Sector of the Liver. New consideration on liver anatomy. Paris: Per Ed, 1989: 26-39.

［5］ 刘允怡. 肝切除与肝移植应用解剖学. 北京：人民卫生出版社，2010: 19-23.

［6］ 宿贝贝，李晨，桑泽杰. 尾状叶肝癌的诊断与治疗进展. 实用肝脏病杂志，2016，19（6）：762-765.

［7］ 郑树森，徐骁，李建辉，等. 中国肝癌肝移植临床实践指南（2014版）. 实用器官移植电子杂志，2015，3（2）：66-71.

［8］ 彭淑牖，冯雪冬，刘颖斌，等. 肝尾状叶原发性肝细胞肝癌的外科治疗. 中华外科杂志，2005，43（1）：49-52.

［9］ Tanaka S, Shimada M, Shirabe K, et al. Surgical outcome of patients with hepatocellular carcinoma originating in the caudate lobe. Am J Surg, 2005, 190: 451-455.

［10］ Vauthey JN, Pawlik TM, Abdalla EK, et al. Is extendedhepatectomy for hepatobiliary malignancy justified? Ann Surg, 2004, 239: 722-732.

［11］ 王许安，吴向嵩，李茂岚，等. 单独肝尾状叶切除术策略更新（附21例报告）. 中国实用外科杂志，2014，34（8）：754-756.

［12］ Bruix J. Sherman M, Llovet JM, et al. Clinical management of hepatocellular carcinoma: conclusions of the Barcelona-2000 EASL Conference. J Hepatol, 2001, 35: 421-430.

［13］ 王在国，张伟标，叶振伟，等. CT引导下经皮肝穿刺微波消融治疗Ⅸ段肝癌临床研究. 中华肝胆外科杂志，2020，26（11）：825-828.

［14］ 陈嵩，庄文权，郭文波，等. CT联合超声引导下经皮微波消融治疗肝尾叶肝癌的可行性及短期疗效观察. 影像诊断与放射学，2018，27（3）：219-225.

［15］ 唐喆，方河清，吴育连，等. 冷循环消融治疗肝尾状叶肿瘤. 中华外科杂志，2008，46（6）：471-472.

［16］ Wang HM, Zhao Y, Zhang JH, et al. Transcatheter arterial chemoembolization for hepatocellular carcinoma originating from the caudate lobe. Chin J Clinicians: Electronic Edition, 2012, 6(4): 1060-1061.

［17］ 王华明. 尾状叶肝癌的介入治疗. 临床肝胆病杂志，2016，32（01）：68-71.

［18］ 刘文君，杜丹，陈宝杰，等. 立体定向放射治疗技术在小肝癌中的应用. 临床肝胆病杂志，2021，37（05）：1212-1215.

（王在国　周伟　周建平）

肝脏IX段应用解剖学

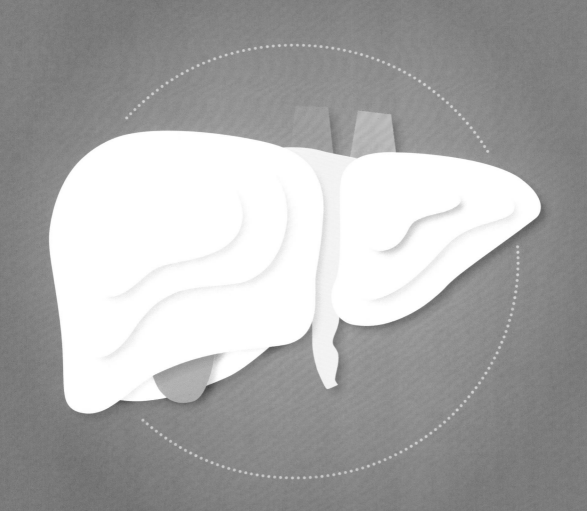

  国际肝胆胰学会（IHPBA）2000 年 5 月在澳大利亚布里斯班举行的世界大会通过了肝脏术语命名法，经过对这份术语命名方法的总结，肝脏分为主肝和尾状叶（被 Couinaud 称为背扇区）两个部分[1]。

  主肝被分为半肝（或肝）、区、段三级结构。每个肝段是一个独立的单位，拥有独立动脉胆管系统、门静脉的血液供应和肝静脉的回流。因此，肝段可以独立地或与其他相邻的肝段一并切除[1]。

  尾状叶是肝脏背面的部分，它位于后部，以半环状包绕肝后下腔静脉。其后方是下腔静脉，下方是门管三联，上方是肝静脉汇合部（图 2-1 ~ 图 2-5）。

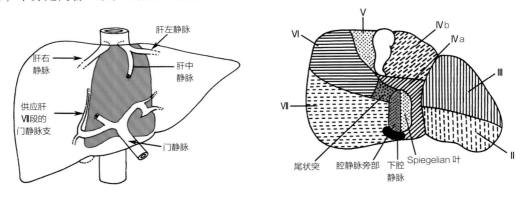

图 2-1　尾状叶：前面观　　　　　　　　　图 2-2　尾状叶：脏面观

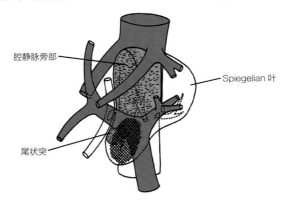

图 2-3　尾状叶：去除肝脏 Couinaud Ⅱ ~ Ⅷ段后

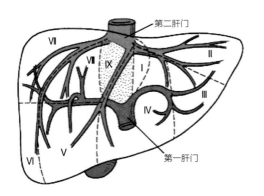

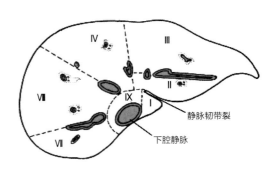

图 2-4　肝脏IX段正面观　　　　　　　　　图 2-5　肝脏IX段横断面

尾状叶可分为 Spiegelian 叶、腔静脉旁部和尾状突三个部分。由于尾状叶被重要的大血管所包绕，而且深藏于肝脏的中心位置，所以该区域肿瘤的外科处理一直都是最为复杂、最为危险的肝脏手术[1]。

尾状叶被 Couinaud 称为背扇区，并被划分为Ⅰ段和IX段，这两段以肝中静脉为分割线。Ⅰ段在肝中静脉左侧，大小大致与 Spiegelian 叶相当，但要稍大一些，也有称之为左背段、左尾状叶或乳头突。IX段在肝中静脉右侧，包括腔静脉旁部和尾状突[1-2]。

IX段位于Ⅰ段的右侧和下腔静脉的右前方，它的各边界毗邻分别是：左界是Ⅰ段，右界是Ⅶ段；上界是肝中静脉与肝右静脉入口水平以下，下界是门静脉横栱（transverse portal arch）后面；后界是肝后下腔静脉，前界是右门管根（right portal pedicle）和Ⅷ段，以及有时可能还会有Ⅶ段[3, 4]。

Couinaud 将IX段再细分为 b、c、d 三个部分（图 2-6）。最左侧部分是IXb，它位于肝中静脉和肝右静脉之间，相当于肝脏的尾状突；IX段的中间部分，即IXc，位于肝右静脉的下方；IX段最靠右侧的部分是IXd，位于肝右静脉的后方[1, 3-4]。

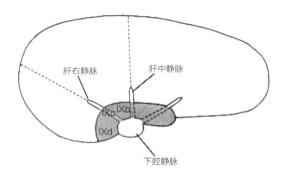

图 2-6　IX段亚分区

参考文献

［1］ 刘允怡. 肝切除与肝移植应用解剖学. 2 版. 北京：人民卫生出版社，2019：9-25.

［2］ 张绍祥，张雅芳. 局部解剖学. 3 版. 北京：人民卫生出版社，2016：173-175.

［3］ 刘允怡，迟天毅. 肝脏IX段. 中华外科杂志，2002，40（5）：342-343.

［4］ 吴金术，田秉璋，蒋波，等. 肝脏IX段、Ⅰ段切除（附 47 例报告）. 中国现代手术学杂志，2005，9（6）：411-414.

（张伟标　叶振伟　王在国　邹玉坚）

第三章

肝脏肿瘤微波消融的历史、现状和展望

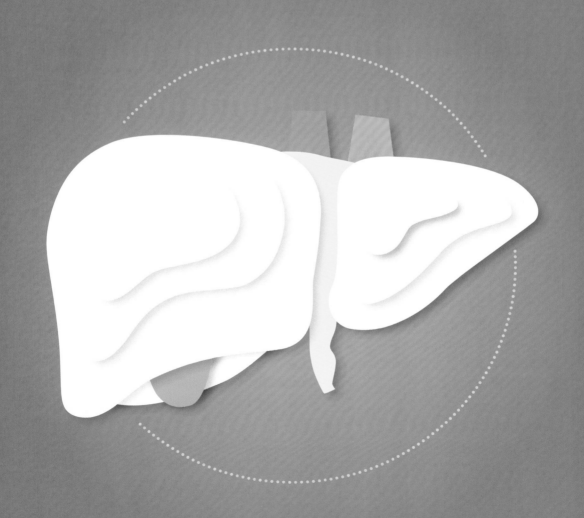

第一节 肝脏肿瘤微波消融的发展历史及技术原理

微波技术在医学领域里的应用可以追溯到 20 世纪 50 年代，随着现代高科技和生物医学工程的迅猛发展，微波医疗设备不断改善，在医学研究和临床医疗方面得到了广泛应用[1]。

1986 年，日本医生率先开始了微波消融在肝脏恶性肿瘤治疗中应用的探索。20 世纪 90 年代，国内外肿瘤微波消融技术得到了迅速发展。1990 年，我国第一台微波热消融肝脏肿瘤治疗系统问世。从那以后，国内开始陆续出现微波消融治疗肝脏肿瘤的相关研究。

根据欧洲肝脏病研究协会（EASL）的建议，微波消融在肝脏肿瘤患者的局部控制方面显示出了良好的结果[2]。2013 年进行的一项 Cochrane meta 分析，由于纳入文献中只涵盖一项偏倚风险高的随机临床试验，因此未能提供关于消融方法在肝脏肿瘤治疗中作用的证据[3]。不过，2019 年的另一项 meta 分析报告了有利于微波消融的结果[4]。然而，这项 meta 分析纳入了受混杂偏倚影响的低质量随机和观察性研究，可能会影响该研究结果的可靠性。尽管研究存在一定争议，但微波消融术在肝脏肿瘤治疗领域的应用价值，也取得大部分医生的认可[5]。

微波消融治疗是将消融针插入到肝脏肿瘤的内部，将能量聚集到足够的强度，使焦点区域达到瞬间高温，通过热效应破坏肿瘤组织，在组织病理学上表现为凝固性坏死[6]。微波消融可以毁损肝脏肿瘤区域组织，但是对区域外正常肝组织没有损伤。在微波消融过程中，一个快速振荡的电磁场导致场源周围软组织中水分子的摩擦从而产生热量。消融针的电流是微波场的来源，它受到消融针消融性能、消融区域和周围组织的影响。复杂的消融针设计通过三种机制来实现：热控制、现场控制和波长控制[7]。

微波消融系统由微波发射器、柔性电缆和消融针三个基本部分组成。微波消融利用电磁能量的热消融技术，为诱导凝固坏死提供必要的热量。微波发射器有两个频谱，即 915 MHz 和 2.45 GHz，可看作是射频频谱范围（300 MHz 到 300 GHz）之间的两个子集。915 MHz 比 2.45 GHz 具有更大的组织穿透深度和更大的消融范围，较低频率的反射波较少，后热效应较低。不过，穿透深度及范围会受到组织导热率、组织弹性、纤维化、组织含水量和介电参数的影响。与射频消融相比，微波消融在组织内的穿透速度更快更均匀，因此在消融过程中 CT 扫描图像上具有更可预测的消融范围[8-9]。

微波消融的热量会在消融针尖端周围向四周辐射。当产生足够的热量时，消融针针尖周围的肿瘤细胞发生溶解和融化，导致细胞内蛋白和细胞膜变性，从而被有效地破坏。根据组织能量沉积的不同，消融范围甚至可以达到 5 cm 左右。在 60~100 ℃的温度环境下，肿瘤细胞将立即凝固；在超过 110 ℃的温度环境下，肿瘤细胞将发生汽化和碳化，并导致消融区域周围正常组织的损害。因此靶区温度应逐渐升高到 50~60 ℃，并持续至少 5 min。微波消融所用的电磁能不需要直流电，它克服了射频消融在组织碳化和蒸发方面的限制。另外微波消融能量在血管旁的消耗不太明显，因此靠近血管的肿瘤同样可以进行微波消融。而微波消融区局部温度较高，治疗时间较短的特点，也支持微波消融可用于囊性病变的治疗。

第二节　肝脏肿瘤微波消融治疗现状

早期肝脏肿瘤最常见的治疗方式包括手术切除、局部消融和肝移植。手术切除通常作为首选治疗。然而，不是所有的患者都适合手术治疗。研究表明，大约有 75% 的肝脏肿瘤患者失去了手术切除的机会。对于那些不适合手术治疗的肝脏肿瘤，临床医生需要根据肿瘤的具体类型和分期选择个体化的治疗手段。目前有两种不同的介入治疗方法可用于肝脏肿瘤的治疗：第一，经动脉介入手术，包括使用化疗药物如经动脉化疗灌注（transcatheter arterial infusion chemotherapy，TACP）、肝动脉插管化疗栓塞术（transarterial chemoembolization，TACE）或经导管血管栓塞术（transcatheter arterial embolization，TAE），或使用放射性物质如选择性内部放射栓塞（selective internal radiotherapy，SIRT）等；第二，消融技术，包括微波消融（microwave ablation，MWA）、射频消融（radio frequency ablation，RFA）、激光诱导间质热疗（laser-induced interstitial thermotherapy，LITT）、不可逆电穿孔（irreversible electroporation，IRE）、冷冻治疗及化学消融等。

在过去的 30 年里，国内外已开展多种消融技术治疗肝脏肿瘤，并可作为早期肝脏肿瘤手术切除和肝移植的替代方案。即单个小于 5 cm 病灶或者 2 ~ 3 个小于 3 cm 病灶的肝脏肿瘤，可以通过微波消融的方法得到有效的控制，特别是对那些手术切除风险较高、不适合肝移植或一般情况较差的肝脏肿瘤患者[10-11]。目前微波消融可以在影像设备引导下经皮肝穿刺实施，具有操作简便、精准、微创、疗效确切等优点，也可在开放手术中或腹腔镜下完成。Baker 等报道了微波消融在 340 例肝脏肿瘤患者中应用的安全性和有效性[12]。其中，89.5% 的患者患有肝硬化，60.7% 的患者患有丙型肝炎，8.2% 的患者患有乙型肝炎。96.8% 的患者接受了腹腔镜下微波消融手术。4 例患者在 30 天内死亡（1.8%），3.2% 的患者发生 3 级并发症。97.1% 的患者达到肿瘤完全坏死。而在 10.9 个月的中位随访时间中，局部复发率为 8.5%，1 年生存率为 80.0%，2 年生存率为 61.5%。结果提示，即使是在晚期疾病患者中，微波消融也可以安全进行。微波消融术显示出较低的并发症发生率和死亡率，较理想的肿瘤坏死率和局部残留率。

微波消融术与手术切除相比，其并发症发生率非常低、死亡率几乎为零。对于小于 3 cm 的肝脏肿瘤病变，两种技术都是安全的，并且生存率相似。此外，最近的一项关于经皮微波消融与 TACE 的有效性和安全性的评估显示，即使是 5 ~ 7 cm 的较大肝脏肿瘤，微波消融同样显示出较低的肿瘤残留率、治疗后新发病变或者腹水发生率。与射频消融相比，微波消融具有更高的温度、更快的加热速度、更大的消融体积和更少的散热器效应。并且与射频消融不同，微波消融不受组织电导的限制，即能量的传播并不依赖于电组织特性，因此特别适用于肝脏大血管旁、胆囊周围的肿瘤病变。另外，微波消融目前也被广泛用于其他肿瘤，如肺癌、肾癌、腹膜后肿瘤、骨肿瘤等实体肿瘤。

然而微波消融目前也存在一定局限性。微波消融可以使用一根或多根消融针进行。对于单根消融针消融，由于消融效果与肿瘤组织的固有特征相关，肝脏肿瘤的组织结构不同，可能导致消融范围大小的差异。另外大多数用微波消融治疗的肝脏肿瘤是球形的，然而大多数消融系统产生的是椭圆形消融区，导致肿瘤消融术区边界不相符。消融针针轴的能量反射会导致针轴的发热，从而可能会增加邻近肝组织热损伤的风险。多针消融可有效弥补单针消融的不足，但是将所有消融针放置在理想的位置比较困难，这需要在超声或 CT 引导下进行三维结构重建，而且需要多学科团队配合才能实现。此外，多根消融针会产生协同作用，使能量沉积更大，从而产生一个更大的消融坏死区。因此，对于 3 cm 以上的大病变，使用多根消融针进行同步性消融非常必要。

在微波消融过程中，疼痛是一种相对常见的并发症。即使使用适当的局部麻醉技术，患者也可能会感到疼痛。此外，在许多患者中，1~2 级疼痛可能会在消融后持续几天，甚至持续 1~2 周，这取决于肝脏肿瘤的具体位置。消融后综合征是一种短暂的、通常是自限性症状，主要症状包括低烧、恶心、呕吐、治疗区域的疼痛和长达 1 周左右的不适。消融后综合征持续时间长短，取决于肿瘤体积、产生的坏死范围和患者的整体情况。如果肝脏消融区域相对较大，该综合征可能会持续 2~3 周。少部分患者的疼痛可以在症状出现后 24 h 内缓解，大多数患者的疼痛可以在第 1 周内得到明显控制。小的肿瘤消融后，患者较少发生消融后综合征。对于较大的肿瘤，患者出现消融后综合征的发生率较高。因此，预防性使用退热药物和止痛药物是有必要的。在几乎所有的消融后综合征病例中，使用退热药物或止痛药对症处理就足够了。

微波消融除了会出现疼痛和消融后综合征，还会出现无症状胸腔积液、气胸、肝脓肿、胆管损伤、无症状肝周出血等并发症。当使用非冷循环消融针时，总体并发症发生率约为 3%~7%。这些并发症不需要升级护理级别或者增加急诊入院率。不过，多次微波消融治疗可能会增加主要并发症的发生率，甚至会出现结肠穿孔和肿瘤细胞播散等严重并发症[13-14]。在退出消融针的过程中，需要针道消融以减少针道出血和肿瘤播散机会。精准的穿刺技术和动态监控，可以大大减少消融区域外组织和器官的损伤。

为了减少微波消融并发症的发生率，患者的选择和手术入路的选择是非常重要的。在开始治疗前，应该进行多学科病例讨论，参会人员应包括来自肝胆外科、肝病学和肿瘤学的专家。治疗前应该获得患者的知情同意。患者应被告知替代治疗方式（如手术、肝移植、放射治疗）、可能的并发症和副作用。微波消融前需要完成血液学检查如白细胞计数、红细胞计数和血小板计数、肝功能、肾功能和凝血检查。治疗前还需要完善上腹部或者肝脏 CT 或 MRI。此外，还应获得患者的病史和完整的药物治疗史。微波消融前患者禁食至少 6 h。经皮微波消融可以在门诊手术室进行，需要局部麻醉和监测下静脉麻醉，术后患者至少需要留观 6 h 才能离开，如果患者有条件，最好在医院住一晚[15-16]。

第三节　肝脏肿瘤微波消融展望

随着微波技术的进步和循环冷却电极的开发，近年微波消融在肝脏肿瘤治疗中的应用越来越成熟。新开发的高能微波消融技术甚至可以通过产生更多的球形坏死体积来改善热消融的结果。目前已经开发出各种可以实现球形消融区的消融针，包括节流、浮动套管和水冷消融针等。这种"热球技术"，可以通过在消融针冷循环系统形成球形消融区，从而达到充分凝固肝脏肿瘤组织目的[17-18]。

在微波消融装置设计和优化的进一步发展和改进过程中，消融针系统的数值模型在提供消融区域温度监控方面起到关键作用。微波消融系统中消融针的性能决定了组织热损伤的特定吸收速率、消融针阻抗和热损伤的几何形状。部分模型可以用来预测组织中的温度轮廓和消融装置所造成的组织损伤。在大多数研究中，Arrhenius模型被用来估计生物组织的破坏程度[19]。为了研究微波消融过程中肿瘤形状和大小的影响，采用有限元法（finite element method，FEM）求解生物热和电磁耦合方程，大多数与微波消融相关的数值研究，都被假设为一个均匀介质的二维轴对称模拟，这就将问题从三维简化成了二维[20]。

最近的研究报道了一个完整的微波消融过程的三维模型[21]。该模型中肿瘤的几何形状取自3D-IRCADb-01肝脏肿瘤数据库。利用Comsol多物理仿真包作为解决微波消融耦合电磁热问题的平台。该方法用的是一种紧密排列的多槽同轴消融针，以获得所需的消融形状，并与靶肿瘤组织适当的阻抗相匹配。该模型对插入肿瘤中的2.45 GHz消融针进行了模拟，评估了高温影响下的功率耗散、温度的时间演化和组织的破坏程度。模拟结果包括正常肝脏组织和肝脏肿瘤组织血液灌注的温度依赖性、介电特性和热特性。同时，还包括了消融过程中肿瘤组织含水量的变化。模拟研究确定最理想的输入功率和消融时间，才能确保肿瘤得到彻底消融，并且尽量减少对正常组织的损伤。该模型可预测大的、球形的肿瘤消融区域，不受不同肿瘤环境的影响。因此，该研究的结果有助于确定早期肝脏肿瘤微波消融治疗的最佳参数，并尽量减少对周边正常组织的损害。

微波消融的主要问题是消融不彻底导致消融部位肿瘤残留。肝脏微波消融治疗是一种微创的肿瘤原位治疗技术。随着医学技术的发展，单根消融针的消融范围已经可以造成大约4~5 cm的凝固性坏死灶。虽然大量的临床研究显示肝脏肿瘤微波消融治疗具有非常好的疗效，但由于所有的恶性肿瘤都存在复发和转移的可能性，因此微波消融术后的肝脏肿瘤患者也存在一定复发率。不过和外科手术相比，微波消融术对直径小于3 cm的肝脏肿瘤的疾病控制率及肿瘤复发率均没有明显的差异。

一直以来，肝脏肿瘤微波消融主要由影像学引导协助实施。近期，有学者探讨了机器人导航系统提高微波消融效果的可能性[22]。研究者对192例患者的肝脏肿瘤的微波消融情况进行了回顾性单中心评估。在2011年至2014年期间在人工引导下进行了119次微波消融，而在2014年至2018年期间在机器人引导下进行了249次消融。机器人引导治疗组的主要疗效显著高于人工引导组（88%vs.76%），差异具有显著性。多元Logistic回归分析表明，使用机器人引导治疗，或者肝脏肿瘤小于等于3 cm，是完全消融的良好预后因素。因此，除了肿瘤体积大小之外，机器人导航微波消融可显著改善肝脏肿瘤患者的预后。

当使用机器人导航时，初始的CT数据被发送到导航系统。利用软件定义所需的消融区域和消融针入口点能保证整个消融轨迹的可视化。如果有必要，还可以设置多个消融针位置和重叠的消融区。在该消融方案获得确认后，机械臂将自动放置在患者皮肤预穿刺点，并在屏气时使用目标装置定位消融针。探头沿着预先设计的路径手动向前推进，并由机器人持针。在微波消融前进行CT扫描，并通过将消融针位置与规划的轨迹叠加来验证消融针位置的准确性。使用固定在地面上的基板对机器人装置进行对接和绝对配准。导航系统作为一个双节点连接到本地影像学报告系统上。在成功重建1.0 mm扫描图像后，通过自动传输将图像推送到导航系统来实施微波消融术。如果怀疑消融边缘不足，则进行重新定位。微波消融后，所有患者均再次进行肝脏薄层 CT 扫描以明确是否出现并发症。

微波消融技术的新发展还包括使用 CT 引导的立体定向导航系统放置消融针，主要的优点是提高了精度和几乎不需要重新定位消融针。这更加适合那些位于肝脏大血管附近的病变以及位于胆囊、肝门附近或胃肠道附近的病变，可以明显减少微波消融的并发症。

微波消融可以治疗不能手术的肝脏肿瘤，其并发症发生率和死亡率较低，治疗效果与手术相当。相信在不久的将来，随着微波消融技术的进一步发展，越来越多的肝脏肿瘤患者可以从中获益。

参考文献

［1］ Liu LX, Zhang WH, Jiang HC. Current treatment for liver metastases from colorectal cancer. World J Gastroenterol, 2003, 9(2): 193-200.

［2］ European Association for the Study of the Liver. European Association for the Study of the Liver. EASL Clinical Practice Guidelines: management of hepatocellular carcinoma. J Hepatol, 2018, 69: 182-236.

［3］ Marrero JA, Kulik LM, Sirlin CB, et al. Diagnosis, staging, and management of hepatocellular carcinoma: 2018 Practice Guidance by the American Association for the Study of Liver Diseases. Hepatology, 2018, 68: 723-750.

［4］ Weis S, Franke A, Mössner J, et al. Radiofrequency (thermal) ablation versus no intervention or other interventions for hepatocellular carcinoma. Cochrane Database Syst Rev, 2013, 12: Cd003046.

［5］ Spiliotis AE, Gäbelein G, Holländer S, et al. Microwave ablation compared with radiofrequency ablation for the treatment of liver cancer: a systematic review and meta-analysis. Radiol Oncol, 2021, 55: 247-258.

［6］ Vogl TJ, Nour-Eldin NA, Hammerstingl RM, et al. Microwave Ablation (MWA): Basics, Technique and Results in Primary and Metastatic Liver Neoplasms-Review Article. Rofo, 2017, 189: 1055-1066.

［7］ Kuroda H, Nagasawa T, Fujiwara Y, et al. Comparing the Safety and Efficacy of Microwave Ablation Using ThermospheTM Technology versus Radiofrequency Ablation for Hepatocellular Carcinoma: A Propensity Score-Matched Analysis. Cancers, 2021, 13: 1295.

［8］ Facciorusso A, Di Maso M, Muscatiello N. Microwave ablation versus radiofrequency ablation for the treatment of hepatocellular carcinoma: A systematic review and meta-analysis. Int J Hyperthermia, 2016, 32: 339-344.

［9］ Yi Y, Zhang Y, Wei Q, et al. Radiofrequency ablation or microwave ablation combined with transcatheter arterial chemoembolization in treatment of hepatocellular carcinoma by comparing with radiofrequency ablation alone. Chin J Cancer Res, 2014, 26: 112-118.

［10］ Pons F, Varela M, Llovet JM. Staging systems in hepatocellular carcinoma. HPB, 2005, 7: 35-41.

［11］ Koulouris A, Tsagkaris C, Spyrou V, et al. Hepatocellular Carcinoma: An Overview of the Changing Landscape of Treatment Options. J Hepatocell Carcinoma, 2021, 8: 387-401.

［12］ Baker EH, Thompson K, McKillop IH, et al. Operative microwave ablation for hepatocellular carcinoma: A single center retrospective review of 219 patients. J Gastrointest Oncol, 2017, 8: 337-346.

［13］ Liang P, Wang Y, Yu X, et al. Malignant liver tumors: treatment with percutaneous microwave ablation-complications among cohort of 1136 patients. Radiology, 2009, 251: 933-940.

［14］ Davis CR. Interventional radiological treatment of hepatocellular carcinoma. Cancer Control, 2010, 17: 87-99.

［15］ Ziemlewicz TJ, Hinshaw JL, Lubner MG, et al. Percutaneous microwave ablation of hepatocellular carcinoma with a gas-cooled system: initial clinical results with 107 tumors. J Vasc Interv Radiol, 2015, 26: 62-68.

［16］ Vogl TJ, Zegelman A, Bechstein WO, et al. Treatment of liver metastases of colorectal carcinoma: overview of hyperthermal ablation methods. Dtsch Med Wochenschr, 2013, 138: 792-798.

［17］ Alonzo M, Bos A, Bennett S, et al. The Emprint ™ Ablation System with Thermosphere ™ Technology: One of the Newer Next-GenerationMicrowave AblationTechnologies. Semin Interv Radiol, 2015, 32: 335-338.

［18］ Hendriks P, Berkhout WEM, Kaanen CI, et al. Performance of the Emprint and Amica Microwave Ablation Systems in ex vivo Porcine Livers: Sphericity and Reproducibility Versus Size. Cardio Vasc Interv Radiol, 2021, 44: 952-958.

［19］ Paruch M. Mathematical Modeling of Breast Tumor Destruction Using Fast Heating during Radiofrequency Ablation. Materials, 2020, 13: 136.

［20］ Tehrani MHH, Soltani M, Kashkooli FM, et al. Use of microwave ablation for thermal treatment of solid tumors with different shapes and sizes-A computational approach. PLoS ONE, 2020, 15: e0233219.

［21］ Radjenović B, Sabo M, Šoltes L, et al. On Efficacy of Microwave Ablation in the Thermal Treatment of an Early-Stage Hepatocellular Carcinoma. Cancers (Basel), 2021, 13: 5784.

［22］ Schaible J, Pregler B, Verloh N, et al. Improvement of the primary efficacy of microwave ablation of malignant liver tumors by using a robotic navigation system. Radiol Oncol, 2020, 54: 295-300.

（黄彦　李劲　刘克军　罗林翼）

第四章

肝脏Ⅸ段原发性肝癌的微波消融

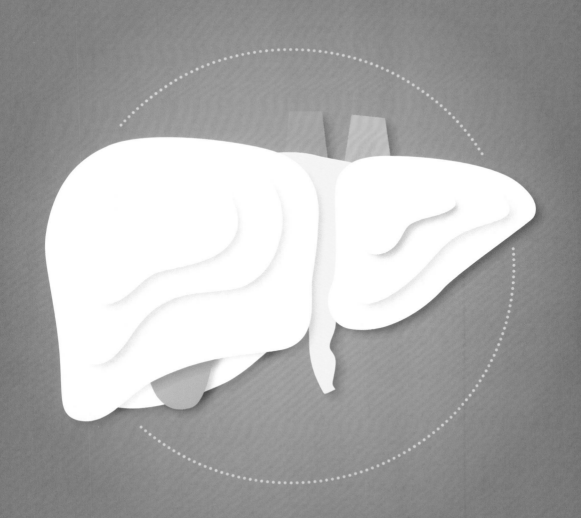

第一节　概　　述

　　肝脏Ⅸ段原发性肝癌是相对少见的肝脏特殊部位恶性肿瘤，占所有肝癌的 2% 左右[1]。由于其位置深藏于肝脏的背部中央区域，位于第一、二、三肝门之间，周围结构复杂，被肝动脉、门静脉、胆管、肝中静脉及肝右静脉、下腔静脉包绕，该区域肿瘤的临床处理相当棘手，其治疗方法的探索，历来都是肝脏外科的重点、难点和热点[1-4]。

　　尽管目前关于Ⅸ段肝癌的手术方法已经有极大改进[5]，也有专家提出手术切除是Ⅸ段肝癌治疗的最佳选择[6]，但单独Ⅸ段切除手术时间长、出血多、术后并发症多[7]，联合左半肝或右半肝切除的肝组织损失较大，严重肝硬化者无法耐受[8]。而且，不管是单独切除还是联合切除，因为其毗邻的都是重要结构，很难做到宽切缘切除。虽然近年我国的肝移植技术发展和进步很快，而且移植既能够彻底切净肿瘤，又能够用全新的肝脏替换掉硬化的肝脏，但是供体的匮乏、移植技术普及的困难、医疗费用的高昂及术后较高肝癌复发转移率，严重限制了移植技术在肝癌治疗中的常规临床应用。尽管肝动脉插管化疗栓塞术（transcatheter arterial chemoembolization，TACE）微创且可重复开展，但其对Ⅸ段肝肿瘤的疗效不尽如人意[9]。立体定向体部放射治疗（stereotactic body radiation therapy，SBRT）在早期肺癌中达到了与手术切除相似的效果，但目前鲜见该技术在肝癌治疗中应用的报道。因此，探索相对简单安全、疗效好、费用低的Ⅸ段肝肿瘤微创消融新方法，具有重要的学术价值和现实的临床意义。

　　在过去 30 年里，肝癌的局部消融技术发展迅速。因其疗效确切，特别是在小肝癌的治疗方面，局部消融疗效与手术切除相近，而且操作简单、安全性好，因此被认为是小肝癌的根治性治疗手段之一，目前在我国已经得到广泛应用[10]。但是，由于Ⅸ段位置的特殊性和区域结构的复杂性，Ⅸ段肿瘤局部消融也存在巨大风险和挑战，并长期被视为消融"禁区"，仅近年才陆续有个别肝脏Ⅸ段肿瘤局部消融的零星报告[2-3, 11-12]。近 10 年以来，我们肝脏肿瘤精准微创消融团队对 100 例肝肿瘤患者实施了 CT 引导下微创微波消融，本章结合我们的临床实践并复习相关文献，专门介绍Ⅸ段肝肿瘤的微创微波消融经验和体会。

第二节　肝脏Ⅸ段原发性肝癌的术前评估

一、适应证和禁忌证

（一）适应证

　　1. 肝脏Ⅸ段单发肿瘤：位于Ⅸb、Ⅸc 者，最大直径 ≤ 3 cm；位于Ⅸd 者，最大直径 ≤ 5 cm。

2. 无明确的血管、胆管和邻近器官侵犯以及远处转移。

3. 肝功能分级为 Child-Pugh A 或 B 级，或经内科护肝治疗达到该标准。

4. 愿意接受CT引导下经皮肝穿刺微波消融手术，同时拒绝手术切除或暂不考虑肝移植者。

（二）禁忌证

1. 肝脏Ⅸ段肿瘤多发；或Ⅸb、Ⅸc肿瘤最大直径超过 3 cm，或Ⅸd肿瘤最大直径超过 5 cm；或弥漫型肝癌。

2. 伴有脉管癌栓、周围血管胆管和邻近器官侵犯或远处转移者。

3. 肝功能分级为 Child-Pugh C 级，经护肝治疗无法改善者。

4. 治疗前 1 个月内有食管胃底静脉曲张破裂出血者。

5. 不可纠正的凝血功能障碍和明显的血象异常，具有明显出血倾向者。

6. 顽固性大量腹水，重度恶病质者。

7. 合并活动性感染，尤其是胆道感染者。

8. 心、肝、肺、肾、脑等主要脏器功能衰竭者。

9. 意识障碍、无法平躺或不能配合者。

二、术前准备

1. 完善术前常规检查：包括血常规及 ABO 血型、肝炎系列、乙肝两对半及乙肝病毒定量、血清肿瘤标志物（包括但不仅限于 AFP 定量）检查；肝肾功能、肝硬化指标、血氨、凝血功能检查；心电图检查；胸部正侧位 X 线检查。必要时进行心肺功能检查，以及上消化道造影或胃镜检查。

2. 完善术前影像学检查：常规进行肝脏彩色超声波检查，必要时可加做超声造影检查；常规进行肝脏三期 CT 或 MRI 检查，有条件者尽量加做三维重建（图 4-1），以便精准显示肿瘤的位置，肿瘤与肝动脉、肝静脉、门静脉、肝后下腔静脉及胆管的关系，从而便于指导精准穿刺路径及消融方案的设计；常规做全身骨扫描（ECT），有条件者可选择正电子发射体层成像（PET/CT），以便了解是否存在肝外转移。

3. 明确术前临床诊断：术前必须根据全面检查结果，参照国家卫生健康委员会颁布的《原发性肝癌诊疗规范》的标准作出术前诊断，包括临床诊断、临床分期、肝功能分级，以及是否合并食管胃底静脉曲张，是否合并脾肿大、脾功能亢进，是否存在肿瘤破裂出血或潜在破裂出血风险等。由于肝脏Ⅸ段位置的特殊性和周围结构的复杂性，诊断性穿刺的风险极大，因此我们不主张常规和轻易做肝穿刺活检。

4. 完成基础疾病与合并疾病的治疗：如果患者乙肝病毒定量异常，需给予抗病毒治疗；肝功能异常者，需护肝治疗；如果白蛋白较低，需适当补充人体白蛋白；凝血功能障碍者，需适当输注新鲜冰冻血浆予以纠正；如果患者合并脾功能亢进致血小板过低（$\leq 5.0 \times 10^9$/L）者，术前可输注血小板或口服升血小板药物阿伐曲泊帕。老年患者经常合并有糖尿病、高血压、心脏病等内科基础疾病，应先调控处理后再尽快安排手术。如果处于脑梗死或心肌梗死恢复期，并一直服用抗凝血药物者，必须在专科医生指导下停药至少 1 周才能手术。如果患者正在使用分子靶向药物（如甲磺酸仑伐替尼胶囊），也需要停药 1 周再安排手术；如果正在使用贝伐珠单抗或 PD-1 抑制剂，则需停药 4 周以上再安排手术。

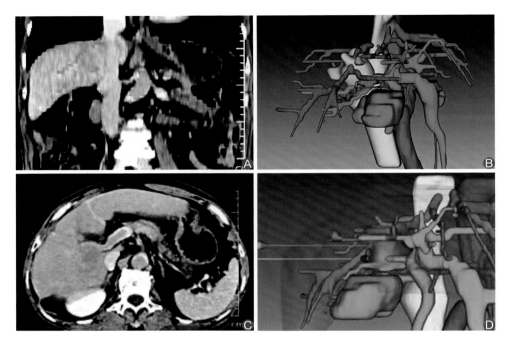

图 4-1 Ⅸd 肝癌消融前三维重建应用

A. 导入薄层 CT 扫描图像数据后，软件识别出动脉（红色）、静脉（蓝色）、胆管（绿色）、肿瘤（黄色）等各结构，并人工修正；B. 运用三维重建技术，直观显示肿瘤（黄色）与其他组织的关系；C. 使用软件模拟消融靶区（蓝色）以及进针路径，计算进针角度及长度；D. 三维重建图像模拟消融术中进针效果图

5. 术前多学科治疗（multi-disciplinary treatment，MDT）团队讨论：MDT 团队讨论的专家应包括肝胆胰外科医师、放射定位师、麻醉医师、护师及设备维护师（图 4-2）。MDT 讨论的重点内容应包括消融的适应证、肝穿刺路径及沿途需要避让的血管、胆管等结构、消融方案、危险及并发症评估及处理预案等。

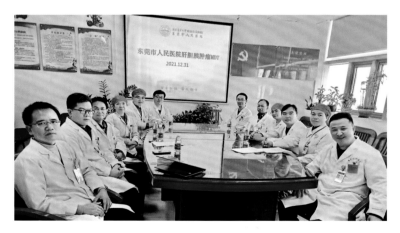

图 4-2 南方医科大学第十附属医院肝胆胰肿瘤多学科治疗（MDT）
团队讨论合影

6. 仪器设备的准备：治疗开始前，必须首先检查微波治疗仪（图 4-3）、CT 扫描仪（图 4-4）及全身麻醉设备是否处于工作状态，能否正常工作，消融针型号及长短是否合适等。如果条件许可，微波消融仪最好"双机备用"。

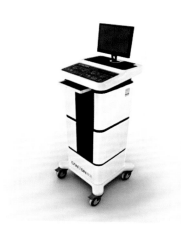

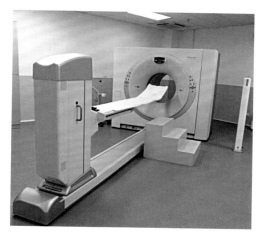

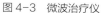

图 4-3　微波治疗仪

图 4-4　CT 扫描仪

7. 充分做好术前沟通工作：必须就患者的病情及手术的必要性、危险性，具体手术过程及可能的预后情况、替代备选方案等，详细告知患者及其家属，做到充分知情同意，并正式签署手术和麻醉知情同意书。

8. 术前 4~6 h 禁食禁饮，做好麻醉药及抗生素过敏试验，必要时配备浓缩红细胞、血小板制剂、新鲜冰冻血浆等。

第三节　肝脏Ⅸ段原发性肝癌消融的术中处理

一、麻醉和体位

1. 麻醉：采取气管插管全身静脉麻醉，控制呼吸频率 8~12 次 / 分，潮气量 280~320 ml。如果穿刺路径需要经过胸腔者，采用单侧通气处理。术中维持呼吸、循环稳定。术毕拔管观察 15 min 后送回病房观察处理。

2. 体位：绝大多数患者（比如病变位于Ⅸd 段者）采取平卧位即可，少部分患者（比如病变位于Ⅸb 段、Ⅸc 段者）需要把右侧垫高 30°~90°。全部病例都需要将患者右上肢或者双上肢上举至头部固定，以减少扫描时上肢骨骼对肝内病变的干扰。

二、消融方法和程序

麻醉后首先行 CT 扫描（使用西门子 ®Biograph 64 层 PET/CT 的 CT 模块薄层扫描，扫描参数为 120 kV，200～300 mAs，重建层厚为 0.3 cm），对照术前增强扫描图像及术前设计预案，重新修订穿刺消融方案，并确定最终穿刺点、穿刺路径、穿刺角度与深度，以及沿途应该避让的血管胆管（图 4-5A）；然后在 CT 引导下，初步确定穿刺点并予以标记，常规消毒、铺巾、戴无菌手套，用 1 ml 注射器针头在拟定穿刺点试穿，并 CT 平扫证实试穿点精准无误（图 4-5B）；拔除试穿针头，以穿刺点为中心纵行切开皮肤（长度约 0.2 cm）；然后用消融针进行穿刺：首先沿设计的路径进针 4～6 cm，之后立即进行扫描，检查并调整穿刺角度和方向（图 4-5C）；每次推进 1～3 cm 后重新扫描评估；逐步推进，直至针尖抵达肿瘤外侧缘附近（图 4-5D）；再次扫描证实穿刺角度和方向都精准无误后，将穿刺针刺入肿瘤内部，通常先刺入肿瘤内径的一半左右（图 4-5E），再次扫描证实穿刺精准后，再刺入剩下一半并达肿瘤对侧缘包膜外约 0.2 cm（图 4-5F）；稳妥固定穿刺针并连接消融设备（微波治疗仪 KY-2000 及配套无菌一次性微波消融针 KY-2450B），根据肿瘤大小及部位，并参考消融针配套使用说明书，设定消融的功率和消融时间；再次扫描证实穿刺精准无误，立即实施消融；在完成大约 2/3 预定消融时间后，边消融边扫描并迅速评估消融效果（图 4-5G），必要时调整穿刺深度与角度，酌情增加或减少消融时间；在完成预定的全部消融时间后，再次扫描评估消融范围及效果（图 4-5H）；待术中判断已经达到消融目标后，即行针道消融并逐步退出消融针；消毒并覆盖穿刺孔。5 min 后再平扫一次，如果没有肝周围出血、液气胸等并发症，即可结束手术。

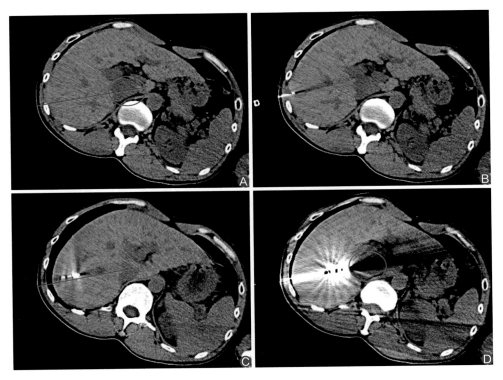

图 4-5　肝脏IX段肿瘤消融过程

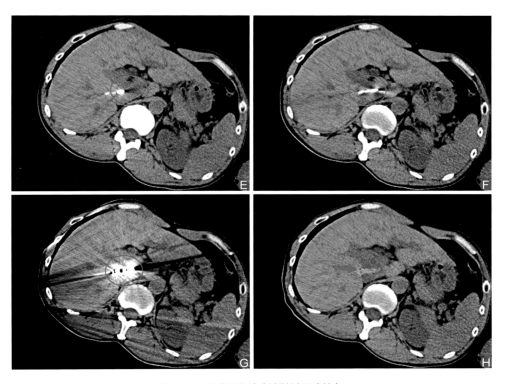

图4-5　肝脏Ⅸ段肿瘤消融过程（续）

A. 采取右前斜仰卧位，平扫确定病灶位置及消融靶区（红圈），模拟进针角度及长度（红线）；B. 右后侧皮下显示注射针头位置（红箭头）；C. 消融针进入肝脏安全位置，进针角度与模拟红线相符；D. 消融针多次推进，避开相邻肝右静脉及门静脉右支，抵达肿瘤边缘；E. 消融针刺入肿瘤内部约1/2直径；F. 消融针按计划从中央穿透肿瘤消融靶区，并达肿瘤对侧缘包膜外约0.2 cm；G. 消融过程扫描，及时调整消融针位置，防止邻近组织损伤；H. 消融术毕，术区出现片状低密度区，中央见条状高密度影及少量气体影，术区周围无明显出血，拔针后未见液气胸征象

第四节　肝脏Ⅸ段原发性肝癌消融的术后综合处理

一、术毕处理

麻醉清醒后拔管并送回病区，常规禁食、平卧、监护 24 h 并予补液、护肝、止血、预防感染、碱化及水化利尿。术后早期密切观察并排除内出血、气胸、肾功能损害等。24 h 后恢复饮食并鼓励下床活动。如果患者无腹痛、发热或其他不适，术后 3～4 日复查 X 线胸片、腹部超声、血常规及肝肾功能，并安排出院休息。出院后常规抗病毒及护肝治疗。术后 2～4 周复查上腹部平扫＋增强 CT、肝肾功能及甲胎蛋白（AFP），并评估近期疗效和并发症，之后每 3～4 个月复查 1 次。术后根据病情，个体化决策是否进行介入或靶向免疫治疗。

二、疗效评价

1. 术后近期疗效评价

1）影像学评价[13]：术后 2~4 周复查上腹部 CT 平扫＋增强扫描，如果肿瘤及周边完全无强化，评价为完全消融（complete response，CR）；肿瘤病灶内局部动脉期强化，则评价为不完全消融（incomplete response，ICR）。

2）AFP 变化：术后定期动态定量检测 AFP。

2. 术后远期疗效评价：以术后 1、2、3、4、5 年累积生存率作为评价标准。

三、并发症评估及处理

1. 术中并发症：重点注意是否有穿刺后腹腔内出血及液气胸。拔针后必须保持消融针处于无菌状态。如果扫描发现穿刺针道出血，可以密切动态观察 10~20 min，绝大多数出血可以自动停止；如果出血继续，可将消融针重新插入并再次针道消融止血；如果仍然无法控制出血，则需要紧急联系介入科 TACE 止血，必要时还可能需要开腹手术止血。少量气胸可以自行吸收，通常不需要处理，动态观察即可，少数患者必要时行胸穿置管闭式引流。

2. 术后早期并发症：观察术后早期 1 个月内液气胸、腹腔内出血、胆汁瘘、消化道穿孔、感染（败血症）、局部疼痛等并发症，并根据情况做相应处理。

3. 术后中远期并发症：观察术后 1 个月以后胆管扩张、肝坏死或肿瘤坏死感染及脓肿形成等可能并发症并作相应处理。

第五节　肝脏Ⅸ段原发性肝癌消融研究工作阶段总结

一、东莞市人民医院肝胆外科临床研究工作阶段总结[11]

笔者所在东莞市人民医院肝胆外科的肝癌精准微创消融团队 2013.10—2019.3 共完成 41 例原发性肝癌的经皮肝穿刺微波消融。全部病例均符合国家卫生健康委员会颁布的《原发性肝癌诊疗规范》临床诊断标准。其中男性 36 例，女性 5 例；年龄 33~83（平均 59.1）岁；肿瘤最大径 1.2~5.0（平均 2.83）cm，其中 3 例为 5 cm；肿瘤部位：Ⅸb 5 例，Ⅸc 8 例，Ⅸd 19 例，Ⅸb+Ⅸc 4 例，Ⅸc+Ⅸd 5 例，其中 7 例合并其他肝段肿瘤；HBsAg（＋）39 例（95.1%）；AFP 升高 27 例（65.9%）；肝功能状态：Child-Pugh A 级 20 例（48.8%），B 级 18 例（43.9%），C 级（经护肝治疗转变为 B 级）3 例（7.3%）；全部病例术前常规影像学检查除外肝外转移情况。合并疾病：高血压 5 例（12.2%）、糖尿病 4 例（9.8%）、脑梗死 2 例（4.9%）、心律失常 2 例（4.9%）、支气管扩张及肝性脑病各 1 例（2.4%），同时存在两种以上合并疾病者 5 例（12.2%）。患者行为状态 KPS 评分：100 分 24 例（58.5%）、90 分 7 例（17.1%）、80 分 7 例（17.1%）、70 分 3 例（7.3%）。41 例手术成功率 100%，所有患者麻醉顺利、穿刺精准到位、消融后即刻 CT 平扫显示消融范围完全覆盖肿瘤，全部患者术毕 5～30 min 麻醉清醒并拔管。手术耗时 45～260（平均 91.6）min，术中出血 1.0～5.0（平均 1.4）ml，术后 6～29（平均 17）天出院。住院总费用 2.73～7.25（平均 4.41）万元。术后近期肿瘤完全消融（CR）率 97.6%，术后 1、2、3、4、5 年累积生存率分别为 95.1%、85.4%、75.3%、45.2%、45.2%。术后 1、6、13、67 个月局部复发各 1 例，复发率 9.8%，复发病变经过再次消融后重新获得 CR。术后并发症发生率 7.3%，包括术后近期并发少量气胸 2 例（4.9%），术后远期并发消融区域以远胆管轻度扩张（无黄疸）1 例（2.2%）。无围手术期死亡。

2019.3—2023.10 我们团队又成功完成 59 例。随着技术的逐步成熟和经验的不断积累，目前我们的手术时间已经控制在 1 个小时之内，手术后 2～3 天出院，治疗费用在 3 万元以下。此阶段病例的治疗效果、并发症等，待再观察一段时间后，另行总结报告。

二、消融的经验和体会

1. 精通肝IX段局部解剖是基础：必须对该区域及周边所有血管、胆管情况了如指掌，特别是局部影像解剖知识必须非常扎实。术前 CT 平扫片是在生理状态下扫描完成的，而术中 CT 扫描是在麻醉状态下完成的，麻醉后患者膈肌松弛，肝脏及肝内肿瘤的位置都会发生较大变化。只有精通术中 CT 平扫片和术前 CT 平扫＋增强片的动态对比研究，才能清晰了解麻醉后肿瘤的位置、血管及胆管的位置、肿瘤与血管胆管的关系，才能设计出最终的安全穿刺路径。

2. 精准的穿刺技术和丰富的消融经验是前提：像IX段这种位于肝脏中心区域、毗邻诸多重要血管、胆管的中央型肝癌，经皮肝穿刺微波消融是一项非常复杂的系统工作，该技术在一定程度上打破了肝癌消融的“禁区”[14]。闯“禁区”除了信心和勇气，更需要高超的精准穿刺技术和丰富的临床消融经验，否则可能因误伤大血管、胆管而造成无法挽回的损失。然而，获得技术和经验的唯一途径，就是先期大量周围型肝癌的经皮肝穿刺微波消融临床实践。我们团队先从最简单的开腹直视下肝癌消融起步，逐渐过渡到相对简单的周围型肝癌的经皮肝穿刺微波消融，经过 10 余年 1000 多例的经验积累，直到 2013 年才逐渐开始复杂IX段肝癌的经皮肝穿刺微波消融探索。

3. 稳定的精准微创消融团队是关键：经过 10 多年的磨合，我们锻炼出了一支医疗水平稳定的肝肿瘤精准微创消融团队（图 4-6A、B），该团队包括肝胆胰外科医师、放射定位师、麻醉医师及护师。在IX段肝癌的经皮肝穿刺微波消融这个复杂项目中，处于领导地位的肝胆胰外科主刀医生是领队和“驾驶员”，放射定位师则是非常关键的“领航员”，麻醉医师需要提供安全而且对精准穿刺影响较小的全麻状态，护师则配合项目的完成。

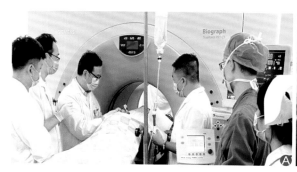
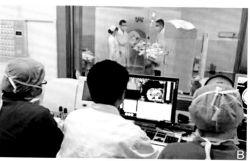

图 4-6 肝癌精准微创消融团队工作场景

4. 设计正确的穿刺及消融方案是重点：对于Ⅸb、Ⅸc患者，我们设计右后入路（图4-7B、4-8B、4-9H、4-10E）：经腋中线后外侧穿刺，经过Ⅵ/Ⅶ肝段，水平线角度从门静脉、下腔静脉间隙的中央平行穿过肿瘤并且直达肿瘤包膜外0.2~0.5 cm肝组织；设计时沿途应尽量避开血管、胆管，针尖始终指向Ⅰ段肝组织，而绝对不能指向门静脉、下腔静脉。绝大多数患者采取平卧位，个别患者需要把右侧垫高30°~90°。对于Ⅸd患者，我们设计右前入路（图4-9B）：经腋中线前内侧穿刺，经过Ⅴ/Ⅷ肝段，斜行穿过肿瘤中央部并直达肿瘤包膜外0.2~0.5 cm肝组织；设计时同样沿途应尽量避开血管、胆管，针尖绝对不能指向下腔静脉。我们团队通常在术前一天制订出初步预案。由于麻醉对肝脏的位置及肿瘤的位置都有较大影响，所以麻醉后需要首先常规薄层扫描，结合术前CT平扫+增强片，并根据扫描结果重新修订最终执行方案。

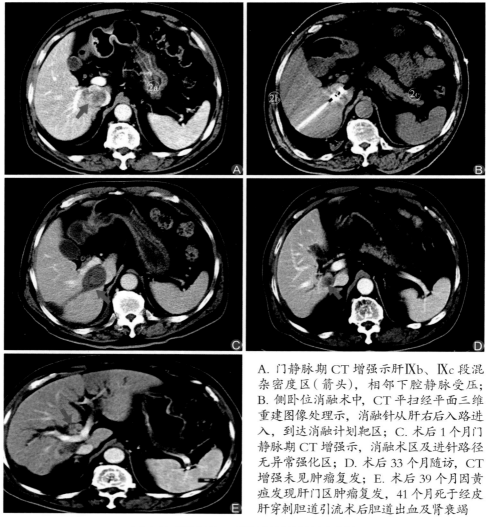

A. 门静脉期CT增强示肝Ⅸb、Ⅸc段混杂密度区（箭头），相邻下腔静脉受压；B. 侧卧位消融术中，CT平扫经平面三维重建图像处理示，消融针从肝右后入路进入，到达消融计划靶区；C. 术后1个月门静脉期CT增强示，消融术区及进针路径无异常强化区；D. 术后33个月随访，CT增强未见肿瘤复发；E. 术后39个月因黄疸发现肝门区肿瘤复发，41个月死于经皮肝穿刺胆道引流术后胆道出血及肾衰竭

图4-7 肝Ⅸb及Ⅸc段肝癌的微创消融术病例
（患者朱××，男，67岁，病案号39※※00）

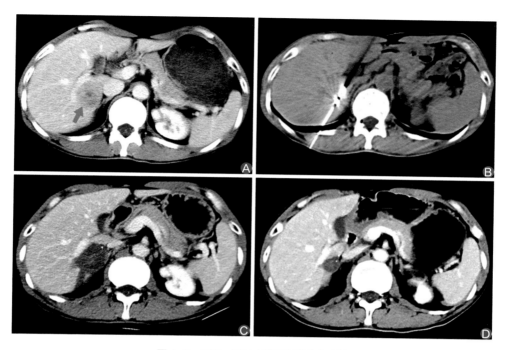

图4-8 肝IXc及IXd段肝癌消融术病例

（患者邓××，男，48岁，病案号80※※05）

A. 门静脉期CT增强示肝IXc及IXd段低强化区（箭头），外侧紧贴门静脉右支；B. 侧卧位消融术中，CT平扫经MPR图像处理示，消融针从肝右后入路进入，避开门静脉右支，到达消融计划靶区；C. 术后1个月门静脉期CT增强示，消融术区及进针路径无异常强化区；D. 术后随访37个月，CT增强示术区体积缩小，未见异常强化区，门静脉右支无变形及缩小

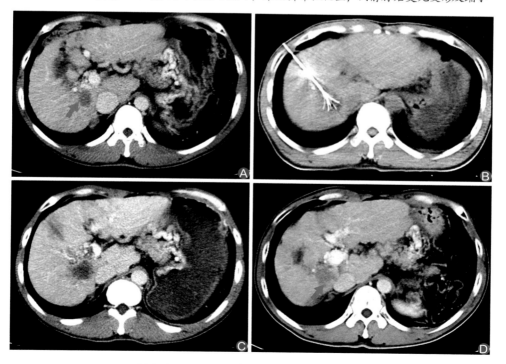

图4-9 肝IX段肝癌多次多处复发及消融术病例

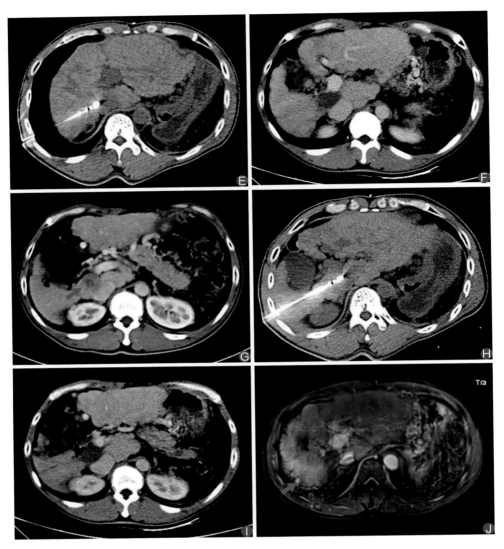

图 4-9　肝Ⅸ段肝癌多次多处复发及消融术病例（续）

（患者范××，男，40岁，病案号47※※91）

A. 门静脉期 CT 增强示肝Ⅸc 及Ⅸd 段低强化区（箭头），肝门区及胃底静脉明显增粗、迂曲；B. 平卧位消融术中，CT 平扫示消融针从肝右前入路进入，在消融计划靶区伞形打开；C. 术后 1 个月门静脉期 CT 增强示，消融术区及进针路径无异常强化区；D、G. 术后 5 年 7 个月随访门静脉期 CT 增强示，原消融术区边缘低强化灶（D 箭头），另外肝Ⅸb 段新发一环形低强化结节（G 箭头），紧邻下腔静脉、右肾上腺；E、H. 侧卧位再次消融术中，CT 平扫经 MPR 图像处理示，消融针从肝右后入路进入，分别到达消融计划靶区；F、I. 术后 1 个月复查，术区未见异常强化区，下腔静脉、门静脉及右肾上腺无异常；J. 再次消融后 9 个月复查 MRI，S7 肝包膜下新发直径约 1.2 cm 病变（箭头），予以第 3 次消融。末次消融后 23 个月因消化道出血及肝衰竭死亡。患者总生存期（overall survival，OS）99 个月

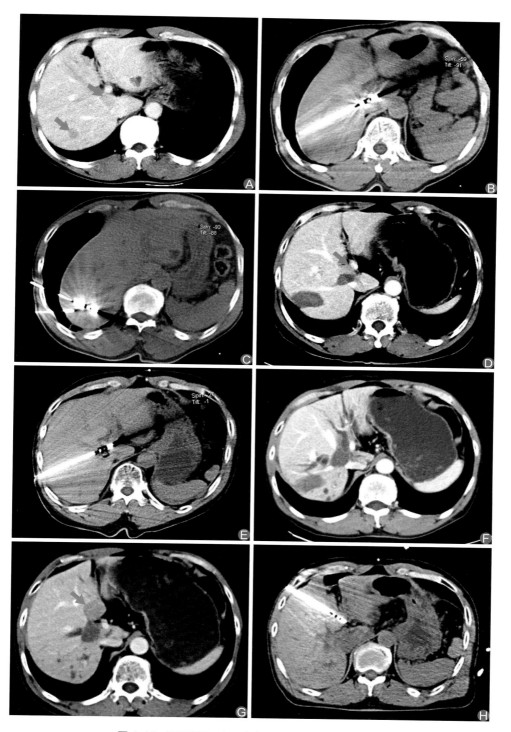

图 4-10　肝Ⅸ段及Ⅶ段肝癌多次多处复发及消融术病例

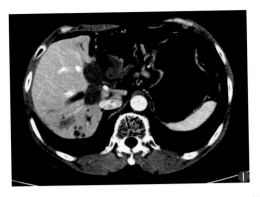

图4-10　肝IX段及VII段肝癌多次多处复发及消融术病例（续）

（患者熊××，男，55岁，病案号84※※14）

A. 门静脉期 CT 增强示肝IXb 段、VII 段低强化结节（箭头）；B、C. 侧卧位消融术中，CT 平扫经 MPR 图像处理示，消融针及穿刺活检针（图 C）到达消融计划靶区；D. 术后 12 个月复查，门静脉期 CT 增强示IXb 段术区前缘低强化区，提示局部复发（箭头）；E. 再次行IXb 段复发灶消融术中，CT 平扫示消融针到达计划消融靶区，避开了门静脉主分支；F. 再次消融术后 1 个月门静脉期 CT 增强，术区未见异常强化区，并发肝内胆管扩张；G. 术后 13 个月门静脉期 CT 增强，肝IV 段新发一低强化结节（箭头）；H. 沿肝右前入路穿刺插入消融针，远离胃窦部，将肝IV 段新发病变消融；I. 第 3 次消融术后 4 个月，门静脉期 CT 增强，术区未见异常强化区。目前术后 73 个月，正常生活、工作

5. 术后长期密切随访及 MDT 团队综合处理不可忽视：由于肝脏IX段四周皆被大血管和胆管包绕，穿刺很难做到绝对精准，反复调整又存在较大风险，考虑到对周围重要结构的影响消融也常常有所顾忌[2]，加之周围大血管的散热效应也可能带走一定热量[15]，所以术后局部复发很难完全避免（图 4-7E、4-9D、4-10D）。Giovannini M[16] 等报告局部复发率为 9% ~ 17%，唐喆[3] 报告为 22.2%，陈蒿[2] 报告为 6.7%，笔者所在团队报告为 9.8% 且再次消融后无复发。同时，多中心起源[17] 也是肝癌术后复发的重要原因，即使IX段之 b、c、d 某一个亚段的肝癌被彻底消融，IX 段的另一个亚段同样还可以新生肝癌，例如图 4-9G，患者IXd 段肝癌消融后 67 个月，发现IXb 段新生肝癌累及下腔静脉与右肾上腺，予以再次消融，消融后局部未再复发，但患者于再消融后 23 个月因消化道出血及肝衰竭死亡，OS 99个月；或IX段肝癌彻底消融后，其他肝段也可以新生肝癌，例如图 4-9J 的VII 段、图 4-10G 的IV 段新生病变。所以，术后长期密切随访及必要时再消融等综合处理，才能进一步提高IX段肝癌的经皮肝穿刺微波消融效果。

第六节　肝脏IX段原发性肝癌微波消融的一些深度思考

一、CT引导下肝脏IX段微波消融的主要优点

CT 影像的空间及密度分辨率高，能够清晰显示肝脏IX段特殊部位病灶的毗邻关系，为

治疗提供更为可靠的安全性。CT 窗宽及窗位的可调节性，在治疗过程中可以清楚显示消融针的位置及其与消融病灶的关系，为达到满意消融范围可提供最有力的保证。CT 扫描能避免由于肝动脉插管化疗栓塞后碘油沉积造成的伪影，能更清晰地显示肿瘤病变。因此，直观清楚、定位精准、操作简单是 CT 引导下Ⅸ段肝癌消融的主要优点。此外，我们还注意到，边消融边 CT 扫描的方法，还能通过肿瘤内部出现的"气泡征"（图 4-10E），比较清晰地观察和判断肿瘤消融的准确性和彻底性，从而有利于操作医生及时调整消融范围。

二、为何Ⅸ段消融的效果优于切除的效果

根据我们的推测，Ⅸb、Ⅸc 这个区域的肿瘤可能压迫甚至侵犯血管、胆管管壁，只能够做"零距离"切除[18-19]，根本无法做较宽范围的安全切除。除非做血管、胆管壁部分联合切除及重建，否则很难避免血管、胆管壁外膜上肿瘤残留；另外，外科医生的视觉、触觉及手术刀无法抵达血管、胆管间隙，可能导致肿瘤残留；然而消融的热量从位于肿瘤中央的消融针杆向两侧辐射扩散，可以弥漫地均匀地到达肿瘤外侧缘，直到血管、胆管壁，包括血管、胆管间隙。所以在此区域，消融的效果可能优于切除。

三、怎样才能做到既能彻底消融而又不损伤血管、胆管

根据我们的推测，从解剖学角度来说，位于Ⅸb 和Ⅸc（门 – 腔间隙）的肿瘤，虽然可以压迫血管、胆管，但是也只能压迫血管、胆管壁环形一圈中的某一个局部（而非全部）区域。所以，即使高温造成血管、胆管损伤，也只会伤及肿瘤所压迫血管、胆管壁的局部区域，而不会是全部环形的一圈，因此很难因为热损伤造成血管、胆管狭窄，血流障碍。另一方面，从病理生理学角度来说，肿瘤消融时，热量从位于肿瘤中央的消融针杆向两侧辐射扩散，直达血管、胆管外侧壁（包括手术刀无法抵达的血管、胆管间隙，手术方法易残留肿瘤的区域），造成血管、胆管壁外侧区域高温及肿瘤坏死；而血管、胆管内，因为快速流动的血液或胆汁能够把部分热量带走，而达到降低温度的效果，因而可以保护血管壁。

四、消融边界的控制问题

消融针杆纵轴消融范围是 3.0 cm，横轴消融范围也是 3.0 cm（即针杆两侧的消融范围为 1.5 cm）。所以，Ⅸb、Ⅸc 这个区域肿瘤的消融边界的控制：第一是控制肿瘤直径在 3 cm 之内，第二是穿刺方案设计穿刺路径从门静脉 – 腔静脉间隙"峡谷地带"的正中央穿过；第三是穿刺技术要十分精准。Ⅸd 的消融控制相对简单一些。

参考文献

［1］　宿贝贝，李晨，桑泽杰. 尾状叶肝癌的诊断与治疗进展. 实用肝脏病杂志，2016，19（6）：762-765.

［2］　陈嵩，庄文权，郭文波，等. CT 联合超声引导下经皮微波消融治疗肝尾叶肝癌的可行性及短期疗效观察. 影像诊断与放射学，2018，27（3）：219-225.

［3］　唐喆，方河清，吴育连，等. 冷循环消融治疗肝尾状叶肿瘤. 中华外科杂志，2008，46（6）：

471-472.

［4］ Peng ZW, Liang HH, Chen MS, et al. Percutaneous radiofrequency ablation for the treatment of hepatocellular carcinoma in the caudate lobe. Eur J Surg Oncol, 2008, 34(2): 166-172.

［5］ Peng SY, Li JT, Mou YP, et al. Different approaches to caudate lobectomy with "curettage and aspiration" technique using a special instrument PMOD: a report of 76 cases. World J Gastroenterol, 2003, 9(10): 2169-2173.

［6］ 彭淑牖, 冯雪冬, 刘颖斌, 等. 肝尾状叶原发性肝细胞肝癌的外科治疗. 中华外科杂志, 2005, 43（1）: 49-52.

［7］ Tanaka S, Shimada M, Shirabe K, et al. Surgical outcome of patients with hepatocellular carcinoma originating in the caudate lobe. Am J urg, 2005, 190: 451-455.

［8］ Vauthey JN, Pawlik TM, Abdalla EK, et al. Is extended hepatectomy for hepatobiliary malignancy justified? Ann Surg, 2004, 239(5): 722-732.

［9］ Wang HM, Zhao Y, Zhang JH, et al. Transcatheter arterial chemoembolization for hepatocellular carcinoma originating from the caudate lobe. Chin J Clinicians: Electronic Edition, 2012, 6(4): 1060-1061.

［10］ 中国抗癌协会肝癌专业委员会, 中国抗癌协会临床肿瘤学协作专业委员会, 中华医学会肝病学分会肝癌学组. 原发性肝癌局部消融治疗的专家共识. 临床肿瘤学杂志, 2011, 16（1）: 70-73.

［11］ 王在国, 张伟标, 叶振伟, 等. CT引导下经皮肝穿刺微波消融治疗Ⅸ段肝癌临床研究. 中华肝胆外科杂志, 2020, 26（11）: 825-828.

［12］ 张伟标, 黄彦, 王在国, 等. 肝脏S9段的应用解剖及精准微创消融. 中国普外基础与临床杂志, 2023, 30（8）: 905-910.

［13］ Ahmed M, Solbiati L, Brace CL, et al. Image-guided tumor ablation: standardization of terminology and reporting critertia—a 10-year update. Radiology, 2014, 273(1): 241-260.

［14］ 宿贝贝, 高原智, 李真, 等. CT引导下肝尾叶肝癌的射频消融治疗. 航空航天医学杂志, 2014, 25（10）: 1337-1338.

［15］ Lu DS, Raman SS, Limanond P, et al. Influence of large peritumoral vessels on outcome of radiofrequency ablation of liver tumors. J Vasc Interv Radiol, 2003, 14(10): 1267-1274.

［16］ Giovannini M, Moutardier V, Danisi C, et al. Treatment of hepatocellular carcinoma using percutaneous radiofrequency thermoablation: results and outcomes in 56 patients. Gastrointest Surg, 2003, 7(4): 791-796.

［17］ 王在国, 丁福权, 张爱玲. 复发性肝癌临床研究现状. 中国癌症杂志, 1997, 7（3）: 218-220.

［18］ 王在国, 林志强, 游志坚, 等. 第Ⅷ肝段肿瘤切除术中主肝静脉损伤的处理. 中华肝胆外科杂志, 2010, 16（8）: 567-569.

［19］ 林志强, 王在国, 游志坚, 等. Ⅳa肝段肿瘤切除术中肝中及肝左静脉损伤的预防与处理. 中华普通外科学文献（电子版）, 2010, 4（1）: 25-27.

（王在国　曹小龙　张爱玲　王文琦）

（配图：张伟标）

第五章

肝脏Ⅸ段转移性肝癌的微波消融

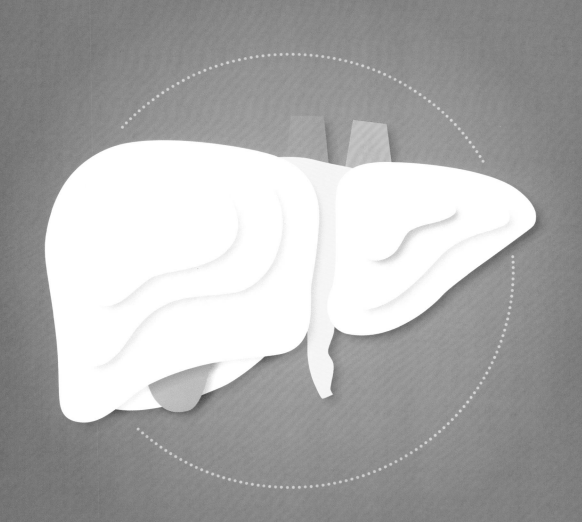

第一节　概　　述

　　肝脏是人体最常见的血行转移器官[1]，全身各个器官的恶性肿瘤均可发生肝转移，如果不进行干预，肝转移癌的自然病程通常只有 5～10 个月[2]。尸体解剖结果数据显示肝转移癌在各种转移性肿瘤中约占 40%，其中一半以上来自经门静脉回流的消化系统原发肿瘤，如结直肠癌、胃癌和胰腺癌等。结直肠癌及神经内分泌肿瘤往往只发生肝转移，根治性切除术后有长期存活的可能性。而肺癌、乳腺癌、宫颈癌、卵巢癌、肾癌和头颈部肿瘤等也可以发生肝转移，但其常常同时伴发肝外转移，手术治疗效果有限[1]。

　　肝转移性肝癌的处理手段包括肝移植、肝部分切除、局部微创消融、肝血管介入治疗、立体适形放疗、化学药物治疗、靶向治疗、免疫治疗等。临床选择治疗方案的时候应根据原发及肝脏转移癌的具体情况，并结合自己医疗单位的设备与技术状况、医生个人的技术专长和经验等因素统筹计划综合治疗方案[3]。目前，多学科诊疗（MDT）团队模式已经成为肿瘤治疗的首选[4-5]。

　　随着技术设备的不断改进和经验的积累，热消融的疗效和安全性大幅提高。在 2013 年的国际肿瘤大会上，国际消融专家组对 PubMed 数据库中检测到的 1998—2013 年结直肠癌肝转移瘤热消融相关文献进行讨论后，经过表决发布《结直肠癌肝转移瘤热消融治疗国际专家共识》，肯定了消融技术在肝转移癌临床治疗中的作用和地位[6]。

　　Ⅸ段是肝脏的一个特殊部分。由于肝脏Ⅸ段的位置深藏于肝脏的背部中央区域，位于第一、二、三肝门之间，周围结构复杂，被肝动脉、门静脉、胆管、肝中静脉及肝右静脉、下腔静脉包绕，该区域肿瘤手术切除的难度和风险仍然较大，而消融的优势是精准和微创，所以消融可以在肝脏Ⅸ段转移癌的治疗中发挥更好更大的作用。10 年来，笔者所在肝脏肿瘤精准微创消融团队对 16 例肝脏Ⅸ段转移瘤患者实施了 CT 引导下微创微波消融，本章结合我们的临床实践并复习相关文献资料，专门介绍肝脏Ⅸ段转移性肝癌的微创微波消融经验和体会。

第二节　肝脏Ⅸ段转移性肝癌的诊断

　　肝转移包括同时性肝转移（synchronous liver metastases）和异时性肝转移（metachronous liver metastases）。前者是指原发癌确诊前或确诊时就已经存在的肝转移；而后者是指原发癌根治术后发生的肝转移[7]。

　　肝转移癌的精准评估和诊断，有利于指导治疗策略的确定和具体治疗方法的选择。准确评估一般应包括三个方面：原发灶评估、肝内转移灶评估、肝外转移灶评估。

　　对于已经行根治性治疗的恶性肿瘤患者，如果定期规范进行肿瘤标志物筛查及肝脏影像学检查，通常可以早期发现肝转移。

以临床上肝转移癌最常见来源的结直肠癌为例，根治术后肝转移的监测措施包括：每3~6个月进行一次病史询问、体格检查、肿瘤标志物（如 CEA、CA199 等）检测及肝脏超声检查和（或）上腹部增强 CT 检查，持续 2 年；之后改为每 6 个月一次，直至满 5 年；5 年之后，改为每年一次，直至终身[7]。

对于超声或 CT 增强扫描高度怀疑但又不能确诊的患者，可加做血清 AFP、肝脏超声造影和肝脏 MRI 平扫及增强检查，临床有需要时也可行肝细胞特异性造影剂增强磁共振检查[8]。PET/CT 检查不作为常规推荐，可在病情需要时酌情选用[9-11]。肝转移灶的经皮穿刺活检仅限于病情需要时应用[12]。

但是，恶性肿瘤根治性切除后出现的肝内实质性占位病变，也未必一定就是肝脏转移性癌，我们在临床工作中曾遇到过经病理证实的肝细胞癌、肝脏淋巴瘤患者。例如患者何 ××，女，76 岁，住院号 65※※50，因便血 1 周 2014-01-10 入院，经肠镜检查确诊乙状结肠腺癌，于 2014-01-18 行乙状结肠癌根治性切除术，术后病理诊断结肠中分化腺癌（$T_3N_2M_0$，Duke C 期），后续在肿瘤内科行术后辅助化疗并定期随访，2020 年 MRI 检查发现肝Ⅵ段肝占位（图 5-1），临床诊断考虑转移瘤可能（当时检查 CEA、AFP 均正常），于2020-10-28 腹腔镜下行肝右后叶肿瘤切除术，术后病理确诊中分化肝细胞肝癌，随访至今仍健在。肝脏Ⅸ段转移性肝癌的诊断，与普通肝转移癌的诊断相同。

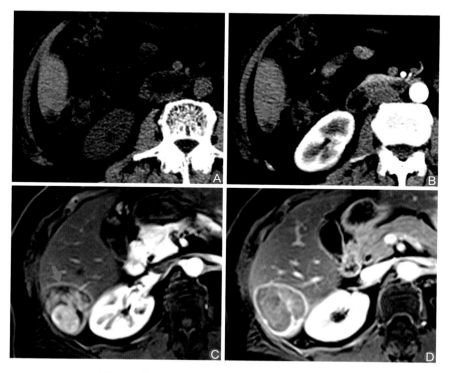

图 5-1　结肠癌术后 6 年合并肝Ⅵ段原发性肝细胞癌

A、B. 2014 年 1 月患者因乙状结肠癌住院，腹部 CT 提示肝Ⅵ段小结节（箭头），直径约 0.9 cm，增强扫描未见明显强化，予以定期观察。C、D. 乙状结肠癌根治术后 6 年，MRI 复查发现肝结节明显增大（箭头），动脉期结节明显强化，延迟期见肿块假包膜形成，呈典型"快进快出"表现，考虑肝转移瘤或原发性肝癌，手术切除术后病理确诊为中分化肝细胞肝癌

第三节　肝脏Ⅸ段转移性肝癌的治疗原则

肝脏Ⅸ段转移性肝癌属于癌症的晚期，可供选择的治疗手段较多，但目前尚无统一的或基本公认的治疗模式，治疗效果尚不满意且充满不确定性。

一、目前常用治疗手段及其评价

文献报告结直肠癌肝转移患者 R0 切除后中位生存时间可达 4.9 年，5 年生存率约 50%，10 年生存率约 20%[13]，因此主张积极手术切除治疗肝转移癌。切除方式的选择原则为非解剖性肝切除，R0 切除也仅仅要求切缘大于 1 mm，以最大限度地保留正常的肝组织，切除范围可以包括肝门淋巴结等。对于可切除患者，宜首选直接手术切除；对于潜在可切除患者，可通过积极化疗和（或）靶向治疗进行转化治疗，基本达到切除条件后尽早安排手术切除，为了减少化疗对肝脏及手术的影响，术前新辅助化疗不应超过 6 个周期[1]。

对于某些解剖位置特殊（比如肝脏Ⅸ段）、手术切除风险较大、且转移瘤直径 ≤ 3 cm 的患者，局部消融治疗（微波、射频、冷冻或不可逆电穿孔技术）可作为手术切除的替代方案，同样可以达到 R0 切除的效果[14]。特别是对于肝多发转移瘤患者，往往不能单纯采取手术切除方式，因为手术切除可能导致残留肝体积不足，故应采取手术切除联合局部消融，以达到 R0 切除的根治效果并且提高手术的安全性[1]。

腹腔镜和机器人技术是当前外科发展的重要方向，这些技术同样也适用于肝转移癌的治疗。腹腔镜技术可以明显减少手术创伤、加快术后康复、减少手术并发症、缩短住院时间，其总体生存率和无瘤生存时间与开腹手术比较并无显著统计学差异。达芬奇手术机器人操作系统较传统腹腔镜技术更先进，操作更简便灵活，更有利于完成一些更复杂的手术动作。有条件的单位还可以辅助应用术前 3D 重建技术、术中超声及吲哚菁绿荧光实时成像技术等，从而进一步确保肝转移癌 R0 切除的可能性及手术的安全性[1]。

神经内分泌肿瘤肝转移的进展相对缓慢，应该积极外科处理。对于 G1 和 G2 级神经内分泌肿瘤的肝转移主张 R0 手术切除[1]。神经内分泌肿瘤肝转移是唯一具备肝移植适应证的肝转移性肿瘤，当患者原发肿瘤已切除、无肝外转移灶、肝转移灶分化情况良好时，肝移植可以作为一个选择。国外文献报告移植术后 1、3 及 5 年生存率可分别高达 89%、69% 及 63%[15]。国内王连江等[16]也报告 1 例胰腺神经内分泌肿瘤肝转移患者行肝移植，术后 4.5 年肝肿瘤复发，再行左外叶切除术，至今无瘤生存。

对于无法外科干预的肝转移患者，肝血管介入治疗、立体适形放疗、化学药物治疗、靶向治疗、免疫治疗等也有一定的价值，仍然鼓励积极开展 MDT 团队模式下的综合治疗方案，延长患者生存时间，提高综合治疗效果。

二、治疗原则

1. MDT 原则：是指由多个不同医学领域的专业人士组成团队，通过定期会诊等方式，对患者制订特定治疗方案，对治疗提供规范化、个体化帮助的现代化医学决策模式。在欧美国家中，MDT 已成为各大型医院和专科医院的固定诊治模式，其目的是将传统个体式、经验式医疗模式转变为现代小组协作决策的模式[17]，其优点包括能够提高治疗效果、缩短住院时间、降低术后并发症的发生率、减少患者的治疗痛苦、降低手术费用等[17~19]。由于肝脏Ⅸ段转移性肝癌本身的复杂性和治疗方法的多样化，其治疗的个体差异很大，单一学科独立治疗的模式很难达到最佳治疗效果，因此其治疗更加需要MDT[19]。目前我国大型医院的肝脏Ⅸ段转移性肝癌治疗涉及肝病科、肿瘤科、肝胆外科、放疗科、病理科和医学影像科等多个临床领域，每个学科都具有一定的局限性[20]，因此将各个学科联合起来能够取长补短，达到最好的治疗效果，MDT对于肝脏Ⅸ段转移性肝癌患者的治疗具有重要的意义[21]。

2．综合治疗原则：肝脏Ⅸ段转移性肝癌的处理手段包括肝移植、肝部分切除、局部微创消融、肝血管介入治疗、立体适形放疗、化学药物治疗、靶向治疗、免疫治疗等。选择具体临床治疗方案的时候，应该在MDT模式下，根据原发癌及肝脏转移癌的具体情况，并结合医疗单位的设备与技术状况、医生个人的技术专长和经验等因素，兼顾局部优先、微创与快速康复原则，统筹计划综合治疗方案。

第四节　肝脏Ⅸ段转移性肝癌的微波消融

在术前准备、麻醉、体位选择、消融程序和方法以及术后处理等方面，肝脏Ⅸ段转移性与原发性肝癌的情况基本相同，详细内容可参阅相关章节。

一、适应证

1．肝脏Ⅸ段单发肿瘤：位于Ⅸb、Ⅸc者，最大直径 ≤ 3 cm；位于Ⅸd者，最大直径 ≤ 5 cm。

2．无明确的血管、胆管和邻近器官侵犯以及远处转移。

3．不愿意首先内科治疗，或者内科治疗后肿瘤无法控制或者无法完全控制者。

4．肝功能分级为Child-Pugh A或B级，或经护肝治疗达到该标准。

5．愿意接受CT引导下经皮肝穿刺微波消融手术，同时拒绝内科治疗、手术切除或暂不考虑肝移植者。

二、禁忌证

1．肝脏Ⅸ段多发转移瘤；或Ⅸb、Ⅸc肿瘤最大直径超过3 cm，或Ⅸd肿瘤最大直径超过5 cm；或同时存在其他肝段弥漫性转移。

2．伴有脉管癌栓、周围血管胆管和邻近器官侵犯或远处转移者。

3．肝功能分级为Child-Pugh C级，经护肝治疗无法改善者。

4．治疗前1个月内有食管胃底静脉曲张破裂出血者。

5．不可纠正的凝血功能障碍和明显的血象异常，具有明显出血倾向者。

6．顽固性大量腹水，重度恶病质者。

7. 合并活动性感染，尤其是胆道感染者。

8. 心、肝、肺、肾、脑等主要脏器功能衰竭者。

9. 意识障碍、无法平躺或不能配合者。

三、需要注意的问题

1. 认真做好深度的术前评估及术前 MDT 讨论。

2. 严格把握消融的适应证、禁忌证。

3. 认真做好术前沟通，必须就患者的病情及手术的必要性、危险性、具体手术过程及可能的预后情况、替代方案等，详细告知患者及其家属，做到患者充分知情同意，并正式签署手术和麻醉知情同意书。特别需要注意指导家属做好直接消融或者先内科治疗后再消融的沟通、讨论与决策。

4. 做好充分术前准备工作，包括抗乙肝病毒治疗、纠正低白蛋白血症、纠正凝血功能障碍、纠正过低血小板（$\leqslant 5.0 \times 10^9/L$），控制好糖尿病、高血压、心脏病等内科基础疾病。如果处于脑梗死或心肌梗死恢复期并一直服用抗凝血药物者，必须在专科医生指导下停药至少 1 周才能安排手术；如果患者正在使用分子靶向药物（如甲磺酸仑伐替尼胶囊），需要停药 1 周再安排手术；如果正在使用贝伐珠单抗或 PD-1 抑制剂，则需停药 4 周以上再安排手术。

5. 麻醉问题：采取气管插管全身静脉麻醉，控制呼吸频率 8～12 次/分，潮气量 280～320 ml。术中维持呼吸、循环稳定。术毕拔管观察 15 min 后送回病房观察处理。麻醉后患者膈肌松弛，肝脏及肝内肿瘤的位置常常都会发生较大的变化，只有精通术中 CT 平扫图像和术前 CT 平扫及增强扫描图像的动态对比研究，才能清晰了解麻醉后肿瘤在哪里、血管胆管在哪里、肿瘤与血管胆管之间的关系等，才能设计出实际操作的安全穿刺路径，最终才能够确保肿瘤的精准消融并避免消融不彻底或者穿刺消融并发症。如果肿瘤位于膈顶部位，则需要选择左肺单侧通气的麻醉方式。

6. 体位问题：麻醉后先做 CT 平扫，根据平扫结果，研究并决定体位问题。一般来说，对于Ⅸd 患者，采取平卧位即可；对于Ⅸb、Ⅸc 患者，大多采取将患者右侧垫高 45° 左右的左斜卧位。

7. 穿刺布针：全身麻醉并摆好体位后再次 CT 扫描，对照术前图像及术前设计预案重新修订穿刺消融方案，并最终确定穿刺点、穿刺路径、穿刺角度与深度以及沿途应避开的血管、胆管等；然后在 CT 引导下确定并标记穿刺点，术区常规消毒铺巾后用 1 ml 注射器针头试穿，再次平扫证实试穿精准无误后纵行切开试穿点皮肤，然后使用消融针沿设计的路径进针 4～6 cm，之后进行扫描并评估及调整穿刺角度和方向；每次推进 1～3 cm 后重新扫描评估；逐步推进直至针尖抵达肿瘤外侧缘附近；再次扫描证实穿刺角度和方向都精准无误后，最后才穿刺肿瘤：首先将消融针刺入肿瘤内径的一半左右，再次扫描证实穿刺角度和方向仍然精准无误后，再刺入剩下一半并达肿瘤对侧缘包膜外约 0.2 cm；稳妥固定消融针并连接消融设备。穿刺过程必须"小步慢走"，不能急躁，不能急于求成而"大踏步前进"。如果穿刺过程中遇到阻力，很有可能是消融针尖遇到了血管或者胆管，这种情况下不能强行用力穿刺，应立刻扫描研究，通过调整穿刺角度而避开管道，从而完成穿刺布针任务。

8. 消融过程：必须经过 CT 扫描证实穿刺精准无误后，才能实施消融计划；在完成大约 2/3 预定消融时间后，应边消融边扫描，并迅速评估消融效果，必要时调整穿刺深度与角度、酌情增加或减少消融时间；在完成预定的全部消融时间后，再次扫描评估消融范围及效果；在术中评估确实已经达到消融目的后，才能行针道消融并逐步退出消融针；术毕 5 min 后，需再扫描以排除穿刺道出血、气胸等副损伤，然后才能结束手术。

9. 术后处理：除了常规平卧、禁食、监护 24 h 并予以补液、护肝、止血、预防感染、碱化及水化利尿之外，还需要重点观察和处理术后早期并发症如气胸、腹腔出血、胆汁瘘、消化道穿孔、感染（败血症）、局部疼痛等。一般在术后 2 ~ 4 周复查 CT、肿瘤标志物等，以便评估疗效。通常在术后 2 ~ 4 周开始安排肿瘤的全身治疗，并安排每 3 ~ 4 个月一次的复查，如果发现初次消融不完全或肝内新的病变，应尽早再次消融或者其他局部处理。

总之，对肝脏Ⅸ段局部解剖的透彻了解、精准的肝穿刺技术、丰富的肝肿瘤消融经验、稳定的精准微创消融团队、正确的穿刺路径与恰当的消融方案，是成功开展肝脏Ⅸ段转移性肝癌微波消融的基础和前提。术后全身综合治疗及长期密切随访，以及必要时的再消融等综合处理，是提高肝脏Ⅸ段转移性肝癌微波消融效果的重要途径。

四、典型病例介绍

患者陈 ×× ，男，86 岁，因"大便习惯改变伴腹痛 2 年，CEA 升高 1 个月"入院。入院常规检查无异常，癌胚抗原（CEA）32.26 ng/ml。肠镜检查发现距肛门 20 cm 处有一菜花样肿物，环肠管 4/5 周生长，致肠腔狭窄，活组织病理检查提示绒毛状 – 管状腺瘤，腺上皮中 – 重度非典型增生可能，不排除结肠癌（图 5-2A）。上腹部 CT 平扫加增强提示肝Ⅸc+d 段肿块，考虑转移瘤可能性大（图 5-2B）。全身 PET/CT：①乙状结肠中上段壁增厚，糖代谢增高，考虑乙状结肠癌；②病灶周围数个淋巴结，糖代谢未见增高，考虑转移可能；③肝Ⅸc+d 段肿块，糖代谢增高，考虑转移（图 5-2C）。

2018-07-25 全麻下行腹腔镜乙状结肠癌根治术，术后病理：（乙状结肠）中分化腺癌，隆起型，肿物大小约 5 cm × 3.5 cm × 1.5 cm，浸润至肠壁浆膜层但尚未突破，未见神经侵犯及脉管内癌栓；送检（肿瘤近端、远端切缘）未见癌累及；自取肠周淋巴结见癌转移（2/11），术后恢复良好。

2018-08-09 全麻下行 CT 引导下经皮穿刺肝Ⅸc+d 段转移癌微波消融术。手术顺利，术后恢复良好，一直正常生活，直至 2022-01-11 因脑梗死入院，复查未见肿瘤复发转移。

消融手术经过：患者在 CT 治疗床气管插管全身麻醉，平仰卧位，CT 平扫见Ⅸc+d 段肿瘤大小约 4.0 cm × 2.9 cm。扫描后研究确定穿刺及消融方案，划定体表穿刺点，术区

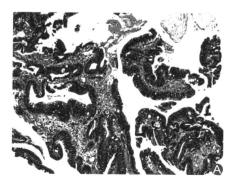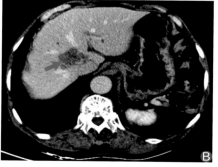

图 5-2　乙状结肠癌并肝脏Ⅸc+d 段转移

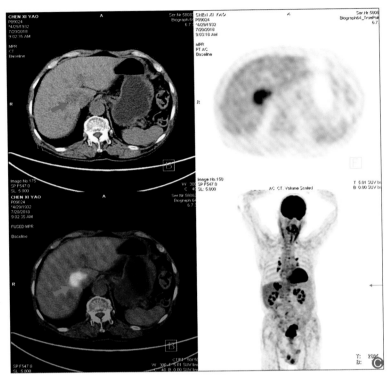

图 5-2　乙状结肠癌并肝脏Ⅸc+d 段转移（续）

A. 活组织病理检查提示绒毛状 - 管状腺瘤，腺上皮中 - 重度非典型增生可能，不排除结肠癌；B. CT 增强提示肝Ⅸc+d 段肿块，约 4.0 cm×2.9 cm，呈不均匀强化，考虑转移瘤可能性大；C. PET/CT 提示肝脏Ⅸc+d 段转移瘤

常规消毒、铺巾。选择右后入路，取定位针（1 ml 注射器针头）在右腋后线第 9、10 肋间隙试穿，CT 扫描确认穿刺点、穿刺角度和方向都正确后，拔出定位针，切开皮肤约 0.2 cm 小口，然后采用与定位针相同的角度和方向，将消融针刺入约 7.0 cm（经过肋间隙、右肺、膈肌、肝包膜进入肝脏），到达目标病灶右侧边缘（图 5-3A），CT 扫描证实穿刺的角度和方向精准；继续逐步进针约 4.5 cm，CT 扫描见消融针已经穿过Ⅸc+d 病灶且抵达肿瘤对侧缘外约 0.3 cm（图 5-3B）；布针成功后，连接消融设备，设置微波消融参数（功率 65 W，自动连续模式，时间 6 min）并启动消融；完成计划的消融时间后，再次 CT 扫描见病变已经部分缩小（图 5-3B）；将消融针原位后退 1.5 cm，再次补充消融 5 min（图 5-3C），CT 扫描见肿瘤已完全固化，呈低密度改变，消融范围呈长椭圆形，范围约 5.0 cm×3.5 cm（图 5-3D），术中判断未见肿瘤组织残留。然后边针道消融，边退出消融针，穿刺孔以敷料覆盖。消融毕 5 min 再次扫描，判断肝脏周围无出血、右胸无液气胸，结束手术。

消融术后定期复查 CEA 一直保持正常水平；CT 动态随访，术后 2 个月、20 个月、3 年、5 年未见肿瘤复发转移（图 5-4A ~ D）。

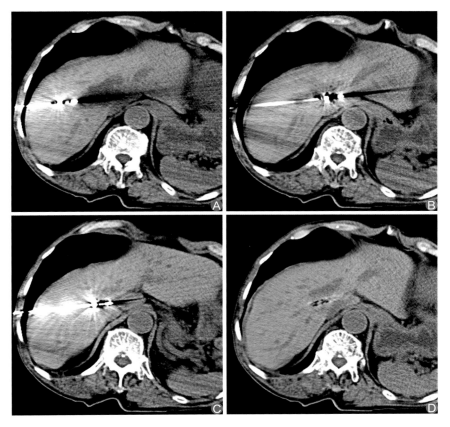

图 5-3　CT 引导下肝Ⅸc+d 段转移癌消融术

A. 消融针以右后入路进入肝脏，进针长度约 7.0 cm，位于肝右静脉前下方，消融针尖位于Ⅸ段低密度肿瘤右侧边缘，正对病灶中部；B. 消融针贯穿Ⅸ段病灶中央，针尖略突出肿瘤左缘约 0.3 cm，微波消融进行中：局部呈气性、液性混杂密度影，病灶右侧缘无明显气体影；C. 将消融针向后退出约 1.5 cm，继续加时补充消融：局部见混杂气性－液性密度影，病灶较治疗前缩小；D. 拔出消融针后，治疗术区见条状气体影，局部见一较规则低密度区，范围约 5.0 cm×3.5 cm，相邻血管影清晰，未见明显增粗、截断。肝周未见明显积液、积血及气体影

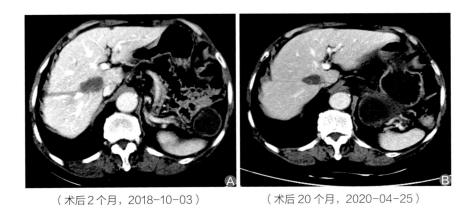

（术后 2 个月，2018-10-03）　　（术后 20 个月，2020-04-25）

图 5-4　肝Ⅸc+d 段转移癌消融术后 CT 动态随访结果

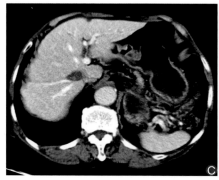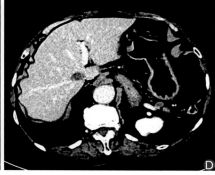

（术后3年多，2021-10-04）　　　　　　（术后近5年，2023-05-13）

图5-4　肝IXc+d段转移癌消融术后CT动态随访结果（续）

A～D. 术后2个月、20个月、3年多、近5年CT增强复查，图像显示肝
IX段术区低密度影边缘清晰，未见异常强化灶，低密度区逐渐缩小

　　患者术后的前4年一直处于完全正常生活状态，2022年出现腔隙性脑梗死（无脑转移）在神经内科治疗后出院，现在康复期状态良好；2023年5月因心绞痛入院心血管内科，经治疗后好转出院，现在家疗养，生活仍可自理。

参考文献

［1］陈琪，陈孝平. 肝脏转移性肿瘤的外科治疗策略. 中华转移性肿瘤杂志，2018，1（2）：1-3.

［2］Taylor I, Mulee MA, Campbell MJ. Prognostic index for the development of liver metastases in patients with colorectal cancer. Br J Surg, 1999, 7: 499-501.

［3］陈孝平，吴在德. 转移性肝癌. 华中医学杂志，1984，8（3）：234-236.

［4］Van Cutsem E, Cervantes A, Adam R, et al. ESMO consensus guidelines for the management of patients with metaststic colorectal cancer. Ann Oncol, 2016, 27(8): 1386-1422.

［5］陈孝平，张志伟. 肝癌多学科综合治疗团队建立与运作. 中国实用外科杂志，2014，34（8）：685-687.

［6］陈丽梅，刘广健，邓艳红，等. 结直肠癌肝转移瘤热消融治疗国际专家共识分享. 中国介入影像与治疗学，2018，5（6）：323-326.

［7］中国医师协会外科医师分会，中华医学会外科学分会胃肠外科学组，中华医学会外科学分会结直肠外科学组，等. 中国结直肠癌肝转移诊断和综合治疗指南（V2020）. 中华胃肠外科杂志，2021，24（3）：1-13.

［8］Bipat S, van Leeuwen MS, Ijzermans JN, et al. Evidence-base guideline on management of colorectal liver metastases in the Netherlands. Neth J Med, 2007, 65(1): 5-14.

［9］Monteil J, Le Brun-Ly V, Cachin F, et al. Comparison of [18]FDG-PET/CT and conventional follow-up methods in colorectal cancer: A randomised prospective study. Dig Liver Dis, 2021, 53(2): 231-237.

［10］Gouriet F, Tissot-Dupont H, Casalta JP, et al. FDG-PET/CT incidental detection of cancer in patients investigated for infective endocarditis. Front Med (Lausanne), 2020, 7(2): 535.

［11］ Coenegrachts K, De Geeter F, ter Beek L, et al. Comparison of MRI (including SS SE-EPI and SPIO-enhanced MRI) and FDG-PET/CT for the detection of colorectal liver metastases. Eur Radiol, 2009, 19(2): 370-379.

［12］ Jones OM, Rees M, John TG, et al. Biopsy of resectable colorectal liver metastases causes tumour dissemination and adversely affects survival after liver resection. Br J Surg, 2005, 92(9): 1165-1168.

［13］ Creasy JM, Sadot E, Koerkamp BG, et al. Actual 10-year survival after hepatic resection of colorectal liver metastases: what factors preclude cure? Surgery, 2018, 163(6): 1238-1244.

［14］ Solbiati L, Ahmed M, Cova L, et al. Small liver colorectal metastases treated with percutaneous radiofrequency ablation: local response rate and long-term survial with up to 10-year follow-up. Radiology, 2012, 265(3): 958-968.

［15］ Moris D, Tsilimigras DI, Ntanasis-Stathopoulos I, et al. Liver transplantation in patients with liver metastases from neuroendocrine tumors: a systematic review. Surgery, 2017, 162(3): 525-536.

［16］王连江，张雅敏，邓友林，等. 肝移植治疗肝转移癌的临床分析. 中华肿瘤杂志，2016，38（5）：381-384.

［17］叶颖江，王杉. 多学科专家组诊疗模式的组织和规范实施. 中国实用外科杂志，2011，31（1）：22-24.

［18］中国研究型医院学会消化道肿瘤专业委员会. 肝脏及胆道恶性肿瘤多学科综合治疗协作组诊疗模式专家共识. 中国实用外科杂志，2017，11（1）：1-3.

［19］中国抗癌协会肝癌专业委员会. 中国肝癌多学科综合治疗专家共识. 中国医学前沿杂志（电子版），2020，12（12）：28-36.

［20］杨晓辉，彭焱. 原发性肝癌并门静脉癌栓的临床治疗进展. 现代肿瘤医学，2016，24（23）：3863-3867.

［21］郑鹏，任黎. 多学科综合治疗协作组诊治结直肠癌肝转移1例分析. 中国实用外科杂志，2016，36（4）：462-466.

（叶振伟　赖国威　郑惊雷　刘宇虎）

（配图：张伟标）

第六章

肝脏IX段良性肿瘤的微波消融

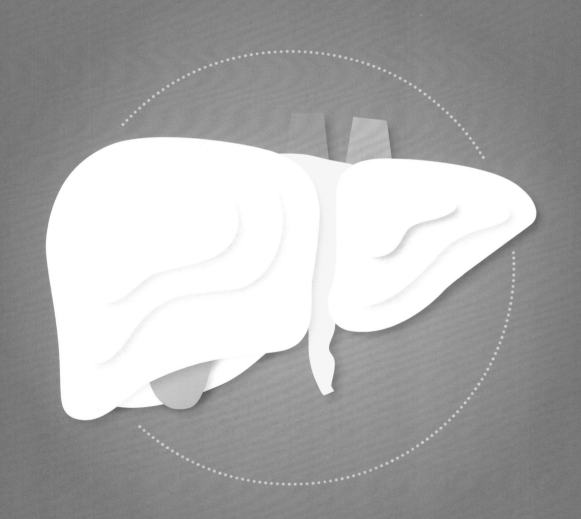

随着影像技术的发展和全民保健水平的提高，肝脏良性占位病变（benign occupation of the liver，BOL）的检出率不断提高，临床工作面临越来越多 BOL 的诊断和处理问题，但在其诊断和治疗方面，先前一直无规范可循。直到 2014 年，美国胃肠病协会才发表了第一个肝脏局部病变的诊断与治疗指南[1]。之后，2016 年欧洲肝病协会也发表了相关指南[2]。2017 年中国医师协会外科学分会肝脏外科医师委员会及中国研究型医院学会肝胆胰外科专业委员会共同起草制定了《肝脏良性占位病变的诊断与治疗专家共识》（2016 版）[3]。目前的指南、专家共识以及部分学者[1-2]认为，多数 BOL 无须治疗，部分具备恶变倾向、有明显症状、直径较大或者增长迅速或者不能除外恶性可能者，应外科干预。目前 BOL 的外科治疗以局部病灶切除或者荷瘤肝叶肝段切除为主，手术效果确切，但存在创伤大、并发症多等严重不足[4]。射频消融（radiofrequency ablation，RFA）是肝细胞癌（hepatocellular carcinoma，HCC）综合治疗中最常用的局部治疗方式，与肝移植、肝切除并列为早期 HCC 的三种治愈性手段[5-6]，具有简单、安全、微创、疗效确切、并发症低、可重复操作等诸多优势，近年来已经有文献报道将消融用于 BOL 治疗并取得了满意效果[7]。但目前的指南与专家共识还没有提及消融治疗 BOL 的信息。

肝脏Ⅸ段 BOL 相对比较少见。由于Ⅸ段位置及周围结构的特殊性和复杂性，目前关于肝脏Ⅸ段 BOL 治疗研究报告很少，尚未见到微波消融治疗肝脏Ⅸ段 BOL 的报告。本文根据作者的临床实践和相关文献复习，专门介绍肝脏Ⅸ段 BOL 的处理及微波消融治疗肝脏Ⅸ段 BOL 的经验和体会。

一、BOL 的种类

BOL 大部分为真性肿瘤，少部分由肝细胞、胆管细胞或间质细胞增生形成的肿瘤样病变。目前其分类尚不统一，主要依据组织胚胎来源或占位的形态来划分。根据组织胚胎来源划分：①上皮组织来源：肝细胞腺瘤、胆管腺瘤等；②间质组织来源：肝海绵状血管瘤（hepatic cavernous hemangioma，HCH）、血管平滑肌脂肪瘤等；③上皮间质混合来源和组织来源不明：局灶性结节性增生（focal nodular hyperplasia，FNH）、畸胎瘤等。根据占位形态划分：①实性占位：肝血管瘤、肝细胞腺瘤、胆管细胞腺瘤、FNH 等；②囊性占位：先天性肝囊肿、肝包虫病、肝胆管囊腺瘤、肝脓肿等[1-2]。

值得注意的是，肝不典型增生结节、肝胆管细胞乳头状瘤、肝胆管细胞囊腺瘤（biliary cystadenoma，BCA）、肝腺瘤、肝血管平滑肌脂肪瘤（hepatic angiomyolipoma，HAML）等属癌前病变[3, 8]。

二、BOL 的诊断

BOL 的诊断应重视肝病背景和流行病学背景。我国 80% 以上的原发性肝癌合并肝炎或肝硬化病史，而除肝脏不典型增生结节以外的 BOL 极少合并肝硬化[2]。腹部超声检查通常用于 BOL 筛查和随访。多排螺旋 CT（multi-detectors computer tomography，MDCT）或 MRI 平扫加增强扫描则用于确诊 BOL，且两者可为互补。MRI 检查鉴别肝硬化增生、不典型增生结节及小肝癌方面更具优势，尤其是新型对比剂钆塞酸二钠的应用可明显提高小肝癌的诊断准确性[1]。PET/CT 检查鉴别诊断良恶性肝脏肿瘤有一定价值，可选择性应用。实验室检查对大多数 BOL 诊断无帮助，但肝包虫病血清学试验对诊断有决定性意义，

AFP、CA19-9、CEA 等肿瘤标志物有助于良恶性占位性病变的鉴别诊断。当临床治疗决策需要而影像学检查无法确诊时，可行肝穿刺活组织病理学检查以明确诊断。对于特定类型的 BOL，肝穿刺活组织还可行免疫组织化学染色检测以获取组织学分型并指导治疗。

三、BOL 的处理原则

BOL 的治疗应根据有无明显症状和是否有恶变倾向等因素进行选择。具备恶病倾向的 BOL 如肝腺瘤、BCA、肝胆管乳头状瘤、HAML、肝脏不典型增生结节等应择期手术切除；无癌变倾向的 BOL 应严格掌握手术适应证，只有合并明显影响生命质量的症状或肿瘤生长速度快而难以排除恶性肿瘤者，才可以考虑选择手术切除。BOL 的治疗方法是手术切除，可以综合考虑病变的性质和微创技术的可控性，尽量选择腹腔镜手术[9]。对不需治疗的 BOL 应每年复查 1 次腹部超声检查以动态观察肿瘤的变化。

四、肝脏Ⅸ段常见 BOL 的处理

1. 肝海绵状血管瘤

相对比较常见。较小的肝脏Ⅸ段血管瘤不需要处理，定期复查即可。巨大肝脏血管瘤产生明显压迫症状，或者血管瘤增长速度快不能排除血管平滑肌脂肪瘤或者血管内皮瘤者，可考虑行肝脏Ⅸ段肝血管瘤切除。肝脏Ⅸ段肝血管瘤严禁穿刺活检，也不适合做微波消融。

2. 肝血管平滑肌脂肪瘤

相对比较少见。肝脏血管平滑肌脂肪瘤一般具有典型的影像学特征，螺旋 CT 或者磁共振成像检查显示肿瘤呈混杂密度信号，增强扫描检查显示为明显不均匀持续强化。根据病史及影像学特征，大多可以做出肝脏Ⅸ段血管平滑肌脂肪瘤的临床诊断。诊断不明时，可谨慎考虑行肝穿刺活检。因其具有恶变倾向，应考虑择期手术切除。如果不能切除或者不愿意者，可以考虑 CT 引导下微波消融，或者经导管血管栓塞治疗（TAE）。

3. 肝腺瘤

相对比较少见。在肝脏Ⅸ段肝腺瘤临床诊断困难时，可谨慎考虑行肝穿刺活检。因其具有恶变倾向，应考虑择期手术切除。如果不能切除或不愿切除者，可以考虑 CT 引导下微波消融，或者 TAE 治疗。

4. 先天性肝囊肿

相对比较少见。肝脏Ⅸ段先天性肝囊肿不需要处理，定期复查即可。巨大肝囊肿产生明显压迫症状，可考虑行腹腔镜下囊肿去顶开窗手术。如果不能排除囊腺瘤或囊腺癌，应手术切除。

5. 局灶性结节性增生（FNH）

相对比较少见。肝脏Ⅸ段 FNH 具有极低破裂出血可能和罕见的恶变潜能。因此，在临床诊断困难时，可谨慎考虑行肝穿刺活检，同时应考虑择期手术切除。如果不能切除或不愿切除者，可以考虑 CT 引导下微波消融，或者 TAE 治疗。

五、肝Ⅸ段 FNH 处理的典型病例报告

1. 病例介绍

患者何 ××，男，40 岁。

因"体检发现肝内占位病变1个月"于2021-09-26入院。否认肝病史及肝癌家族史。长期饮酒。1个月前社区体检时彩色超声波发现右肝占位病变，我院上腹部MRI检查提示"肝右叶占位病变，考虑FNH可能性大"，遂收入院处理。发病以来无明显不适症状。

入院查体：全身情况好，皮肤巩膜无明显黄染，未见肝掌及蜘蛛痣；腹壁未见静脉曲张；腹部平软，肝脾未触及肿大，移动性浊音（—），双下肢无水肿。

入院检查：血常规正常，乙肝两对半均阴性，肝功能白蛋白35.8 g/L，总胆红素11.4 μmol/ml；肝硬化指标正常，肿瘤标志物AFP、CEA、CA19-9均正常。肝脏彩超及超声造影提示肝右叶实性占位病变，考虑FNH。上腹MRI平扫加增强提示：肝右叶（即：肝Ⅸd+ 部分Ⅵ段）实性占位病变，考虑FNH（图6-1）。

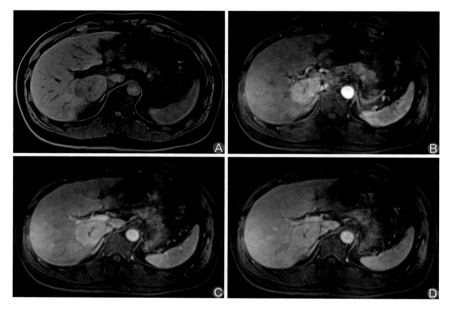

图6-1　肝Ⅸd+ 部分Ⅵ段 FNH 的增强 MR 影像

T1加权（A）显示肝Ⅸd+ 部分Ⅵ段团块状稍低信号，大小约5.6 cm×4.0 cm×4.9 cm，增强扫描动脉期（B）、门脉期（C）及延迟期（D）呈持续性明显强化，延迟期强化仍高于周围肝实质；中心见星形低信号区；增强扫描未见强化

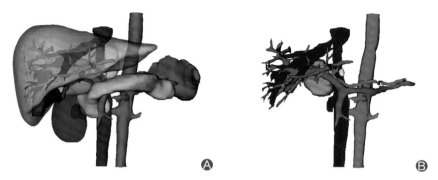

图6-2　三维可视化评估

A. 三维可视化重建显示肿瘤位于肝Ⅸ段，肝脏深部，被相邻门静脉、肝静脉、下腔静脉、胆管包绕；B. 冠状位血管图像显示，肿瘤前方大血管分布较密集，上下径较长

2. 临床诊断

肝Ⅸd+ 部分Ⅵ段占位病变：FNH 可能性大，肝癌或者其他待排除。

3. 治疗选择

虽然临床及辅助检查结果都提示肝脏肿瘤的性质以 FNH 可能性大，但却不能完全排除肝癌或者其他可能，而且肿瘤最大径已达 5.5 cm，影像学上已经显示出对周围血管、胆管的挤压，需要手术处理。但是，患者肿瘤部位特殊，位于肝Ⅸd+ 部分Ⅵ段，其周围被大血管胆管包绕，处理比较困难和危险。患者惧怕手术的创伤和风险，因此不愿意接受手术切除。患者要求明确病理诊断，并且要求尽量微创处理病变。所以，经过 MDT 团队讨论及反复沟通，最后决定行 CT 引导下经皮肝穿刺肝Ⅸd + 部分Ⅵ段肝肿瘤穿刺活检及微波消融术。

4. 消融治疗过程

患者于 2021-09-28 在全麻及 CT 引导下行经皮肝穿刺肝Ⅸd+ 部分Ⅵ段肝肿瘤穿刺活检及微波消融术。患者送 CT 治疗室在检查床行气管插管全麻，麻醉成功后取左侧斜卧位（右侧垫起约 45°），CT 扫描定位，按计划于肿瘤消融区域划分呈上下两个部分重叠的球体；于肿瘤中上部最大层面确定皮肤穿刺点，在右腋后线与第 9～10 肋间隙交界处，选择右后入路，先取定位针（1 ml 注射器针头）约右倾 45° 进针到肋间隙内以确定穿刺层面及方向（图 6-3A），取微波消融针按照定位针层面及角度引导逐步入针。进针距皮肤约 9 cm 时再次 CT 扫描，见消融针层面及角度正确，针尖正好位于肿瘤中上部边缘（图 6-3B）。保持消融针角度及方向不变，继续进针约 5.5 cm，CT 扫描见消融针从肿瘤正中央穿过，针尖已达肿瘤底部边缘处（图 6-3C）。按同样角度于肿瘤中下部插入消融针，进针深度约 13.5 cm，到达肿瘤中下部边缘（图 6-3D）；MPR 及三维重建图像，显示消融针无重叠，并符合计划布针方式（图 6-3E、F）；于两消融针之间层面，按同样方式插入活检针，进针长度约 9 cm，予抽取肿瘤活检组织 4 条备送病理检查。活检完成后，设置微波消融参数（55瓦、自动连续模式，消融时间为 8 min）并立即实施微波消融。完成消融计划后，两消融针各退 2.5 cm，以相同参数补充肿瘤后半部分消融。在消融过程中行 CT 扫描观察监视（图 6-3G、H）。消融结束后，CT 扫描见肿瘤中央已完全固化呈高 - 低密度改变，消融范围达 6.5 cm × 4.5 cm（图 6-3I、J）。术程顺利，历时约 1 h 50 min，术中失血约 1 ml，手术及术后恢复顺利，术后第 4 天康复出院。

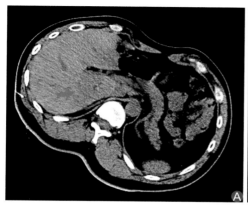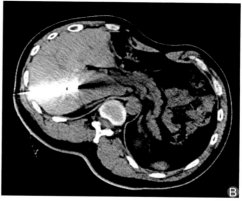

图 6-3　肝脏Ⅸ段 FNH 微波消融治疗（左侧斜卧位）

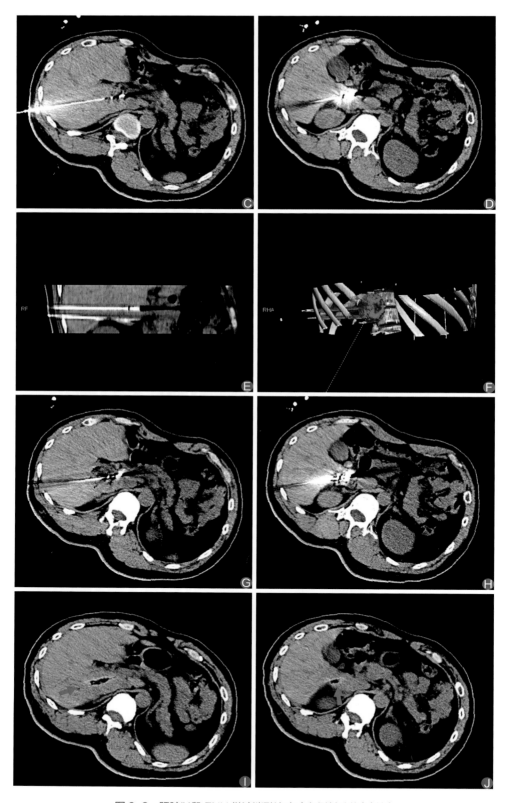

图6-3　肝脏Ⅸ段 FNH 微波消融治疗（左侧斜卧位）（续）

5．病理诊断

镜下见送检肝组织肝板不厚，肝细胞轻度水肿变性，可见个别汇管区，汇管区纤维组织增生伴少许慢性炎细胞浸润（图6-4），符合FNH。免疫组化：CD34（血管＋），GS（汇管区＋），Glypican-3（－），HSP70（少量弱＋），Ki-67（1%＋）。特殊染色：网染（示肝板厚1-2层）。

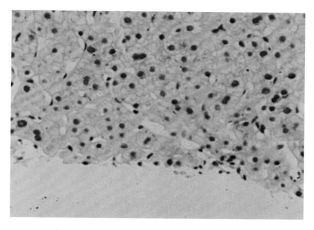

图6-4　肝Ⅸd+部分Ⅵ段FNH穿刺组织镜下病理图像

6．术后恢复、处理及随访情况

麻醉清醒后拔管并送回病区，常规禁食、平卧、监护24 h并予补液、护肝、止血、预防感染、碱化及水化利尿。术后早期12～24 h密切观察并排除腹腔内出血、气胸、肾功能损害。24 h后恢复饮食并下床活动。该例患者术后恢复良好，未出现任何并发症。术后第4日复查胸片、上腹部超声波、血常规及肝肾功能基本正常，安排出院休息。出院后4周复查血常规、肝肾功能恢复正常，CT平扫及增强扫描显示肿瘤病变消融彻底，局部区域无强化（图6-5A）。术后5个月（2022-02-17）随访，患者生活质量良好，一直坚持正常工作和生活，无任何不适，肝功能正常，复查CT见Ⅸ段病变消融良好（图6-5B）。

7．治疗经验和体会

（1）由于肝脏FNH具有破裂出血和恶变潜能，所以应该积极处理。

（2）因为肝Ⅸ段FNH的切除具有一定的挑战性，创伤性和风险比较大，患者很难轻易接受手术切除。

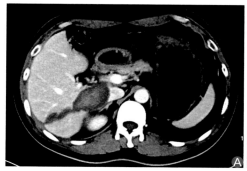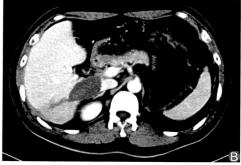

图6-5　消融术后动态影像学复查

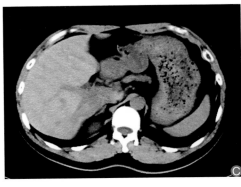
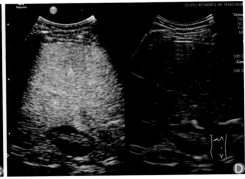

图6-5　消融术后动态影像学复查（续）

A. 术后1个月（2021-10-16）CT增强提示消融术区呈团块状低密度灶，边缘无强化；消融针道走行区呈条状低密度灶；B. 术后5个月（2022-02-17）CT增强随访，消融术区低密度灶较前缩小，边缘未见明显异常强化灶；C、D. 术后（2023-04-03）CT平扫及超声造影复查，术区较前缩小，未见异常强化

（3）CT引导下肝穿刺活检及微波消融属于微创手术，简单安全，恢复快，效果好，并发症低，所以患者乐于接受。但是，肝Ⅸ段位置特殊、结构复杂，穿刺活检及微创消融也存在一定的困难和风险，在传统意义上属于"消融禁区"，所以开展Ⅸ段消融应该比较慎重、操作者必须具备大量周围型肝肿瘤消融的经验和基础、必须由长期稳定合作的团队实施。

（4）肝脏Ⅸ段BOL微波消融治疗具有的特别优势：

①不存在"安全边界"问题：HCC为侵袭性生长，为做到"病理性完全消融"，对于早期HCC需消融肿瘤周围至少1~2cm的肝组织，达到"安全边界"。而大部分BOL为膨胀性生长，恶性侵袭性生长少见，故多数情况下不存在HCC治疗中的"安全边界"问题，即无需过分强调和追求"病理性完全消融"。

②耐受性好：HCC患者多有慢性肝炎肝硬化病史，代偿不良的肝脏给消融带来一定的风险和压力，而绝大多数BOL患者的肝功能良好，对消融耐受性更好。

③不苛求一次性完全消融：微波消融治疗诊断明确的BOL时，并不强求一次性达到完全消融，只要达到毁损病灶血运、缩小体积、缓解症状的目标即可。所以，在特殊情况下，为安全考虑，不必过分在意部分瘤体的残留，必要时可计划性分期消融。

（5）由于绝大多数肝脏Ⅸ段BOL患者都比较年轻，而且病情也没有达到HCC那样非做不可的地步，消融也并非必须要求达到CR效果，所以我们认为应该更加关注手术的安全性。

参考文献

［1］　Marrero JA, Ahn J, Rajender RK. ACG clinical guideline: the diagnosis and management of focal liver lessons. Am J Gastroenterol, 2014, 109(9): 1328-1347.

［2］　EASL Clinical Practice Guidelines on the management of genign liver tumours. J Hepatol, 2016, 65(2): 386-398.

［3］ 中国医师协会外科医师分会肝脏外科医师委员会，中国研究型医院学会肝胆胰外科专业委员会.
肝脏良性占位性病变的诊断与治疗专家共识（2016版）. 中华消化外科杂志，2017，16（1）：1-5.

［4］ Terkivatan T, de Wilt JH, de Man RA,et al. Indications and long-term outcome of treatment for benign hepatic tumors: a critical appraisal. Arch Surg, 2001, 136(9):1033-1038.

［5］ Gao J, Wang SH, Ding XM, et al. Radiofrequency ablation for single hepatocellular carcinoma 3 cm or less as first-line treatment. World journal of gastroenterology, 2015, 21(17): 5287.

［6］ Au JS, Frenette CT. Mamagement of hepatocellular carcinoma: current status and future directions. Gut Liver, 2015, 9(4): 437-448.

［7］ 杜英瑞，柯山，高君，等. 射频消融治疗肝脏良性占位性病变的现状及进展. 中华肝胆外科杂志，
2018，24（4）：283-285.

［8］ Bosman F, Carneiro F, Hruban R, et al. World Health Organization classification of tumors. Pathology and genetics of tumors of the digestive system. 4th ed. Lyon: IARC Press, 2010: 196-250.

［9］ Gamblin TC, Holloway SE, Heckman JK, et al. Laparoscopic resection of benign hepatic cysts: a new standard. J Am Coll Surg, 2008, 207(5): 731-769.

（蒋经柱　赖国威　何松美　王在国）

（配图：张伟标）

第七章

肝脏Ⅸ段复发癌的微波消融

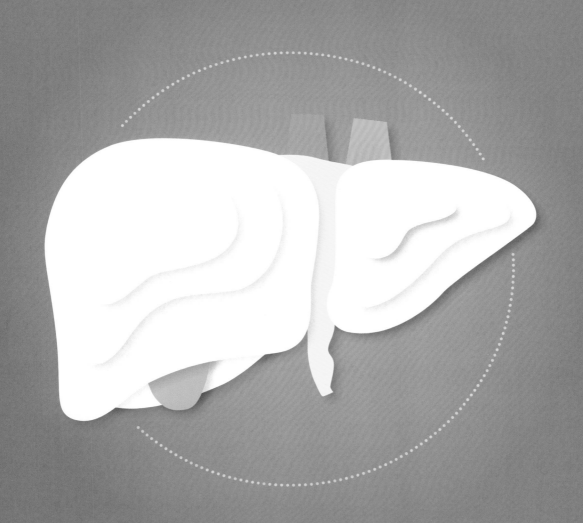

肝细胞癌（hepatocellular carcinoma，HCC）是最常见的恶性疾病之一，其发病率和死亡率都很高，并且在世界范围内患病率呈增加趋势。我国原发性肝癌患者占全球所有HCC 病例的 55%，每年有近 383 203 人死于肝癌[1]。不论是肝部分切除，还是微创消融或肝动脉插管化疗栓塞（TACE），HCC 术后都面临高达 40% ~ 70% 的复发率，而且近 20 年复发率无下降趋势[2-3]。相对于其他肝段，Ⅸ段肝癌的位置、供血情况更为复杂，甚至具有更高的复发率。

一、Ⅸ段肝癌复发机制

1. 局部治疗不彻底：由于Ⅸ段肝癌周围皆为大血管、胆管包绕，外科切除只能被动地做窄切缘切除，肿瘤残留的机会较高[3]；而局部治疗如消融术，消融针的穿刺布针很难做到绝对精准，而且为了保护周围重要结构，如血管、胆管及相邻胃肠道、右侧肾上腺等，需控制消融范围[4]；另外周围大血管的"热沉效应"还可能带走一定热量[5]，可能导致局部消融不完全。由于肝脏Ⅸ段供血动脉具有多支、细小及起源变化多端等特点；加之Ⅸ段位于肝脏中心位置，血管造影时它的动脉血管支常常与其他叶（段）肝动脉分支重叠，从而很难精准确定肿瘤的供血动脉及起源，所以 TACE 治疗Ⅸ段肝癌的疗效不尽如人意，TACE 术后局部残留也可能发生[6]。

2. 多中心起源：肝Ⅸ段 b、c、d 某一个亚段的肿瘤根治后，Ⅸ段的另一个亚段或其他肝段同样可以重新长出新的肝癌[7-8]。目前其机制尚未完成透彻研究。有研究表明，可能与肿瘤包绕型血管（vessels that encapsulate tumor clusters pattern，VETC）的转移模式相关，其机制与经典的上皮 – 间质转化（epithelial–to–mesenchymal transition，EMT）转移方式不同[9]。部分 HCC 中存在的一种由内皮细胞包裹的肿瘤细胞簇，易与微血管融合进入血液循环，在循环途中因为内皮细胞的包裹可以有效逃避机体免疫攻击，从而容易随血流运达靶器官，并在靶器官定居、增殖并形成新的转移病灶。VETC 的出现提示 HCC 的生物学行为更具侵袭性。研究显示 VETC 阳性 HCC 的比例可达 39%[6, 10]。

3. 门静脉播散、种植性播散[11-12]：多数Ⅸ段肝癌通常在病变较小的时候就被发现，此两种转移模式相对较为少见。

二、Ⅸ段肝复发癌的诊断

Ⅸ段肝复发癌的诊断主要依靠对肝癌术后患者的动态监控，监测复发的方法主要是每 3 个月 1 次的甲胎蛋白（AFP）定量测定及肝脏影像学随诊（包括彩色超声波、上腹部CT 或者 MRI 平扫和增强扫描），以及每 6 个月 1 次的胸部和全身骨骼等扫描。不论首次术后 AFP 是否异常，复发监测过程中都必须常规动态做 AFP 检查。AFP 升高是复发的重要定性诊断线索和依据，但是 AFP 正常也不能排除复发可能。影像学检查发现在Ⅸ段出现新的占位病变及典型肿瘤影像学特征（如动脉期"快进快出"等）是复发定位诊断的线索和关键证据。由于肝脏Ⅸ段的位置比较特殊，如果复发癌发现较晚，处理就更加困难，所以应该特别强调重点人群的全程科学管理及肝复发癌的早期发现、早期诊断及早期科学处理。

三、Ⅸ段肝复发癌的治疗选择

Ⅸ段肝复发癌与首次发现的Ⅸ段肝癌治疗方法及选择大致相仿。具体治疗手段包括肝移植、再次肝切除、再次局部消融、TACE 及靶向联合免疫药物治疗等。目前肝复发癌的处理较少采用单一治疗方式，大多采用多种手段联合治疗，如手术切除 + 靶向免疫联合、局部消融 + 靶向免疫联合、局部消融 +TACE+ 靶向免疫联合等。多学科多手段联合治疗（MDT）的目的是提高肝复发癌的治疗效果、延长生存期、提高生活质量。

从理论上来讲，肝移植是最理想的治疗方法，但目前依旧面临供体严重匮乏、技术普及困难、医疗费用及风险巨大、再复发率较高等劣势，临床常规优先考虑是不现实的。再次手术切除是提高疗效的关键方法和重要途径，但手术创伤大、出血及输血多、手术风险和死亡率高、术后再次复发多、很难简单重复开展等弱点，常常让术者及患者望而却步。再次局部消融同样具备操作相对简单、对患者肝功能要求较低、肝脏损伤小等优点，且治疗方式可重复开展，但其能否作为肝复发癌的首选治疗方式目前仍存在争议，而且该部位穿刺及消融仍然存在一定风险。TACE 虽然简单安全微创，但其很难彻底杀灭肿瘤，重复开展对肝功能影响较大，所以临床很少单独首先选用，通常仅用于无法手术、不愿手术或者 MDT 的配合手段。此外，目前肝癌的靶向免疫联合治疗研究如火如荼，是近年肝癌临床治疗研究的突破和飞跃，已经在一定程度上改变了晚期肝癌的治疗观念和治疗选择，成功拯救了一批绝望的晚期肝癌和肝复发癌患者，分子靶向药物（如仑伐替尼）可以抑制肿瘤微血管生成、改变肿瘤微环境，而表现出抗肿瘤活性；肿瘤免疫治疗药物（如 PD-1 抑制剂）则可以解除肿瘤对免疫细胞的抑制作用，恢复免疫细胞杀伤肿瘤细胞的功能。目前研究证明：二者联合使用可以形成良性循环，从而达到 1+1 > 2 协同增效的抗肿瘤效果 [13-15]。

四、IX段肝复发癌的微波消融

微波消融是目前肝癌局部治疗的常用方法和重要手段，该方法与肝移植、手术切除一并被美国肝脏疾病研究协会指南推荐为根治肝癌的主要方法，特别是对于早期肝癌，可获得与其他治疗方式（如手术切除、肝移植）相当的远期疗效 [16]。微波消融具有精准微创、简单安全、疗效可与手术切除媲美、并发症少、费用少、住院时间短、可以重复开展等优势，已经成为肝复发癌的主要治疗方法之一。

IX段肝复发癌微波消融的具体方法、操作程序等，基本上与IX段原发性肝癌的微波消融处理相同（具体可以参阅第 4 章内容）。但由于复发癌边界的不规则性，局部消融通常需要更大的安全边界；肿瘤四周被密密麻麻的血管、胆管包绕，穿刺和消融的难度和风险相对更大。

参考文献

［1］ Freddie, Bray, Jacques, et al. Global cancer statistics 2018: GLOBOCAN estimates of incidence and mortality worldwide for 36 cancers in 185 countries. CA: a cancer journal for clinicians, 2018, 68: 394-424.

［2］ 王在国（审校）. 肝癌复发转移的临床研究进展. 中国实用外科杂志，2000，20（3）：174-175.

［3］ 陈延宇，张晓赟，李川，等. 复发性肝细胞癌的外科治疗现状与进展. 华西医学，2019，34

（6）：688-692.

［4］ 陈嵩，庄文权，郭文波，等. CT 联合超声引导下经皮微波消融治疗肝尾叶肝癌的可行性及短期疗效观察. 影像诊断与放射学，2018；27（3）：219-225.

［5］ Lu DS, Raman SS, Limanond P, et al. Influence of large peritumoralvesselson outcome of radiofrequency ablation of liver tumors. J Vasc Interv Radiol, 2003, 14: 1267-1274.

［6］ Vauthey JN, Pawlik TM, Abdalla EK, et al. Is extended hepatectomy for hepatobiliary malignancy justified? Ann Surg, 2004, 239: 722-732.

［7］ 王在国（审校）. 复发性肝癌临床研究现状，中国癌症杂志，1997，7（3）：218-220.

［8］ 王在国，张伟标，叶振伟，等. CT 引导下经皮肝穿刺精准微创微波消融治疗IX段肝癌临床研究. 中华肝胆外科杂志，2020，26（1）：825-828.

［9］ Fang, Jian-Hong et al. A novel vascular pattern promotes metastasis of hepatocellular carcinoma in an epithelial-mesenchymal transition-independent manner. Hepatology (Baltimore, Md.), 2015, 62(2): 452-465.

［10］ Ding, Tong, et al. Endothelium-coated tumor clusters are associated with poor prognosis and micrometastasis of hepatocellular carcinoma after resection. Cancer, 2011, 117(21): 4878-4889.

［11］ NaKaYama H, TaKaYama T. Role of surgical resection for hepatocellular carcinoma based on Japanese clinical guidelines for hepatocellular carcinoma. World J Hepanese, 2105, 7(2): 261-269.

［12］ 中华人民共和国国家卫生和计划生育委员会. 原发性肝癌诊疗规范（2017 版）. 临床肝胆病杂志，2017，33（8）：1419-1431.

［13］ Lu DS, Raman SS, Limanond P, et al. Influence of large peritumoralvesselson outcome of radiofrequency ablation of liver tumors. J Vasc Interv Radiol, 2003, 14: 1267-1274.

［14］ Vauthey JN, Pawlik TM, Abdalla EK, et al. Is extended hepatectomy for hepatobiliary malignancy justified? Ann Surg, 2004, 239: 722-732.

［15］ 蒋经柱，李浩权，王在国，等. 免疫联合靶向方案治疗晚期肝癌临床研究. 中国肿瘤外科杂志，2022，14（2）：120-126.

［16］ Bruix J. Sherman M.Management of hepatocellular carcinoma: an update. Hepatology, 2013, 53(3): 1020-1022.

（王在国　江冠铭　张爱玲　殷思纯）

第八章

三维可视化技术在肝脏IX段肿瘤微波消融术的应用

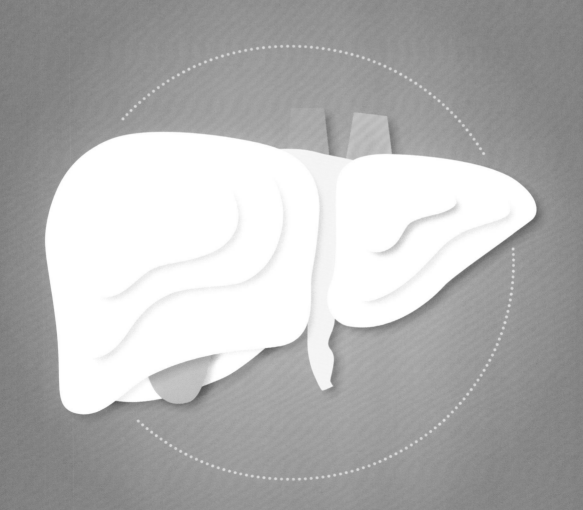

医用三维可视化技术是借助 CT、MR 增强的各时期原始图像数据，利用计算机图像处理技术，对图像数据进行分析，通过图像融合、体积计算、器官分割以及色彩渲染等软件技术，虚拟显示靶器官、占位、管道等不同组织结构，并对其形态和空间分布等进行描述和解释[1]。肝脏肿瘤的三维可视化技术可明确肿瘤体积、数目、部位、形状及侵袭程度等信息，使手术医生能够确定病灶分段及分期、制订手术流程与技术方法以及对术中突发情况及时做出预判[2]。

第一节　肝脏肿瘤的三维可视化技术概述

一、三维模型重建基础数据的要求

三维可视化技术基础数据来源多为 CT 或 MR 的检查数据，其原始图像范围为膈顶至双肾下极，也可根据病变情况适当增加扫描范围；收集扫描范围内平扫、动脉期、门静脉期、延迟期的原始图像，图像的层厚应小于 3 mm，层间距小于或等于图像层厚。

二、肝脏及肿瘤的模型构建

根据肝脏肿瘤的强化特点，常选用门静脉期或延迟期数据，即选择病灶与周围组织强化程度差别较大的增强扫描数据作为重建数据来源。通过增强不同时期的数据同步、配准及组合，能修正肿瘤边界，完成肿瘤及肝脏整体三维模型重建。

三、肝内脉管模型构建

原始图像增强各期的成像质量决定肝内脉管构建成功率，肝脏血管成像、胆管成像应尽量实现三级分支以上成像[3]。

1. 动脉系统构建：选用 CTA 或动脉期图像数据，先重建主动脉、肝动脉主干，并采用自动重建软件与断层血管面绘制修正实现三级分支模型重建。

2. 门静脉、肝静脉系统构建：门静脉期及延迟期数据中，静脉血管与周围组织阈值区分较差，特别是较小的静脉分支，肝动脉自动重建方法不适用，目前多采用断层血管面绘制方法实现静脉系统血管重建。先对门静脉主干、肝脏三支主干静脉进行重建，并对末梢管径 5 mm 以上的静脉系统进行模型构建。静脉系统重建时应注意肝短静脉及其一级分支的重建。

3. 胆道系统构建：肝内出现胆管扩张时推荐选用门静脉期图像或 MR 胆管水成像数据行模型重建。先重建胆总管，至少实现胆道三级分支三维模型重建。

四、肝Ⅸ段三维可视化个体化分段及Ⅸ段病变三维可视化分型

三维可视化个性化肝脏分段是应用三维可视化技术展现每一个功能区域独立的供血门静脉和回流肝静脉（门静脉血流拓扑关系），并遵循此关系进行个性化肝段划分。对于肝Ⅸ段，三维可视化分段没有明确区分。由于门静脉在右半肝分布存在显著差异，肝Ⅸ段可

能为肝Ⅷ段、Ⅴ段、Ⅳ段及Ⅰ段亚肝段的交界区[4]。发生于IX段的肝癌由于其特殊的空间位置，亦属于中央型肝癌。中央型肝癌是指与肝静脉、门静脉、胆管系统等肝内主干分支或肝后下腔静脉黏附，或距离小于 1 cm 的肝癌[5-6]。我国学者提出的方氏分型是国际上首次采用三维立体成像技术建立的中央型肝癌的三维可视化分型[7]。

　　方氏分型将中央型肝癌分为 5 型。Ⅰ型，肿瘤位置位于Ⅴ、Ⅷ段或右前区，特点是肿瘤靠近或侵犯一些门静脉的分支，但是并不黏附或侵犯门静脉右支主干。Ⅱ型，肿瘤位置位于Ⅳa、Ⅳb 段或左内区，特点是肿瘤靠近或者侵犯一些门静脉的分支，但是并不黏附或者侵犯门静脉左支主干。Ⅲ型，肿瘤位置位于Ⅳ、Ⅴ和Ⅷ段，特点是肿瘤范围较大、在肝实质的位置较深，或者十分贴近肝中静脉的主干。Ⅳ型，肿瘤位于肝Ⅳ、Ⅴ和Ⅷ段，特点是肿瘤范围较大、在肝实质的位置较深，并且贴近或者直接侵犯门静脉右支或左支主干，或者贴近、直接侵犯肝右或肝左静脉主干。Ⅴ型，肿瘤位置位于肝Ⅳ、Ⅴ和Ⅷ段的表面或边缘，特点是肿瘤没有贴近或者未直接侵犯门静脉或肝静脉的主干。根据上述分型特点，肝IX段肿瘤多为Ⅲ型或Ⅳ型；即肿瘤位置较深，十分贴近肝中静脉主干或门静脉右支或左支主干。该类型肿瘤的手术方式为Ⅳ、Ⅴ、Ⅷ段及联合Ⅰ段切除，其手术极其复杂、难度大、风险高。

第二节　三维可视化技术在IX段肝脏肿瘤微创消融的临床应用

一、三维可视化技术在肝脏肿瘤消融术中的优点

　　1. 将肝脏各扫描期图像，如动脉期 / 门脉期 / 延迟期的三期图像，在同一幅图像中显示（图 8-1A）。

　　2. 对肝脏内部结构，特别是管状结构，如肝动脉、肝静脉、门静脉、胆管等直观显示，并且可以通过后处理单独或组合显示、分割，从而选取最优进针路径（图 8-1B ~ D）。

　　3. 进行肝脏的精准分段；计算肝脏不同肝段的体积，术前评价可能损失的肝脏体积及残余正常肝体积。

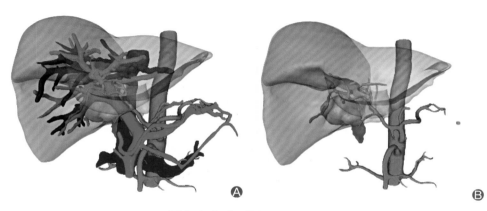

图 8-1　肝脏三维立体成像技术

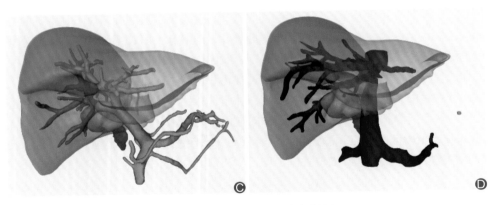

图8-1　肝脏三维立体成像技术（续）

A. 把 CT 动脉期、门脉期等各时期图像通过软件融合，把肝动脉、肝静脉、门静脉、胆管等结构在同一幅图像用不同颜色显示；B～D. 用软件实现显示动脉血管、门静脉、肝静脉，了解肿瘤供瘤动脉及静脉侵犯情况及毗邻

4. 可进行模拟肝脏消融手术，对肝肿瘤消融模拟定位；有利于选择合适的患者体位，以及方便操作的进针角度。

5. 术前发现部分特殊的肝内血管及胆管变异，从而使进针路径更精确，避免不必要的管道损伤。

6. 将消融术前及术后的影像数据导入三维可视化系统，评估肿瘤的消融区是否达到 5 mm 消融边缘，以预测肿瘤复发，方便进行相应预防处理[8]。

7. 可实现肝脏数码铸型影像、消融进针立体动画影像，更便于多学科讨论、教学科研、学术交流等。

二、三维可视化技术辅助Ⅸ段肝脏肿瘤的微创消融治疗

1. 术前诊断

（1）肝脏肿瘤定位：通过把肿瘤重建回正常肝脏里，更容易区分肿瘤累及的肝段。特别是对跨多个肝段的肿瘤，可优化肿瘤消融靶区的布针方式。

（2）判断肿瘤周围血管的关系：通过血管的三维立体化显示肝内血管走行和血管与肿瘤的关系，并可以识别肝动脉和门静脉可能存在的变异。

（3）查找其他肝段有无病灶：由于智能的重建计算方法，在一定程度上可对人工诊断图像进行补充，可发现较隐匿（如肝顶区、肝包膜下、裂隙旁等位置）的肿瘤病灶。

2. 术前规划

（1）决定消融术区范围：三维显示肿瘤形态及大小，多维度判断肿瘤的最长直径、肿瘤边界规则度（球形或不规则形、有无分叶）、瘤周有无子灶等，为选择单针消融或多针消融提供治疗决策。

（2）决定病灶治疗层面：对肝脏Ⅸ段病变，因为血管分布的复杂性，有时无法遵循同层原则，此时通过三维可视化设计，可以选择避开大血管或尽可能在血管较少的层面进入，以减少并发症。

（3）术前判断消融边界是否足够：通过直观测量肿瘤与最近大血管的最短距离，判断肿

瘤消融边界是否足够，目标边界应大于 0.5 cm。如消融边界不够，采用牺牲局部小血管以扩大消融边界时，可模拟判断对正常肝组织血流分布的影响（图 8-2）。

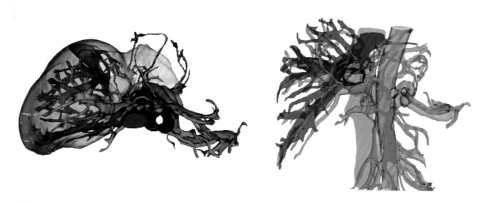

图 8-2 三维立体成像显示IXb、c 段肿瘤（橙色）周围具有丰富的动、静脉分布，消融边界不足，图像提示以右后入路作为消融进针路径，可减少附近大血管的损伤

3. 模拟消融进针手术过程

（1）如何避开进针路径中阻挡的血管：对于部分IX段肿瘤，在遵循消融进针同层原则（见第九章）的时候，会受到途径大血管（特别是肝动脉）的阻挡。三维可视化模拟技术，由于能同时显示动脉、静脉等结构，可通过对进针过程中不同阶段穿刺路径和方向调整的指导，达到避免损伤血管的目的。

（2）消融靶区的范围估算：特别是对多针消融的肿瘤，模拟多个消融针的最终路径，并分别估算各消融针的消融范围，判断能否全部覆盖肿瘤[8]。

（3）评估有可能损伤的邻近器官组织：如进针路径有无经过胸腔；消融术区对相邻肝肾间隙的影响；是否会损伤肾上腺、十二指肠等；另外严重肝硬化患者，消融路径是否会对肝脏浅表静脉造成损伤。

（4）多模态融合成像技术可以将超声、CT 等不同模态的图像数据进行融合，在肝肿瘤消融的治疗中，可以采用新兴 AI 多模态，将增强 CT/MRI 图像以并排或重叠视图的形式实时显示耦合，从而能够精确定位目标病变[9]。

三、三维可视化技术应用于IX段肝癌微创消融的争议

1. 三维立体成像技术模型构建需要有一定阅片经验的肝胆外科医生操作，仍然存在一定误差可能：如 CT 图像数据质量、伪影，影响三维立体成像技术模型的质量。特别是肝IX段肿瘤，重建过程中需要临床医生与影像科医师相互协作进行病变范围确定和人工分割，以保证重建的准确性[10]。

2. 肝IX段肿瘤周围的脉管分布显示多为重叠影像，较小的胆管、动脉血管难以显示，三维立体成像技术的运用弥补了这方面的不足，为术前精确诊断、术中精准手术的实施提供了有力的支持。但在手术实施的过程中，有时因呼吸而导致术中患者肝脏的状态发生偏倚，应该将三维可视化技术与术中图像相结合，实时修正肿瘤的位置及血管分布情况，结合术者经验，选择合理的最佳的消融方案。

3. 目前三维立体成像技术仍处于初期发展阶段，尽管在原发性肝癌应用中显示出了良好的结果和广阔的前景，但是也应该清楚意识到其局限性。目前的多项研究均属于回顾性分析，必然会存在偏倚，影响其广泛应用的准确度和可信度。因此，有必要开展精心设计的前瞻性、多中心的研究来克服其局限性，使得到的结果更具有科学依据、使人信服。当然，其他诸如成本效益、卫生法规、伦理等，亦是未来需要考虑的因素[9-10]。

参考文献

［1］范应方，方驰华. 三维可视化技术在肝胆外科临床应用的争议与共识. 中国实用外科杂志，2018，38（2）：137-141.

［2］张玮琪，方驰华. 原发性肝癌三维可视化精准诊疗与二维成像技术疗效比较 Meta 分析. 中国实用外科杂志，2019，39（8）：854-860.

［3］刘允怡，樊嘉，方驰华，等. 原发性肝癌三维可视化技术操作及诊疗规范（2020 版）. 中国实用外科杂志，2020，40（9）：991-1011.

［4］方驰华，胡浩宇，刘允怡，等. 数字智能化诊疗技术在解剖性肝切除中应用价值. 中国实用外科杂志，2019，39(6)：545-551.

［5］Wu CC, Ho WL, Chen JT, et al. Mesohepatectomy for centrally located hepatocellular carcinoma: an appraisal of a rare procedure. J Am Coll Surg, 1999, 188(5): 508-515.

［6］吴健雄，余微波. 中央型肝癌治疗理念的开拓与创新. 肝胆胰外科杂志，2013，25（3）：177-181.

［7］Fang CH, Tao HS, Yang J, et al. Impact of three-dimensional reconstruction technique in the operation planning of centrally located hepatocellular carcinoma. J Am Coll Surg, 2015, 220(1): 28-37.

［8］安超，梁萍，于杰. 超声引导下经皮激光消融治疗进展期胰腺癌的临床研究. 中华介入放射学电子杂志，2019，7（1）：64-69.

［9］方驰华，蔡伟. 人工智能在原发性肝癌诊疗中的应用. 临床肝胆病杂志，2022，38（1）：26-29.

［10］中华医学会数字医学分会，中国研究型医院学会数字智能化外科专业委员会，中华医学会外科学分会胆道外科学组，等. 肝门部胆管癌三维可视化精准诊治中国专家共识（2019 版）. 中国实用外科杂志，2020，40（3）：260-266.

（陆沛芬　张伟标　张玉兰　黄晓红）

第九章

CT 引导下肝脏Ⅸ段肿瘤微波消融的定位技术

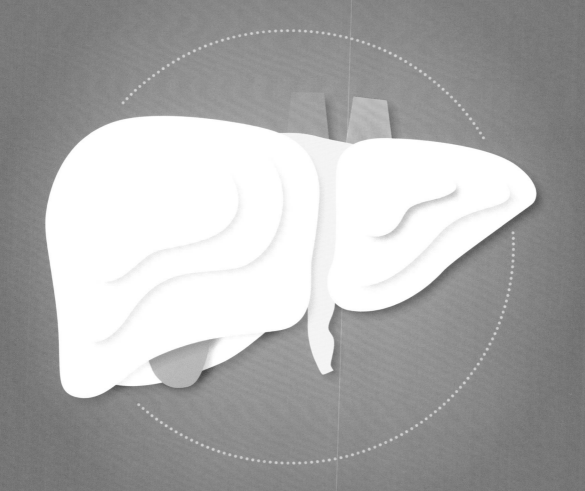

　　肝脏肿瘤消融治疗的主要影像引导方式有 CT 引导、超声引导。超声引导下治疗肝脏Ⅸ段肿瘤时，需要通过改变患者体位或者通过一定的呼吸动作配合，才能更好地显露此处病变，但这些做法不一定适合微创消融的操作。并且超声把握肿瘤整体位置相对较难，或消融过程中的气化效应干扰超声显影，以致难以在结构相对复杂的肝脏Ⅸ段病变处实施操作。而 CT 引导可以解决超声引导存在的大部分问题，并且 CT 的图像数据更便于术前评估，如手术方案模拟、三维可视化重建等，CT 图像数据便于保存，可用于术后经验总结及标准化操作。因此 CT 引导下肝脏肿瘤消融术越来越具有优势 [1-2]，更适合复杂和危险的肝脏Ⅸ段肿瘤消融。

第一节　CT 引导下肝脏肿瘤微波消融常用术语

一、术中入路

　　术中入路常指消融针从患者体部进入的方向。可分为右后入路、右前入路、背侧入路、腹侧入路。

　　1. 右后入路：选择左侧卧位或俯卧位，消融针从患者腹部右后侧经皮进针。

　　2. 右前入路：选择左侧卧位或仰卧位，消融针从患者腹部右前侧经皮进针。

　　3. 背侧入路：选择俯卧位，消融针从患者背侧经皮进针。

　　4. 腹侧入路：选择仰卧位，消融针从患者腹侧经皮进针。

　　肝Ⅸd 段肿瘤的微波消融常采用右后入路或右前入路，肝Ⅸb 及Ⅸc 段肿瘤的微波消融常采用右后入路，能尽可能规避对穿刺路径上的重要结构（如胆管、肝动脉、门静脉及下腔静脉）的损伤。

二、倾角

　　倾角是指消融针尾部与检查床面垂直线形成的角度，分为左倾角、右倾角、头倾角、足倾角（图 9-1）。

　　1. 左倾角：消融针尖朝向右侧，针尾部朝向左侧。

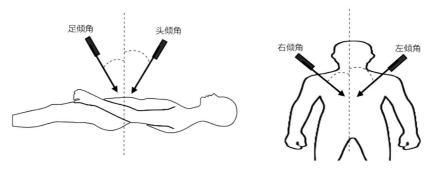

图 9-1　消融针倾角示意图

2. 右倾角：消融针尖朝向左侧，针尾部朝向右侧。

3. 头倾角：消融针尖朝向足侧，针尾部朝向头侧。

4. 足倾角：消融针尖朝向头侧，针尾部朝向足侧。

消融针最理想的进针角度应尽量选择一种倾角，但实际CT引导过程中常需结合两种倾角以调整进针角度。

三、进针深度

进针深度是指消融针穿过消融靶区时的针道距离，是制订消融计划时必须测量的数据。进针路径设计时需测量多个关键节点：①过肝距：即穿刺点皮肤到肝包膜的距离，穿刺有可能经过胸膜、膈肌、肝包膜等，消融针首次穿刺应略超过此深度，且尽量减少来回进退针，避免因患者呼吸运动造成气胸、肝裂伤及出血；②过瘤距：即穿刺点皮肤到肿瘤近端边缘的距离，此距离为相对安全距离，可以根据肿瘤病灶位置及时调整消融针的方向。调整时如遇到阻力较大的部位，不能强行突破，需明确没有遇到肝内血管或胆管才能继续穿刺，另外退针时要避免针尖退出肝包膜外。③计划深度：即以穿刺点皮肤为起点，沿肿瘤中央到达肿瘤并突破远端边缘 0.5 cm 的距离[3]，消融针进入肿瘤后尽量不退针，避免因退针导致肿瘤细胞沿针道转移。

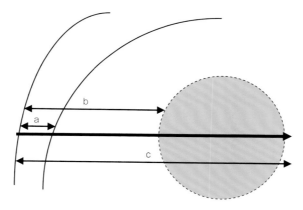

图 9-2 进针深度示意图

a. 过肝距；b. 过瘤距；c. 计划深度

第二节　CT设备选择及扫描参数设置

一、CT设备及场地选择

CT引导下消融手术室应按介入手术室常规准备。严格控制室内温湿度，即室内温度 20～25 ℃，相对湿度 50%～60%，配备空气消毒设施，做好无菌区、清洁区及污染区分区管理，同时配备相关急救用品。

CT 设备的要求：①要具备较大扫描孔径，便于术者操作，而且不阻挡消融针末端，消融进行时可以即时扫描；②带有定位功能（如放射治疗定位功能）的设备更佳，设备带有内外两组同步的定位线系统，能从上方及两侧多方位确定治疗平面，更方便术者在设备旁操作。另配备的治疗定位床板具有较宽的支持平面，方便术中及时调整患者体位，对麻醉团队的麻醉实施及术中应急处理也有一定帮助。

二、体位选择及 CT 扫描参数设置

根据肝脏IX段病变位置，常选择仰卧位、左侧卧位，可用泡沫垫、布垫或者束缚带固定于术区头、足两端，以便在手术时患者保持稳定体位。

CT 扫描选择上腹部扫描条件，即参数设置 120 kV，200～260 mAs，层厚及层间距相同并小于 5 mm；要设计两组扫描序列：

1. 首次及末次扫描：上界应包括膈肌，下界为肝脏下缘并包括肝肾间隙。

2. 消融针层面扫描：为消融针进针过程中的多次扫描；因消融针的密度干扰，可选择更高扫描条件并采用螺旋扫描方式，即 120 kV，200～280 mAs，层厚及层间距应与首次上腹部扫描设置相同，扫描上下界应尽量缩小，包括消融针即可。

3. 窗宽窗位：常规选择腹部窗宽窗位观察，即窗宽 300、窗位 35；也可调整到骨窗观察消融针，即窗宽 1500、窗位 450，可减少伪影的干扰。

第三节　CT 引导下消融方案设计

一、消融靶区的界定

消融靶区的准确判断是精准微创消融的首要条件，肝IX段肿瘤患者在进行消融靶区规划时，应设计病灶外缘至少 5 mm 安全边界的范围为消融靶区 [3] 并进行标记。另外消融靶区界定时需注意避免直接穿刺或近距离贴近相邻的肝门区血管及胆管、相邻的十二指肠、右侧肾上腺等结构。术中平扫 CT 部分肿瘤病灶密度与正常肝组织相近，有时很难对消融靶区和周围正常肝组织进行界定，从而影响消融治疗效果。在消融前进行 TAE 或 TACE 的碘油栓塞，通过让病灶沉积碘油，来提高病灶的对比度 [4]。然而肝脏IX段的供血系统存在较大变异，具有多支、细小以及多种起源等特点 [5]；对肝脏IX段病灶超选择性插管的难度较高。部分有经验的医师可结合术区 CT 或 MRI 增强扫描，通过后处理工作站的多源图像融合技术，也是一个相对简便、有效的方法。本方法主要是把能够清晰显示病灶的增强 CT、MRI 等图像导入到工作站，通过预处理、自动配准和融合等步骤，测量病灶到图像中一些容易辨识的组织标记（如胸腰椎、静脉韧带裂、上腔静脉、门静脉及肝左、中、右静脉等）的距离，确定病灶在平扫 CT 中的位置。

图 9-3 病例患者术前 MR 确诊IXd 及IXc 段肝癌复发（图 9-3B），消融前 CT 平扫定位病灶显示不清晰（图 9-3A），通过多源图像融合技术将定位 CT 图像与术前 MR 增强图像相

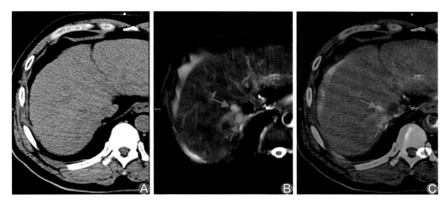

图 9-3　多源图像融合技术（袁××，病历号 81※※57）

A. 消融前 CT 平扫定位，病灶区域呈等密度改变，与相邻正常肝组织及血管分界不清；B. 术前 MR 扫描示肝Ⅸc、Ⅸd 段异常信号，考虑肿瘤复发（箭头）；C. 通过后处理软件得到 CT 平扫及 MR 增强的融合图像，在 CT 平扫定位图像上显示肝Ⅸc、Ⅸd 段病变呈高信号改变（箭头）

融合，确定病灶位置（图 9-3C），完成消融治疗。

二、穿刺路径规划原则

1. 同层原则：消融针穿刺尽量选择肿瘤最大层面，病灶穿刺过程中，除了在左右方向保持一定角度外，在头尾方向上尽量保持与患者扫描横断位一致（图 9-4），这样在单一的横断位图像上可以使消融针整体显影，也有利于对消融针的整体观察，避免穿刺过程中对肝脏血管或胆道的意外损伤。

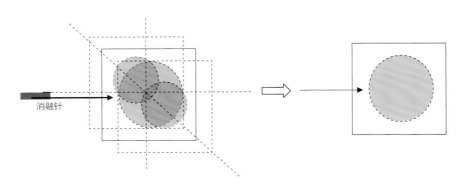

消融针

图 9-4　消融针与病灶层面进针示意图（选择最大层面）

2. 损伤最小原则：在确保安全的前提下，消融针通过尽量少的组织结构到达肝脏，避免肋骨遮挡，尽可能避免跨越胸腔、肝脏韧带及裂隙；选择常用角度进针，如改变体位后的水平进针或垂直进针，或 30°、45°、60° 进针。进针路径需经过正常肝实质再进肿瘤，避免直接穿刺肿瘤，引起出血及肿瘤播散。

3. 切线原则：对于肝脏Ⅸ段肿瘤病变，尽量选择肿瘤与相邻大血管的切线方向或者平行于血管长轴方向进针（图 9-5），这样可最大程度避免相邻大血管的损伤，而且可保证肿

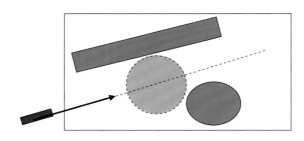

图9-5　消融针与血管旁病灶层面进针示意图（蓝色区域为血管位置）

瘤远端有足够的安全边界，有利于肿瘤病灶被完全覆盖。

三、确定最大层面

对于形态较规则的肿瘤病变，可通过横断面图像序列上数出病灶从起始层面到消失层面的层数，选取中间层数作为病灶最大层面（图9-4）。对于不规则形或长条形病变，可根据病灶形态划分为数个球形病灶（图9-6），再根据上述方法分别确定每个球形的最大层面，选择多针穿刺消融或单针多点消融，以减少消融术后肿瘤残留的概率。

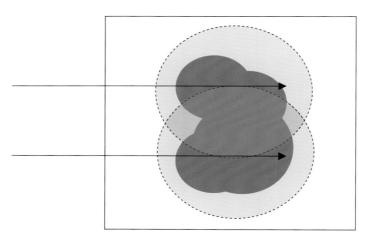

图9-6　消融针与不规则病灶最大层面进针示意图（绿色为计划消融区）

四、体表穿刺点定位

体表标记穿刺进入点可通过定位栅格、钢珠定位等外置式的方法进行，也可以通过部分CT机型上自带的"穿刺"序列进行。有经验的医师可简化上述步骤，具体方法为CT扫描前在上腹部体表左侧固定一根头足朝向的定位金属丝；制订穿刺路径及确定目标穿刺点后，在图像上测量定位金属丝与目标穿刺点的距离，同时通过查体在同层面数肋间隙相结合；用1 ml注射针头在目标穿刺点试穿，再行小范围CT扫描以便判断调整体表穿刺点是否准确。如果需要多针穿刺，可重复以上程序进行多针体表穿刺点定位。

五、微波消融针的选择

不同类别的消融针因为设计的机制不同，消融针进入病灶的长度是有区别的。微波消融针的进针长度与单极射频消融针类似，消融针需要贯穿病灶，并进入病灶远端 0.2 ~ 0.3 cm 的正常肝脏组织内。如病灶和大血管相邻，要避免正对大血管方向进针。为能在病灶周围形成 0.5 ~ 1.0 cm 的安全消融带，除了消融针贯穿病灶外，消融针与病灶两侧的垂直距离应小于 1.0 ~ 1.5 cm。选择消融针长度时，应大于计划深度 3 ~ 5 cm，但消融针不宜选择过长，会导致术中扫描时，消融针无法通过 CT 设备的扫描孔。

六、穿刺路径设计及调整

在确认进针点和穿刺路径后，根据测量的过肝距、过瘤距及计划深度分步进针，即在进入肝脏后、接近病灶边缘前、穿刺到位时至少行 3 组 CT 扫描，根据扫描情况及时调整针道倾角，逐步将消融针置入计划位置。近期新兴的计算机辅助导航引导，能够模拟实时进针情况，特别是在出现复合倾角的情况下可提供精准穿刺引导，这项技术提供了更安全的智能辅助引导[6-7]。

参考文献

［1］ X Kan, Y Wang, P Han, et al. Combined ultrasound/computed tomography guidance in percutaneous radiofrequency ablation after transarterial chemoembolization for hepatocellular carcinoma in the hepatic dome. Cancer Management Research, 2019, 11: 7751-7757.

［2］ 司贮元，朱化强，高恒军，等. 超声与 CT 引导下射频消融治疗早期肝细胞癌效果比较. 中华肝胆外科杂志，2020, 26(06): 417-417.

［3］ Crocetti L, de Baére T, Pereira PL, et al. CIRSE standards of practice on thermal ablation of liver tumours. Cardiovasc Intervent Radiol, 2020, 43(7): 951-962.

［4］ Wells SA, Hinshaw JL, Lubner MG, et al. Liver ablation: best practice. Radiol Clin North Am, 2015, 53(5): 933-971.

［5］ Woo S, Kim HC, Chung JW, et al. Chemoembolization of extrahepatic collateral arteries for treatment of hepatocellular carcinoma in the caudate lobe of the liver. Cardiovasc Intervent Radiol, 2015, 38: 389-396.

［6］ Schullian P, Putzer D, Laimer G, et al. Feasibility, safety, and long-term efficacy of stereotactic radiofrequency ablation for tumors adjacent to the diaphragm in the hepatic dome: a case-control study. Eur Radiol, 2020, 30(2): 950-960.

［7］ Lachenmayer A, Tinguely P, Maurer MH, et al. Stereotactic image-guided microwave ablation of hepatocellular carcinoma using a computer-assisted navigation system. Liver Int, 2019, 39(10): 1975-1985.

（张伟标　陆沛芬　张玉兰　刘志刚）

第十章

肝脏IX段肿瘤微波消融与其他治疗方法的联合应用

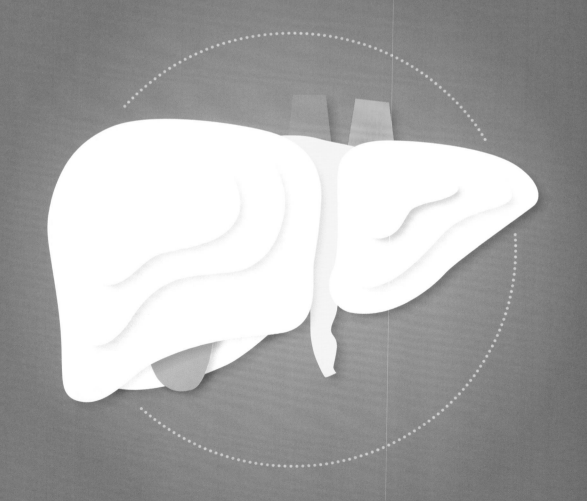

接受微波消融治疗的肝脏Ⅸ段肿瘤患者，同样面临局部复发、肝内播散、多中心起源等问题，因此同样需要与肝移植、肝部分切除、TACE、SBRT、靶向免疫治疗等多种手段联合，才有希望和机会进一步提高肝癌的治疗效果。我国的肝癌大多数与乙肝病毒感染、肝硬化、肝功能不全相伴随，所以肝癌全程治疗过程中通常需要联合抗病毒、护肝治疗，肝衰竭患者也需要考虑联合肝移植。

一、微波消融联合肝切除手术

肝癌发病时，可以是多中心起源；单中心起源的肝癌，也可以早期出现肝内转移。对于多病灶肝癌患者，由于受到肝脏储备功能限制，单靠手术切除治疗所有肿瘤病灶是比较困难的，尤其是位于肝脏Ⅸ段的肿瘤，病灶位置较深，手术切除更加困难。此外，对于直径大于5 cm 的肿瘤，早年的报告完全消融率仅有 25%[1]。即是说，使用单一的手术切除或微波消融，均很难达到较理想的治疗效果。因此，临床工作中常常将微波消融与肝切除手术联合应用与肝癌治疗，较大的肿瘤病灶采用经腹腔镜或开腹手术切除，较深部的子灶及肝内转移灶采取微波消融术的方式，两者联合使用可以最大限度使肿瘤病灶得到根治性治疗。

针对切除术后复发的肝脏Ⅸ段肝癌患者，亦可联合微波消融对复发病灶进行再治疗。肝癌的术后复发一直是困扰肝脏外科医生的难题，肝癌切除术后 5 年肝内复发率高达 70%[2]，以往再次切除是复发性肝癌的首选治疗方式，但由于肝脏Ⅸ段位置较深且毗邻肝静脉、门静脉、下腔静脉等大血管及胆管，加之术后粘连、残肝体积不足等因素，再次手术切除风险相对较大，手术难度较高。而相对于再次手术切除，直径小于 3 cm 肿瘤，微波消融的疗效与手术切除相近[3-4]，且具有创伤小、恢复快、并发症少、可重复性好等优势，尤其是对于直径小于 3 cm 的复发性小肝癌，可作为肝癌切除术后复发治疗的首选方法[5]。

以下是我们团队肝脏Ⅸ段微波消融联合肝切除治疗 1 例肝脏恶性肿瘤的报告：

患者邹 ××，男，66 岁，2021-07-12 在我院诊断为肝Ⅸd 段（图 10-1A）及Ⅵ段（图 10-1B）肝癌，并在全麻 CT 引导下行经皮穿刺Ⅵ段肝肿瘤穿刺活检及Ⅸd+Ⅵ段肝肿瘤微波消融术（图 10-1C、D），术后病理诊断高分化肝细胞癌，术后 2 周复查上腹 CT 平扫＋增强判断 2 个病变均已消融完全（图 10-1E、F）。消融术后 9 个月（2022-4-9）复查 CT 平扫＋增强，发现原Ⅸd+Ⅵ段消融灶无复发，肝Ⅵ、Ⅶ新发 9.2 cm×8.8 cm×8.3 cm 巨大肿瘤（图 10-1G）伴肝门、腹膜后、肠系膜多发淋巴结转移。遂于 2022-04-22 在全麻下行右后叶巨大肝癌及受侵犯膈肌切除＋肝门区淋巴结切除＋右侧肾上腺修补术（图 10-1H），术后病理

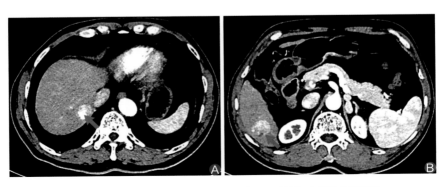

图 10-1　肝脏Ⅸ段肿瘤微波消融联合术后肝脏神经内分泌癌肝切除

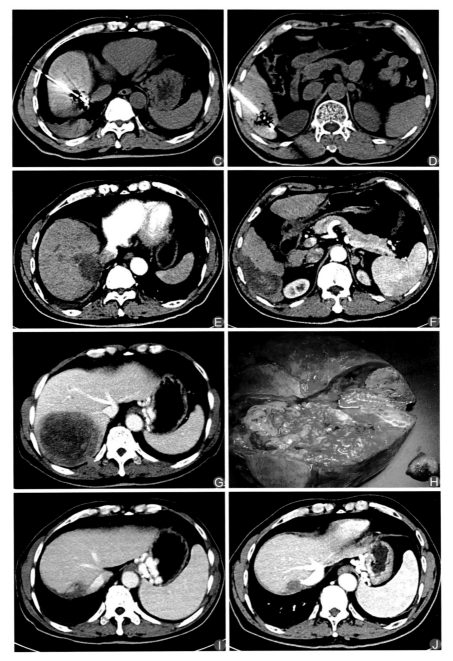

图10-1　肝脏IX段肿瘤微波消融联合术后肝脏神经内分泌癌肝切除（续）

A、B. CT 增强提示肝IXd、VI段强化结节灶（箭头），考虑原发性肝癌；C、D. 术中 CT 见消融针分别穿透肿瘤中轴，消融过程中产生气体影，其范围完全覆盖肿瘤；E、F. 消融术后 2 周复查，术区呈片状低密度影，边界清晰，术区远侧见条状针道低密度影；G. 消融术后 9 个月，于肝VI、VII段交界区新发一较大肿块，考虑恶性肿瘤；H. 肝右后叶及部分膈肌、区域淋巴结切除标本，大体标本见肿瘤侵犯相邻膈肌，原消融术区呈灰黄色坏死改变；I、J. 肿瘤切除术后 6 个月、18 个月复查，切除术区边缘及原消融术区均未见异常强化灶，术区积液较前缩小

诊断肝脏高级别神经内分泌癌（大细胞型）伴淋巴结转移，术后予行 6 周期姑息性化疗（依托泊苷 + 卡铂）及定期行抗肿瘤免疫治疗（斯鲁利单抗）。术后定期复查随访至今，未见肝局部肿瘤复发，淋巴结转移灶控制良好（图 10-1I、J）。

二、微波消融联合肝移植

肝移植手术作为肝癌的根治性手段之一，可完整切除肝脏肿瘤的同时，置换掉已经硬化的全部肝组织，彻底消除硬化肝组织继续恶变的风险，从而降低肝癌的复发率，且肝移植手术不受肝功能的影响，是合并肝硬化且符合肝移植标准的Ⅸ段肝癌的最佳适应证。根据 1996 年意大利 Mazzaferro 等率先提出的米兰（Milan）标准[6]，即单发的肝癌病灶直径不大于 5 cm；或多发肝癌病灶数目不多于 3 个，且每个最大直径不大于 3 cm；此外肿瘤无肝内大血管侵犯及远处转移的患者，在接受肝移植术后可望获得长期生存。米兰标准在欧洲和美国被广泛用作肝移植治疗肝癌的基本准入标准。但由于米兰标准对肝癌大小及数目的限制过于严格，学者们又相继提出了各种肝移植治疗肝癌的标准，扩大了肝移植治疗肝癌的适用范围。2001 年有 Yao 等提出的美国加州大学旧金山分校（UCSF）标准[7]，即单发的肝癌病灶直径不大于 6.5 cm；或多发肝癌病灶数目不多于 3 个，且每个最大直径不大于 4.5 cm，累计直径不大于 8 cm；此外肿瘤无肝内大血管侵犯及远处转移。研究表明，采用 UCSF 标准的肝移植疗效与米兰标准相当。2008 年中国郑树森院士提出了杭州标准（HC），首次将肿瘤生物学特性和病理性特征引入肝癌肝移植选择标准，突破了既往仅仅以肿瘤学形态特征作为肝移植标准的局限[8]。杭州标准要求：肿瘤累计直径不大于 8 cm 或肿瘤累计直径大于 8 cm、术前甲胎蛋白不大于 400 ng/ml 且组织学分级为高 / 中分化。研究表明，采用杭州标准的肝移植疗效与米兰标准相当，且能够使更多肝癌患者获得肝移植机会[9]。

然而，全球供肝的短缺问题，使多数适合肝移植的肝癌患者往往需要接受漫长的肝移植术前等待时间。在等待接受肝移植期间，患者肿瘤可能继续进展，最后导致肝移植手术机会丧失。在等待肝移植期间进行适当的桥接治疗，不仅能延长患者的等待期，为等待肝移植患者赢得宝贵时间，同时有助于降低肝移植术后肿瘤复发率，延长肝移植术后无瘤生存期。Lee 等研究表明，肝癌患者肝移植术前进行消融桥接治疗，可延长肝移植患者无瘤生存率与总体生存率，改善患者总体预后[10]。此外，肝癌肝移植术前进行肿瘤消融桥接治疗，可减轻肿瘤负荷，降低肿瘤分期，让超出肝移植标准的肝癌患者获得肝移植机会。对于超出肝移植标准的无门静脉主干或下腔静脉等大血管侵犯、无远处转移的肝癌患者，如经降期治疗后，达到肝移植标准，在接受肝移植术后可获得与符合标准的患者相似的无瘤生存率与总体生存率[11-12]。另外，对于肝移植术后复发的肝癌患者，由于移植术后肝储备功能明显改善，可反复多次进行肿瘤消融再治疗。

因为肝脏Ⅸ段组织四周均为大血管及胆管包绕的局部解剖学特点，Ⅸ段肝癌的手术切除不仅相对困难和危险，而且切除范围常常受到限制，很难做到"宽切缘"切除。在局部消融的时候，因为同样的原因，消融产生的部分热量有可能被毗邻大血管内不停流动的血液带走，从而导致肿瘤残留的可能。所以，从理论上讲，肝移植应该是Ⅸ段肝癌治疗的最佳选择。但是，由于微创消融具有相对简单、高效、费用低等诸多优点，消融既可以作为肝移植等待期的桥接治疗手段，也可以是不愿意接受肝移植、无经济能力接受肝移植、无机缘接受肝移植患者治疗的重要选择。如果条件具备，消融手段联合肝移植可能让更多Ⅸ段肝癌获益。

以下是我们团队行肝脏Ⅸ段肿瘤微波消融联合肝移植的其中 1 例报告：

叶 × ×，男，51 岁，于 2020-05 在我院临床诊断Ⅸd 肝癌，大小 2.0 cm × 1.9 cm，重度肝硬化（图 10-2A）并乙肝后肝硬化失代偿期、门静脉高压、少量腹水、肝功能异常（总胆红素 106.1 μmol/L，白蛋白 33.9 g/L）等。于 2020-05-11 在全麻下行 CT 引导下经皮穿刺肝Ⅸd 段肝癌微波消融术（图 10-2B）。术后 2 周上腹 CT 平扫 + 增强复查证实Ⅸd 病灶已消融完全（图 10-2C），患者恢复正常生活与工作。2021-10 复查肝功能损害加重（总胆红素 284.1 μmol/L 白蛋白 27.4 g/L），增强 CT 发现肝内弥漫性多发强化结节，考虑再生结节癌变（图 10-2D、E），没有任何其他积极治疗的办法和机会，强烈推荐肝移植。经过认真思考及耐心等待，消融手术后 2 年余（2022-08-24），在广州医科大学附属第一医院行肝移植术（图 10-2F、G），手术顺利，术后恢复良好。移植术后 1 年 2 个月（2023-11-12）随访，患者肝功能良好、生活质量好，未见肿瘤复发转移（图 10-2H）。

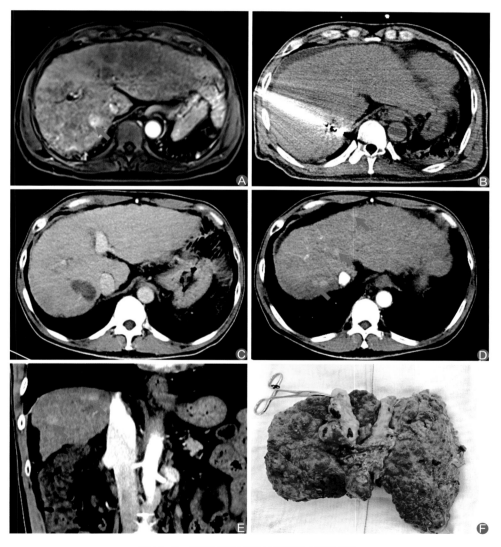

图 10-2　肝脏Ⅸ段肿瘤微波消融联合肝脏移植

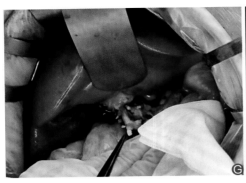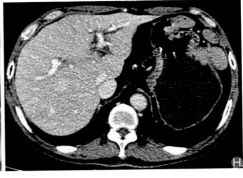

图 10-2　肝脏Ⅸ段肿瘤微波消融联合肝脏移植（续）

A. MR 增强提示肝Ⅸd 段强化结节灶（箭头），考虑原发性肝癌；B. 消融术中 CT，消融针位于肿瘤中央，局部见少量低密度影；C. 消融术后 2 周复查，术区呈长椭圆形低密度影，边缘未见异常强化灶；D、E. 治疗后 1 年 CT 复查，术区未见明显残留，但肝脏左、右叶增发多发异常强化结节灶，考虑肿瘤复发；F. 肝移植术中切除的大体标本，见肝脏重度萎缩、广泛分布弥漫性结节病灶；G. 肝移植术中植入的正常肝脏；H. 肝移植术后 14 个月复查，移植肝未见明显异常

三、微波消融联合 TACE

在进展期Ⅸ段肝癌的治疗中，对于体积大于 5 cm 或不规则的肿瘤，单独使用微波消融治疗，容易出现消融不全的情况；另外，肝脏Ⅸ段毗邻下腔静脉、门静脉等大血管、胆管，由于"热沉效应"，有时可能致使消融不彻底。而联合 TACE，可以弥补单独应用消融治疗的缺点，增进疗效。联合应用的主要优点有：①肿瘤消融术前行 TACE，可以使肿瘤周围小血管发生闭塞，封闭肿瘤的血供，避免消融术中"热沉效应"，减少肿瘤消融不全的情况，降低肿瘤复发率[13]。②肿瘤消融术后行 TACE，可促进肿瘤组织对化疗药物的摄取，增加肿瘤组织对化疗药物的敏感性[14]。③肿瘤消融术前行 TACE，可以发现 CT、超声等检查未能发现的小肝癌病灶，避免消融术中遗漏肿瘤病灶。④ TACE 术后行肿瘤消融术，可以清除 TACE 术后残留的肿瘤组织。⑤ TACE 术后沉积的碘油可以作为示踪剂，便于后续复查及再治疗。⑥ TACE 会抑制机体的免疫功能[15]，而肿瘤消融可增加肿瘤的抗原暴露，增强患者机体对肿瘤的特异性免疫应答，同时产生局部炎症反应，增强了机体的非特异性免疫反应，抵消了 TACE 所带来的免疫抑制[16-17]。

中国《原发性肝癌诊疗规范》（2022 年版）中指出，对于直径 3 ~ 7 cm 的不能手术切除的单发肿瘤或多发肿瘤，联合应用消融与 TACE 的效果优于单用消融治疗[18-21]。但对于直径小于 3 cm 的小肝癌，联合应用消融与 TACE 对比单用消融的生存率、局部复发率无明显差异[22]，因此并不推荐联合应用。目前临床上常用的微波消融联合 TACE 方式主要有两种：①序贯消融：即先行 TACE 治疗，术后 1 ~ 4 周再行消融治疗，特别是直径＞ 5 cm 且血供较丰富的肝肿瘤，通过 TACE 治疗，使肿瘤缩小后再行消融手术；②同步消融：即 TACE 的同时行消融治疗。TACE 同步进行消融可以明显提高临床疗效，同时降低对肝功能的损伤[23]。

以下为我们团队行肝脏Ⅸ段肿瘤微波消融联合 TACE 的其中 1 例报告：

叶××，女，68 岁，2018-03-05 在我院临床诊断肝Ⅸd 大肝癌，肿瘤大小 5.8 cm×5.2 cm×5.0 cm，并乙肝肝硬化（图 10-3A）。因患者及家属拒绝手术切除，遂行 CT 引导下经皮肝Ⅸd 肝癌穿刺活检及多点微波消融术（图 10-3B）。手术顺利，术后病理诊断肝细胞癌（中

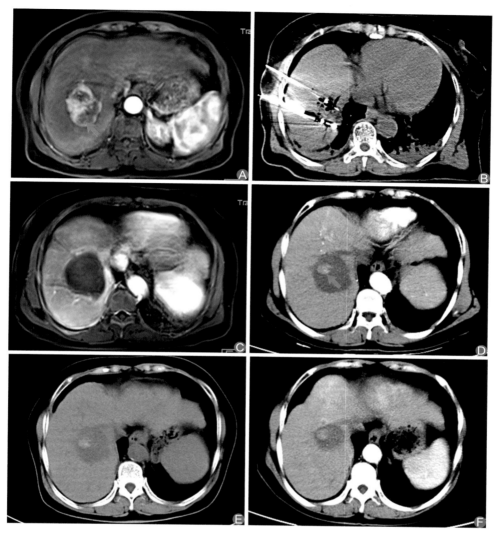

图10-3　肝脏Ⅸ段大肝癌微波消融联合 TACE

A. MR 增强提示肝Ⅸ9d 及相邻Ⅶ、Ⅷ段肿块，增强扫描明显强化，考虑恶性肿瘤；
B. CT 引导下行多点微波消融术，术中 CT 示病灶中线两侧见消融针分布，间隔约
2 cm，治疗过程中肿瘤区域见多发气体影；C. 消融术后 4 周 MR 复查，肿瘤消融彻
底，术区未见异常强化灶；D. 术后 3 个月 CT 见病灶内可疑强化结节影；E. TACE
治疗后 2 个月复查，局部病灶密度较前增高；F. 综合治疗后 18 个月 CT 复查，消
融术区较前缩小，局部未见异常强化灶

分化）。术后 4 周（2018-4-13）上腹 MRI 平扫＋增强复查消融范围 5.9 cm × 5.8 cm × 5.6 cm，
病灶无强化（图 10-3C）。术后 3 个月（2018-06-11）上腹 CT 平扫＋增强复查发现消融病
灶内部分强化（图 10-3D），遂于 2018-06-12 行 TACE。术后复查随访至 2023-10-23，患
者无明显不适，在家正常生活，拒绝到医院继续诊治。目前总生存期已经达到 67 个月。

四、微波消融联合分子靶向治疗

抗血管生成的分子靶向药物，主要通过作用于血管内皮生长因子（vascular endothelial

growth factor，VEGF）及其血管内皮生长因子受体（vascular endothelial growth factor receptor，VEGFR）信号通路发挥抗肿瘤作用。目前分子靶向药物在进展期肝癌的治疗方面已表现出较好的抗肿瘤疗效。临床上常用的分子靶向药物有索拉非尼（sorafenib）、仑伐替尼（lenvatinib）、瑞戈非尼（regorafenib）、贝伐珠单抗（bevacizumab）、多纳非尼（donafenib）、阿帕替尼（apatinib）等。

索拉非尼是一种多靶点多酪氨酸激酶抑制剂，它通过抑制 VEGFR、血小板衍生生长因子受体（platelet-derived growth factor receptor，PDGFR）、KIT 等多个靶点，直接或间接抑制肿瘤细胞的生长，是全球第一个获批用于治疗进展期肝癌的一线分子靶向药物。根据 SHARP 研究显示，索拉非尼使进展期肝癌患者的中位总体生存期（OS）延长了 2.8 个月（10.7 个月 vs. 7.9 个月）[24]。而针对亚太地区的特别是中国人群的 ORIENTAL 研究中，索拉非尼使肝癌患者中位 OS 延长了 2.3 个月（6.5 个月 vs. 4.2 个月）[25]。

仑伐替尼也是一种多靶点多酪氨酸激酶抑制剂，是全球第二个获批用于进展期肝癌的一线分子靶向药物。作用靶点包括 VEGFR1/2/3、PDGFR-α、成纤维细胞生长因子受体（FGFR）1/2/3/4、KIT、RET，与索拉非尼相似，都有抗肿瘤血管生成作用，但仑伐替尼作用的靶点更集中、抑制作用更强，对进展期肝癌的 OS 非劣效于索拉非尼。而且对 HBV 感染的相关肝癌的疗效优于索拉非尼，更适合中国的肝癌患者。在 REFLECT 研究中对比了仑伐替尼与索拉非尼治疗进展期肝癌患者的疗效，仑伐替尼组的中位无进展生存期（progression-free survival，PFS）（7.4 个月 vs. 3.7 个月）、中位至疾病进展时间（time to progression，TTP）（8.9 个月 vs. 3.7 个月）和客观缓解率（objective response，ORR）（24% vs. 9%）均优于索拉非尼组。在总体人群中，仑伐替尼与索拉非尼在 OS 方面没有明显差异，但在中国人群中，仑伐替尼优于索拉非尼（15.0 个月 vs. 10.2 个月）[26]。

瑞戈非尼是一种多靶点多酪氨酸激酶抑制剂，是首个获批的肝癌二线治疗的分子靶向药物，主要用于索拉非尼耐药或者不耐受的进展期肝癌患者。该药的作用靶点包括 VEGFR1/2/3、PDGFR-α/β、B/C-Raf、KIT、RET、FGFR1/2。在 RESORCE 研究中，瑞戈非尼组的进展期肝癌患者对比安慰剂组中位 OS 延长了 2.8 个月（10.6 个月 vs. 7.8 个月），TTP 延长了 1.7 个月（3.2 个月 vs. 1.5 个月），ORR 提高了 7%（11% vs. 4%）[27]。

多纳非尼也是一种多靶点多酪氨酸激酶抑制剂类分子靶向药物，是由中国自主研发的进展期肝癌一线治疗新药物。在 ZGDH3 研究中，用多纳非尼与索拉非尼作对比治疗进展期肝癌，多纳非尼是首个在单药治疗进展期肝癌中 OS 优效于索拉非尼的分子靶向药物（12.1 个月 vs. 10.3 个月），在 PFS、TTP、ORR、疾病控制率（disease control rate，DCR）等方面非劣效于索拉非尼[28]。

贝伐珠单抗是一种针对 VEGF 靶点的单克隆抗体，通过与 VEGF 结合阻止 VEGF 与 VEGFR 结合，抑制肿瘤血管生成从而起到抗肿瘤作用，是世界上第一种抑制肿瘤血管生成的抗肿瘤分子靶向药物。2012 年 Boige 等研究表明，贝伐珠单抗单药治疗进展期肝癌的疗效较一般[29]。而最新研究表明，贝伐珠单抗联合应用免疫检查点抑制剂可显著提高对进展期肝癌的疗效。IMbrave150 研究表明，贝伐单抗联合免疫检查点抑制剂 PDL-1 抑制剂阿替利珠单抗治疗进展期肝癌，患者中位总生存期延长了 5.8 个月（19.2 个月 vs. 13.4 个月），其中中国亚群患者的中位总生存期延长了 12.6 个月，达到了 24.0 个月，疗效显著[30-31]。

目前肝脏IX段肿瘤微波消融联合分子靶向治疗，主要应用于进展期肝癌的姑息性消融。

在IX段肿瘤消融中，由于肿瘤毗邻下腔静脉、门静脉等大血管，容易出现"热沉效应"导致消融不全，可使肿瘤局部组织缺血缺氧，导致缺氧诱导因子（hypoxia inducible factor，HIF）中的 HIF-1a、HIF-2a 和 VEGF 过度表达，刺激肿瘤血管生成，促进肝肿瘤细胞生长，引起肿瘤复发[32]。联合应用分子靶向治疗，可抑制肿瘤新生血管生成，减少肿瘤复发转移。多项研究表明，消融联合分子靶向治疗可延长进展期肝癌患者的生存时间，降低术后复发率[33, 35]。而对于较早期小肝癌，联合应用微波消融与分子靶向治疗对比单用消融治疗并不能使患者获益。Chen 等对 7 个临床研究的 1765 例索拉非尼联合消融治疗肝癌病例进行了 meta 分析，结果显示消融联合索拉非尼治疗组的肝癌患者，与单独应用消融或手术组的总生存率、复发率、无病生存率并无显著差异[36]。此外，BRUIX 等的一项全球多中心的的 III 期临床研究，对肝癌手术切除或消融术后获得完全缓解的患者，分别在术后给予索拉非尼或安慰剂辅助治疗，结果显示两组患者的中位无复发生存期无显著差异，但索拉非尼组的 3、4 级不良反应却显著高于安慰剂组[37]。由此可见肝癌根治性手术切除或根治性消融术后使用索拉非尼，并不能降低术后复发。因此并不推荐根治性消融术后的患者常规使用分子靶向药物作为术后辅助治疗。

五、微波消融联合免疫治疗

免疫系统长期以来一直被认为是机体对抗恶性肿瘤的重要防线，肿瘤的免疫治疗包括免疫检查点抑制剂治疗、过继细胞免疫治疗、肿瘤疫苗治疗、免疫调节剂等。尤其是近年免疫检查点抑制剂治疗在抗肿瘤的治疗方面取得了较好的临床疗效，逐渐成为近年的研究热点。

肿瘤细胞表面的特定配体可与机体 T 细胞上的抑制性受体特异性结合，诱导机体产生对肿瘤的免疫逃逸，此作用位点被称为免疫检查点。而免疫检查点抑制剂通过阻断免疫检查点的特异性受体与配体结合，重新激活 T 细胞对肿瘤的细胞免疫从而发挥抗肿瘤作用。其中在肝癌领域研究最深入的免疫检查点是程序性细胞死亡蛋白 1（programmed cell death receptor 1，PD-1）和细胞毒性 T 淋巴细胞相关抗原 4（cytotoxic T lymphocyte-associated antigen-4，CTLA-4）。PD-1 是一种免疫共抑制受体，在 T 细胞上，PD-1 通过与其配体程序性死亡受体配体 1（programmed cell death ligand 1，PD-L1）和程序性死亡受体配体 2（programmed cell death ligand 2，也称 PD-L2）的结合抑制 T 细胞的活化。肿瘤细胞异常表达的 PD-L1，其通过与 T 细胞的 PD-1 特异性结合阻止 T 细胞活化，抑制对肿瘤细胞的杀伤作用，实现免疫逃逸。PD-1/PD-L1 抑制剂通过阻断 PD-1/PD-L1 信号通路，解除肿瘤对 T 细胞的抑制，恢复 T 细胞对肿瘤细胞的免疫杀伤作用[38]。目前应用于肝癌治疗的主要 PD-1 抑制剂有纳武利尤单抗（nivolumab）、帕博利珠单抗（pembrolizumab）、卡瑞利珠单抗（camrelizumab）、替雷利珠单抗（tislelizumab）、信迪利单抗（sintilimab）、特瑞普利单抗（toripalimab）等，PD-L1 抑制剂主要有阿替利珠单抗（atezolizumab）、度伐利尤单抗（durvalumab）等。CTLA-4 抑制剂同样是一种免疫检查点抑制剂，能够解除对 T 细胞活化的抑制，维持 T 细胞的活化状态，从而增强对肿瘤免疫杀伤作用[39]，目前应用于肝癌治疗的主要 CTLA-4 抑制剂有伊匹木单抗（ipilimumab）、曲美木单抗（tremelimumab）等。

虽然免疫检查点抑制剂单药治疗对进展期肝癌显示出一定的疗效和良好的安全性，但在多个临床试验中对肝癌患者总生存期的延长并没有表现出统计学上的差异，单药的治疗效果有限[40-41]。相对于免疫单药治疗，免疫治疗与消融治疗的联合方案在肝癌领域显示出更确切显著的疗效。热消融使肿瘤细胞发生凝固性坏死，坏死后的分解产物可增加肿瘤抗原性的暴露与释放，激发机体对肿瘤的特异性免疫反应[42]。然而热消融会增加肿瘤微环境中的 PD-L1 表达，抑制机体的免疫反应[43]，单独应用消融所产生的免疫反应尚不足以阻止肿瘤复发[44]。热消融联合免疫治疗可增加 T 细胞浸润，增强机体 T 细胞介导的免疫应答，解除免疫抑制，抑制转移瘤的生长，降低肿瘤复发转移[45]，在肝癌的治疗中存在协同作用。X Wang 等于 2021 年报道了对 127 例接受 PD-1 抑制剂联合消融或单独消融的复发性肝癌患者的回顾性研究，结果显示 PD-1 抑制剂联合消融组的总生存率显著高于单用消融组的（95.1% *vs.* 2%），同时联合应用组的 1 年无复发率也明显低于单用消融组（36.6% *vs.* 16.3%）[46]。目前，针对 PD-1 抑制剂帕博利珠单抗免疫治疗联合局部消融治疗早期肝细胞癌的Ⅱ期临床实验试验正在进行中。

以下为我们团队行肝脏Ⅸ段肿瘤微波消融联合分子靶向治疗及免疫治疗的其中 1 例报告：

刘 ××，男，52 岁，于 2019 年 6 月 5 日在我院临床诊断为肝Ⅵ肝癌（3.3 cm×3.2 cm×2.9 cm）并乙肝后肝硬化（图 10-4A），行 V+Ⅵ肝癌切除+胆囊切除术，术后病理诊断：中分化肝细胞癌。2020 年 3 月 2 日因 CT 复查发现肝Ⅸd、Ⅱ/Ⅲ复发癌（图 10-4B），遂在全麻下行 CT 引导性经皮穿刺肝Ⅸd 及Ⅱ/Ⅲ复发癌消融术（图 10-4C 及 D）。2020 年 6 月 15 日 CT 复查发现肝Ⅲ、Ⅷ新发强化结节（大小分别约 1.5 cm×1.4 cm、2.5 cm×1.8 cm），考虑肿瘤复发，分别予以微波消融处理。2020 年 7 月 21 日复查 MRI 发现肝Ⅸd 消融灶下方及Ⅳ强化结节（直径均约 1.0 cm），再次分别予以微波消融处理。为降低肿瘤术后复发率，患者自 2019 年 7 月以来，使用分子靶向药物仑伐替尼至今，并联合使用信迪利单抗抗肿瘤

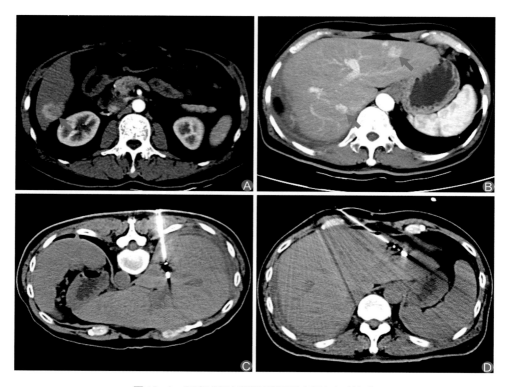

图 10-4　肝脏Ⅸ段肿瘤微波消融联合靶向免疫治疗

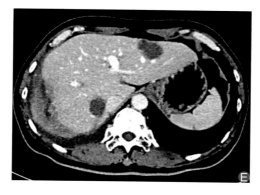

图 10-4　肝脏Ⅸ段肿瘤微波消融联合靶向免疫治疗（续）

A. CT 增强提示肝Ⅵ段强化结节灶，考虑原发性肝癌；B. 肝Ⅵ段肝癌术后 9 个月，CT 增强提示肝Ⅸd 段及Ⅱ/Ⅲ段强化结节灶，考虑肿瘤复发；C. 俯卧位行肝Ⅸd病灶消融；D. 仰卧位行肝Ⅱ/Ⅲ段病灶消融术，术中 CT 示消融针前端穿透病灶中央，消融中局部产生少量气体影；E. 消融术后联合免疫治疗，2 年后 CT 随诊，肝内未见异常强化灶

免疫治疗 1 年。截至 2023 年 10 月患者复查随诊未见肿瘤复发转移（图 10-4E），生活质量好，总生存期已经超过 53 个月。

六、微波消融联合立体定向放射治疗

立体定向放射治疗（stereotactic body radiation therapy，SBRT）是一种非侵入性局部治疗手段，在肝癌的治疗中主要应用于小肝癌（直径 < 5 cm）的治疗，尤其适用于手术或消融难度较高的肿瘤（如中央区、肝门区）、高龄患者或者伴有肝功能失代偿者、治疗后残留肿瘤、治疗后肿瘤复发、肝移植术前的桥接治疗[47]。SBRT 对小肝癌的治疗效果与消融相当[48-49]，尤其对直径小于 3 cm 的小肝癌，SBRT 比消融表现出更优的局部控制率[50]。在与肝脏Ⅸ段肿瘤微波消融联合应用时，通常作为消融后残留或复发的补充治疗。

以下为我们团队行肝脏Ⅸ段肿瘤微波消融联合立体定向放射治疗的其中 1 例报告：

熊××，男，54 岁，于 2017 年 9 月 21 日在我院临床诊断肝Ⅸb、Ⅶ段肝癌（直径均约 2.0 cm）并乙肝后肝硬化（图 10-5A），在全麻 CT 引导下行经皮肝Ⅶ肿瘤穿刺活检及Ⅸb、Ⅶ肝肿瘤微波消融术（图 10-5B、C），术后病理诊断高分化肝细胞癌。术后 2 周 CT 复查证实病灶消融完全（图 10-5D）。术后 1 年（2018-10-24）上腹 CT 平扫 + 增强复查发现肝Ⅸb 消融病灶旁复发，病变大小约 1.8 cm×1.5 cm（图 10-5E），遂在全麻 CT 引导下行经皮穿刺肝Ⅸb 复发癌微波消融术（图 10-5F），术后 2 周 CT 复查证实病灶消融完全。术后 2 年（2019-11-20）MRI 平扫加增强发现肝Ⅳ复发癌（大小约 2.8 cm×2.2 cm）并予消融处理，术后先后行两次 TACE。4 年后（2021-09-03）因 AFP 持续升高，MRI 提示前列腺癌可能，行前列腺结节穿刺活检，病理诊断肝细胞癌前列腺转移，给予阿帕替尼 + 卡瑞利珠单抗抗肿瘤分子靶向联合免疫治疗，至 2021-12-07AFP 进行性升高至 6492 ng/ml，MRI、PET/CT 均提示肝Ⅸc 肝癌再次复发（图 10-5G、H）。考虑靶向联合免疫治疗肿瘤控制欠佳，再次手术风险太大，患者及家属也不愿意再次消融，在继续先前靶免治疗的基础上，遂于 2022-01-08 开始行 SBRT，隔日 1 次，共 7 次，过程顺利，累计剂量为 56Gy。治疗后复查 AFP 逐渐降至

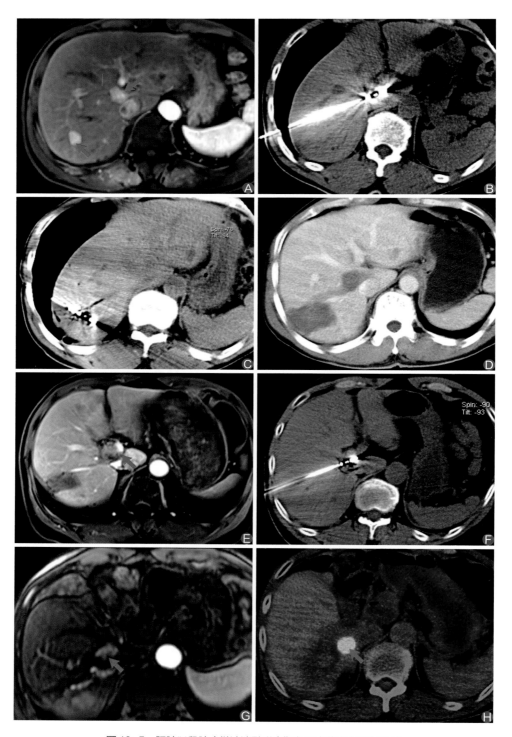

图 10-5　肝脏Ⅸ段肿瘤微波消融联合靶免及立体定向放射治疗

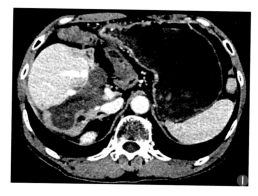

图 10-5　肝脏Ⅸ段肿瘤微波消融联合靶免及立体定向放射治疗（续）

A. MR 增强提示肝Ⅸb、Ⅶ段强化结节灶，考虑肝癌（箭头）；B、C. 分别行肝Ⅸb、Ⅶ段肿瘤消融，术中 CT 示消融针前部穿透肿瘤并位于肿瘤中央，消融过程中术区产生少量气体影；D. 消融术后 2 周 CT 复查，术区呈片状低密度区，未见异常强化灶；E. 术后 1 年提示Ⅸb 段术区左侧缘异常强化灶，考虑肿瘤复发（箭头）；F. 对Ⅸb 段复发灶行第二次消融，术中 CT 见消融针到达复发灶中部；G. 肝癌消融后 51 个月，MR 复查显示肝Ⅸc 段半环状异常强化灶；H. PET/CT 显示肝Ⅸc 段结节 FDG 明显高代谢；I. 随诊 73 个月，复发灶 SBRT 后，CT 增强复查显示治疗术区未见明显强化灶

正常，截至 2023-10，AFP 正常，CT 平扫加增强未见肝局部肿瘤复发（图 15-5I），总生存期已经达 73 个月。

七、微波消融联合抗病毒治疗

肝癌与乙型肝炎病毒（hepatitis B virus，HBV）、丙型肝炎病毒（hepatitis C virus，HCV）感染密切相关，尤其在亚洲人群中，病毒性肝炎是导致肝癌最主要的危险因素。因我国肝癌患者大多数存在有肝炎病毒感染的基础，肝脏Ⅸ段肿瘤微波消融的围手术期大多涉及抗病毒治疗。抗病毒治疗可抑制肝炎病毒的复制，减轻肝细胞的炎性坏死，逆转肝纤维化，延缓肝硬化的进程，减少肝硬化的并发症，降低肝癌的发生率及术后复发率。

1. HBV 感染相关肝癌患者消融前后的抗病毒治疗

针对 HBV 抗病毒治疗药物包括干扰素类和核苷酸类似物两大类。由于 HBV 相关肝癌的患者大多合并肝硬化、肝功能异常，较少使用干扰素类药物。目前肝炎相关肝癌的抗病毒治疗首选核苷酸类似物，如恩替卡韦、替诺福韦酯或替丙酚替诺福韦等[51]。对于 HBV 感染相关的肝癌，只要乙肝表面抗原阳性，均建议全程抗病毒治疗。如患者术前谷丙转氨酶水平大于 2 倍正常值，可以先予抗病毒、保肝治疗，待肝功能好转后再行消融手术。术后尽早恢复抗病毒治疗。常用方案有：①恩替卡韦 0.5 mg，每日一次，长期口服。②替诺福韦酯 300 mg，每日一次，长期口服。③ Peg IFN α -2a，180 μg，每周一次，皮下注射，疗程 1 年。④ Peg IFN α -2b，1 ~ 1.5 μg/kg，每周一次，皮下注射，疗程 1 年。

2. HCV 感染相关肝癌患者消融前后的抗病毒治疗

对于 HCV 相关的肝癌，只要 HCV-RNA 阳性患者，应全程进行抗病毒治疗，建议采用直接抗病毒药物（DAAs）进行抗病毒治疗，包括抗 NS3/4A 蛋白酶抑制剂（如特拉匹韦、博赛泼维），NS5A 抑制剂（如维帕他韦）和 NS5B 聚合酶抑制剂（如索磷布韦）。常用方案有：①索磷布韦/维帕他韦 400 mg/100 mg，每天一次，疗程 12 周。②索磷布韦/雷迪帕韦 400 mg/90 mg，每天一次，疗程 12 周。③奥比帕利片（含帕立瑞韦 75 mg、奥比他韦 12.5 mg、利托那韦 50 mg）每次 2 片，每日一次，联用达塞布韦 250 mg，每日两次，疗程 12 周。④艾尔巴韦格拉瑞韦 100 mg/50 mg，每日一次，疗程 12 周。

八、微波消融联合护肝治疗

在IX段肝肿瘤患者消融手术前后，应该全面评价肝功能状态，如存在肝功能明显异常，应该适当进行护肝治疗。常用保肝药物包括解毒类保肝药物、抗炎类保肝药、促肝细胞再生药物、促进能量代谢类药物、利胆类保肝药。

解毒类保肝药物主要作用是清除自由基，预防脂质过氧化，促进重金属的排泄，保护肝细胞免受损伤，促进肝细胞的再生和修复，如还原型谷胱甘肽、葡萄糖醛酸内酯、硫普罗宁等。抗炎类保肝药有类激素作用，可以起到保护肝细胞、抗炎、改善肝功能的功效和作用，如异甘草酸镁注射液、复方甘草酸苷、甘草酸二铵。肝细胞再生药物可刺激肝细胞内 DNA 合成，促进肝细胞再生，或促进肝细胞膜的生成，促进肝脏代谢，如多烯磷脂酰胆碱、促肝细胞生长素等。促进能量代谢类药物主要促进物质和能量代谢，保持肝脏代谢所需各种酶的活性，如支链氨基酸、各类维生素、辅酶 A、ATP、门冬氨酸钾镁等。利胆类保肝药主要促进胆汁排泄，防止胆汁淤积，如熊去氧胆酸、腺苷蛋氨酸、茴三硫、茵栀黄等。联合应用保肝药物可以保护肝功能、提高消融手术的安全性，降低围手术期并发症，改善患者生活质量。

参考文献

［1］ Ruzzenente A, Manzoni GD, Molfetta, et al. Rapid progression of hepatocellular carcinoma after Radiofrequency Ablation. 世界胃肠病学杂志（英文版），2004, 10(8): 1137-1140.

［2］ Forner A, Reig M, Bruix J. Hepatocellular carcinoma. Lancet, 2018, 391(10127): 1301-1314.

［3］ Kudo M. Radiofrequency ablation for hepatocellular carcinoma: updated review in 2010. Oncology, 2010, 78(Suppl 1): 113-124.

［4］ Zhou Y, Zhao Y, Li B, et al. Meta-analysis of radiofrequency ablation versus hepatic resection for small hepatocellular carcinoma. BMC Gastroenterol, 2010, 10:78.

［5］ 陈敏山，李锦清，张耀军. 射频消融在小肝癌治疗中的地位. 癌症，2007，26（5）：449-452.

［6］ Mazzaferro V, Regalia E, Doci R, et al. Liver transplantation for the treatment of small hepatocellular carcinomas in patients with cirrhosis. N Engl J Med, 1996, 334(11): 693-699.

［7］ Yao FY, Ferrell L, Bass NM, et al. Liver transplantation for hepatocellular carcinoma: expansion of the tumor size limits does not adversely impact survival. Hepatology, 2001, 33(6): 1394-1403..

［8］ Zheng SS, Xu X, Wu J, et al. Liver transplantation for hepatocellular carcinoma: Hangzhou experiences. Transplantation, 2008, 85(12): 1726-1732.

［9］ 徐骁，杨家印，钟林，等. 肝癌肝移植"杭州标准"的多中心应用研究——1163 例报道. 中华

器官移植杂志, 2013, 34（9）: 4.

[10] Lee MW, Raman SS, Asvadi NH, et al. Radiofrequency ablation of hepatocellular carcinoma as bridge therapy to liver transplantation: A 10-year intention-to-treat analysis. Hepatology, 2017, 65(6): 1979-1990.

[11] Mehta N, Yao FY. Living donor liver transplantation for hepatocellular carcinoma: To expand (beyond Milan) or downstage (to Milan)?. Liver Transpl, 2018, 24(3): 327-329.

[12] Llovet JM, Pavel M, Rimola J, et al. Pilot study of living donor liver transplantation for patients with hepatocellular carcinoma exceeding Milan Criteria (Barcelona Clinic Liver Cancer extended criteria). Liver Transpl, 2018, 24(3): 369-379.

[13] Yamasaki T, Kurokawa F, Shirahashi H, et al. Percutaneous radiofrequency ablation therapy for patients with hepatocellular carcinoma during occlusion of hepatic blood flow. Comparison with standard percutaneous radiofrequency ablation therapy. Cancer, 2002, 95(11): 2353-2360.

[14] Mostafa EM, Ganguli S, Faintuch S, et al. Optimal strategies for combining transcatheter arterial chemoembolization and radiofrequency ablation in rabbit VX2 hepatic tumors. J Vasc Interv Radiol, 2008, 19(12): 1740-1748.

[15] 苏小康, 张昌卿, 郭荣平, 等. 术前栓塞化疗对肝癌术后免疫功能的影响. 癌症, 2002, 21（9）: 994-997.

[16] Zerbini A, Pilli M, Penna A, et al. Radiofrequency thermal ablation of hepatocellular carcinoma liver nodules can activate and enhance tumor-specific T-cell responses. Cancer Res, 2006, 66(2): 1139-1146.

[17] Zerbini A, Pilli M, Fagnoni F, et al. Increased immunostimulatory activity conferred to antigen-presenting cells by exposure to antigen extract from hepatocellular carcinoma after radiofrequency thermal ablation. J Immunother, 2008, 31(3): 271-282.

[18] Chen QW, Ying HF, Gao S, et al. Radiofrequency ablation plus chemoembolization versus radiofrequency ablation alone for hepatocellular carcinoma: A systematic review and meta-analysis. Clin Res Hepatol Gastroenterol, 2016, 40(3): 309-314.

[19] Morimoto M, Numata K, Kondou M, et al. Midterm outcomes in patients with intermediate-sized hepatocellular carcinoma: a randomized controlled trial for determining the efficacy of radiofrequency ablation combined with transcatheter arterial chemoembolization. Cancer, 2010, 116(23): 5452-5460.

[20] Peng ZW, Zhang YJ, Chen MS, et al. Radiofrequency Ablation with or without Transcatheter Arterial Chemoembolization in the Treatment of Hepatocellular Carcinoma: A Prospective Randomized Trial. J Clin Oncol, 2013, 31: 426-432.

[21] Wang L, Ke Q, Lin N, et al. The efficacy of transarterial chemoembolization combined with microwave ablation for unresectable hepatocellular carcinoma: a systematic review and meta-analysis. Int J Hyperthermia, 2019, 36(1): 1288-1296.

[22] 王洪涛. 原发性肝癌的放射介入治疗体会. 河南外科学杂志, 2012, 18(2):2.

[23] Si ZM, Wang GZ, Qian S, et al. Combination therapies in the management of large (≥5 cm) hepatocellular carcinoma: microwave ablation immediately followed by transarterial chemoembolization. J Vasc Interv Radiol, 2016, 27(10): 1577-1583.

[24] Llovet JM, Ricci S, Mazzaferro V, et al. Sorafenib in advanced hepatocellular carcinoma. N Engl J Med, 2008, 359(4): 378-390.

［25］Cheng AL, Kang YK, Chen Z, et al. Efficacy and safety of sorafenib in patients in the Asia-Pacific region with advanced hepatocellular carcinoma: a phase III randomised, double-blind, placebo-controlled trial. Lancet Oncol, 2009, 10(1): 25-34.

［26］Kudo M, Finn RS, Qin S, et al. Analysis of survival and objective response (OR) in patients with hepatocellular carcinoma in a phase Ⅲ study of lenvatinib (REFLECT). Journal of Clinical Oncology, 2019, 37(4_suppl): 186.

［27］Bruix J, Qin S, Merle P, et al. Regorafenib for patients with hepatocellular carcinoma who progressed on sorafenib treatment (RESORCE): a randomised, double-blind, placebo-controlled, phase 3 trial. Lancet, 2017, 389(10064): 56-66.

［28］Qin S, Bi F, Gu S, et al. Donafenib versus sorafenib in first-line treatment of unresectable or metastatic hepatocellular carcinoma: a randomized, open-label, parallel-controlled phase Ⅱ - Ⅲ trial. J Clin Oncol, 2021, 39(27): 3002-3011.

［29］Boige V, Malka D, Bourredjem A, et al. Efficacy, safety, and biomarkers of single-agent bevacizumab therapy in patients with advanced hepatocellular carcinoma. Oncologist, 2012, 17(8):1063-1072.

［30］Finn RS, Qin S, Ikeda M, et al. Atezolizumab plus bevacizumab in unresectable hepatocellular carcinoma. N Engl J Med, 2020, 382(20): 1894-1905.

［31］Finn RS, Qin S, Ikeda M, et al. IMbrave150: Updated overall survival (OS) data from a global, randomized, open-label phase III study of atezolizumab (atezo)+bevacizumab (bev) versus sorafenib (sor) in patients (pts) with unresectable hepatocellular carcinoma (HCC). J Clin Oncol, 2021, 39(3): 267.

［32］李晓光. 肝癌消融联合靶向药物治疗. 肝癌电子杂志, 2017, 4（4）: 6.

［33］Kan X, Jing Y, Wan QY, et al. Sorafenib combined with percutaneous radiofrequency ablation for the treatment of medium-sized hepatocellular carcinoma. Eur Rev Med Pharmacol Sci, 2015, 19(2): 247-255.

［34］孙景娟，赵恒军，李薇，等. 射频消融联合索拉非尼治疗进展期肝细胞癌的临床观察. 临床肝胆病杂志, 2011, 27（10）: 4.

［35］张海潇，管清龙，任伟新，等. 射频消融联合索拉非尼治疗原发性肝癌疗效分析. 中华实用诊断与治疗杂志, 2015, 29（4）: 3.

［36］Chen L, Ma X, Liu X, et al. Sorafenib combined with radiofrequency ablation as treatment for patients with hepatocellular carcinoma: a systematic review and meta-analysis . J BUON, 2017, 22(6): 1525-1532.

［37］Bruix J, Takayama T, Mazzaferro V, et al. Adjuvant sorafenib for hepatocellular carcinoma after resection or ablation (STORM): a phase 3, randomised, double-blind, placebo-controlled trial. Lancet Oncol, 2015, 16(13): 1344-1354.

［38］Ostrand-Rosenberg S, Horn LA, Haile ST. The programmed death-1 immune-suppressive pathway: barrier to antitumor immunity. J Immunol, 2014, 193(8):3835-3841.

［39］Rowshanravan B, Halliday N, Sansom DM. CTLA-4: a moving target in immunotherapy. Blood, 2018, 131(1): 58-67.

［40］Yau T, Park JW, Finn RS, et al. CheckMate459: A randomized, multi-center phase Ⅲ study of nivolumab (NIVO) vs sorafenib (SOR) as first-line (1L) treatment in patients (pts) with advanced hepatocellular carcinoma (aHCC). Ann Oncol, 2019, 30 (Suppl 5): 874-875.

［41］ Finn RS, Ryoo BY, Merle P, et al. Pembrolizumab as second-line therapy in patients with advanced hepatocellular carcinoma in KEYNOTE-240: a randomized, double-blind, phase III trial. J Clin Oncol, 2020, 38(3): 193-202.

［42］ Plathow C, Lohr F, Divkovic G, et al. Focal gene induction in the liver of rats by a heat-inducible promoter using focused ultrasound hyperthermia: preliminary results. Invest Radiol, 2005, 40(11): 729-735.

［43］ Shi L, Chen L, Wu C, et al. PD-1 blockade boosts radiofrequency ablation-elicited adaptive immune responses against tumor. Clin Cancer Res, 2016, 22(5): 1173-1184.

［44］ Song M, Chen D, Lu B, et al. PTEN loss increases PD-L1 protein expression and affects the correlation between PD-L1 expression and clinical parameters in colorectal cancer. PLoS One, 2013, 8(6): e65821.

［45］ Shi L, Chen L, Wu C, et al. PD-1 blockade boosts radiofrequency ablation-elicited adaptive immune responses against tumor. Clinical Cancer Research, 2016, 22(5): 1173-1184.

［46］ Wang X, Liu G, Chen S, et al. Combination therapy with PD-1 blockade and radiofrequency ablation for recurrent hepatocellular carcinoma: a propensity score matching analysis. Int J Hyperthermia, 2021, 38(1): 1519-1528.

［47］ 中国医师协会肝癌专业委员会精确放疗学组，中国研究型医院学会放射肿瘤学专业委员会肝癌学组，中国研究型医院学会肿瘤放射生物与多模态诊疗专业委员会，中国生物医学工程学会精确放疗分会肝癌学组. 原发性肝癌放射治疗专家共识（2020年版）. 临床肿瘤学杂志，2020，25（10）：935-943.

［48］ Hara K, Takeda A, Tsurugai Y, et al. Radiotherapy for hepatocellular carcinoma results in comparable survival to radiofrequency ablation: a propensity score analysis. Hepatology, 2019, 69(6): 2533-2545.

［49］ Wahl DR, Stenmark MH, Tao Y, et al. Outcomes after stereotactic body radiotherapy or radiofrequency ablation for hepatocellular carcinoma. J Clin Oncol, 2016, 34(5): 452-459.

［50］ Kim N, Cheng J, Jung I, et al. Stereotactic body radiation therapy vs. radiofrequency ablation in Asian patients with hepatocellular carcinoma. J Hepatol, 2020, 73(1): 121-129.

［51］ 王贵强，王福生，庄辉，等. 慢性乙型肝炎防治指南（2019年版）. 肝脏，2019，24（12）：6-27.

（黎嘉历　尹东亮　俞武生　王在国）

（配图：张伟标）

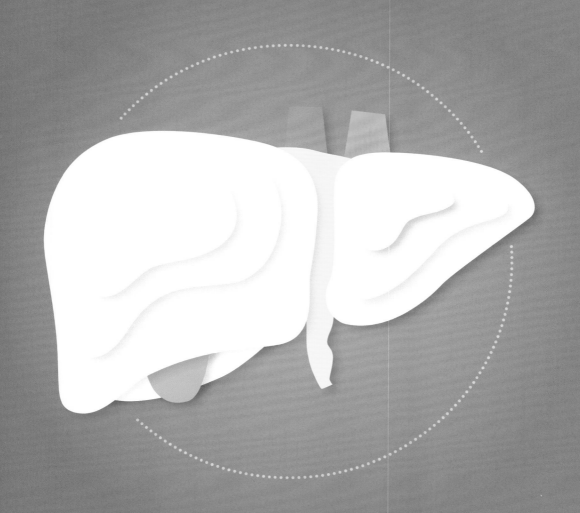

第十一章

肝脏Ⅸ段肿瘤微波消融的疗效评价

微波消融（microwave ablation，MWA）是利用组织内的极性分子在微波场的作用下高速运动摩擦产生热量，当温度升高到 60℃以上时，肿瘤细胞的蛋白质变性凝固，导致其不可逆性坏死。其特点是消融效率高，所需消融时间短，能降低射频消融存在的"热沉效应"。同时利用温度监控系统有助于调控功率等参数，确定有效热场范围，保护热场周边组织免于热损伤，提高 MWA 消融安全性[1]。

解放军总医院的一项Ⅲ期研究报告[2]指出，对于有消融适应证的患者，微波消融的有效性为 99.6%，其 1 年、3 年和 5 年局部肿瘤进展率分别为 1.1%、4.3%、11.4%，1 年、3 年和 5 年肝内转移率分别为 3.5%、22.9% 和 58.7%，1 年、3 年和 5 年肝外转移率分别为 1.6%、5.9% 和 13.2%，1 年、3 年、5 年的总生存率分别为 96.4%、81.9% 和 67.3%，1 年、3 年、5 年无病生存率分别为 94.0%、70.6% 和 36.7%。

关于微波消融治疗的疗效评价，国家卫健委在 2022 年发布的原发性肝癌诊疗指南[3]中已经有明确的标准和方法。指南推荐治疗后 1 个月左右行肝脏动态增强 CT、多参数 MRI 扫描或超声造影检查，结合肿瘤标志物等指标综合评价消融效果。具体评价标准：

1. 完全消融（complete response，CR），即随访行肝脏动态增强 CT 或多参数 MRI 扫描或超声造影，肿瘤病灶消融所在区域未见不规则强化病灶，提示肿瘤完全坏死，可定义为"完全消融"。

2. 不完全消融（incomplete response，ICR），即随访行肝脏动态增强 CT 或多参数 MRI 扫描或超声造影，肿瘤病灶消融所在区域见残留的强化病灶，定义为"不完全消融"或"肿瘤残留"。

3. 局部肿瘤进展（local tumor progression），除了指南中的 CR 及 ICR 外，还存在即首次复查动态增强 CT 或多参数 MR 扫描提示原病灶完全消融，后续影像学复查显示肝内消融病灶体积明显增大并存在边缘或（和）内部病理性强化，和（或）血清肿瘤标记物下降后再次出现升高，则定义为"局部肿瘤进展"或"局部复发"。

对于肝脏Ⅸ段肿瘤消融而言，此评价标准同样适用。

由于Ⅸ段位置的特殊性，彻底消融的难度更大，所以术后疗效评价的重点和焦点应该更加关注肿瘤局部消融的彻底性。我们团队的具体做法是：在微波消融毕即时行 CT 扫描，术中初步判断肿瘤消融的范围和彻底性，若存在肿瘤残留可能，即刻调整消融针位置、角度、深度进行补充消融，同时顺便评估和了解是否合并穿刺并发的出血。在消融结束后的第 2~4 周复查上腹部 CT 平扫加增强，以及血清肿瘤学指标如 AFP 等。如果 CT 增强扫描检查动脉期未见消融后的肿瘤病灶局部强化，并且血清肿瘤学指标完全降至正常，可以判断肿瘤消融彻底，未有肿瘤残留，后续则可在治疗后 3、6、9、12 个月动态重复前面的检查；如果消融后的肿瘤病灶在动脉期部分可疑强化、血清肿瘤学指标未完全降至正常，无法排除肿瘤残留，则需安排进一步多参数 MRI 扫描检查。如果在治疗后第 1 年复查无肿瘤复发迹象，在接下来的 3 年可将复查频率延长至每 6 个月一次，复查方法和内容同前，如果影像学检查发现原消融病灶内部分动脉期强化，则考虑有肿瘤复发。对消融后有肿瘤残留或复发的患者，可以进行再次消融治疗，或者联合 TACE、靶向治疗、免疫治疗、SBRT 等。若血清肿瘤学指标明显升高而影像学检查未发现肝内明显占位病变时，则需进一步完善胸部 CT、骨扫描、PET/CT 等检查，以排查肝外脏器转移情况。对于肝转移瘤消融患者来说，消融后也需要同时注意追踪原发肿瘤病灶的稳定性和身体其他部位出现新转移瘤可能。

由于微波消融治疗本身有别于传统外科手术切除，存在其特殊性，因此对于肝癌微波消融疗效的评价，既不能完全套用外科切除后的判断标准，同样也不能完全套用实体瘤化学治疗疗效评价标准。迄今为止，国内外尚没有统一的或者公认的Ⅸ段肝癌微波消融疗效评价标准，所以我们Ⅸ段肝癌微波消融疗效评价标准，按照国家卫健委发布的原发性肝癌诊疗指南（2022 年版）标准[3] 执行。

此外，我们发现有少数患者在消融治疗后 1 个月左右的动态增强 CT 扫描表现为消融病灶周围出现环形增强带，即所谓的"假阳性"。从病理生理学角度解释，这可能是因为在微波消融术后，肝组织由于反应性充血和炎性反应，导致在动脉期出现强化带，通常而言此强化带会随着时间的推移而逐渐减弱或者消失[4]。若术后多次复查仍观察到有原消融病灶周边强化，需要警惕肿瘤残留复发，可结合肿瘤标记物等综合评价。

另外，有学者指出，仅仅根据 CT 值变化及动脉增强扫描时肿瘤消融区域有无"快进快出"等表现，并不能完全判断肿瘤病灶是否因为消融而完全坏死。这是由于肿瘤的许多内部或周边血管在消融后闭塞，因此从肝动脉注入的造影剂不能很好地进入病灶的边缘或内部。因此，即使消融后肿瘤病变内仍然存在活性组织，增强 CT 扫描也不能准确地识别出来，导致假阴性的出现[5]。我们同样认为，影像学"CR"并不代表真正病理学上的"CR"，因此需要动态观察复查及结合血清肿瘤学指标综合判断消融的效果。

没有消融治疗的肝癌在多参数 MRI 的 T1 加权上表现为低信号，T2 加权上表现为高信号，在动脉期显著强化。消融后，肿瘤坏死组织在 T1 加权上表现为高信号，在 T2 加权上表现为均匀一致的低信号或等信号，增强早期无强化。如果消融后病灶在 T1 加权上仍出现低信号，T2 加权上出现高信号，同时动脉期明显强化，则表明原消融病灶可能仍有活性肿瘤组织。需要一提的是，有部分患者可能由于消融后病灶出血或出现液化坏死导致在 T2 加权上的表现为显著的高信号。因此，对微波消融来说，多参数肝脏 MRI 扫描是评价消融结果的灵敏度高、准确性强的方式。

肿瘤血管的分布、血管位置、血管直径和血流速度可以通过超声和超声造影进行确定。完全凝固性坏死病变的分级超声主要表现为强回声伴随着周围宽的低回声带；随着时间推移，逐渐缩小的肿瘤病变应该表现为强回声不均匀、无血流信号；假如出现局部低回声或动脉血流信号残留，考虑肿瘤残留和（或）复发，超声成像可以提高对血流信号的敏感性。因此，超声检查也是判断肿瘤消融后是否残留的有效方法之一。

参考文献

［1］ Liang P, Wang Y. Microwave ablation of hepatocellular carcinoma. Oncology, 2007, 72(Suppl 1): 124-131.

［2］ Jie Yu, Xiao-Ling Yu, Zhi-Yu Han, et al. Percutaneous cooled-probe microwave versus radiofrequency ablation in early-stage hepatocellular carcinoma: a phase Ⅲ randomised controlled trial. Gut, 2017, 66(6): 1172-1173.

［3］ 中华人民共和国国家卫生健康委办公厅. 原发性肝癌诊疗指南（2022 年版）. 中华外科杂志, 2022，60（4）：273-309.

［4］ 王晓晓. 2450 MHz 双源冷循环微波天线消融新鲜离体猪肝的研究. 泰山医学院，2015.

［5］ 范卫君，翟博. 肝脏肿瘤消融治疗. 北京：人民卫生出版社，2020：151-152.

（陈韵壕　胡夏荣　钟庆洋　王在国）

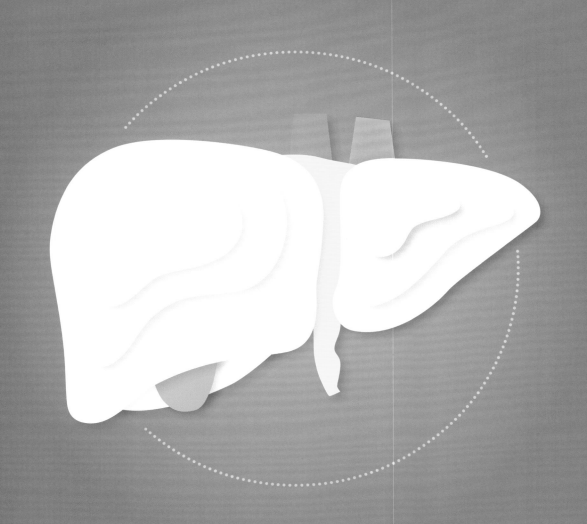

第十二章

肝脏Ⅸ段肿瘤微创微波消融的常见并发症及防治

目前手术切除仍然是肝癌治疗的首选方法。然而，肝癌患者大多伴有不同程度的肝硬化和肝功能异常，大范围肝切除会增加术后肝衰竭风险，因此肝切除并不适用于所有早期肝癌患者。临床研究表明，对于早期肝癌，尤其是最大径 ≤ 2 cm 的肝癌，微波治疗效果与肝切除、肝移植效果相近[1]。此外，微波消融治疗总体上是安全有效的，且适用于特殊部位的肿瘤，尤其适用于肝脏深部肿瘤或中央型肝癌[2]。它突出的疗效及良好的安全性，使其成为一种成熟可靠的治疗模式，为肝癌患者提供了治愈的新途径新方法[3]。

肝脏Ⅸ段位置非常特殊，其周围结构十分重要且相当复杂，该区域肝动脉、门静脉、肝静脉、胆管、下腔静脉密布，经皮肤穿刺及微波消融可能导致致命性大出血或者胆管损伤、消融不完全、肝脓肿等严重并发症。因此，CT 引导下肝脏Ⅸ段肿瘤的穿刺及消融技术在该区域的应用受到严重制约，过去常常被认为是肝肿瘤消融的"禁区"，目前国内外也仅有极为少数相关报告，没有完全类同的专题研究报告，因而该技术也被认为是肝脏肿瘤消融的"珠穆朗玛峰"。

为了尽量保证 CT 引导下肝脏Ⅸ段肿瘤消融技术的安全和顺利开展，首先必须提高对该技术相关并发症的认识，并充分做好术前准备、精准定位、严格操作规范、积极采取术中预防措施、加强术后密切观察，以便做到并发症的早发现、早诊断、早处理，从而将并发症发生风险降至最低。

目前大部分文献根据并发症的发生时间，将其分为即刻并发症、围手术期并发症（消融后 1 个月内）及延迟并发症（消融后 1 个月后），并将并发症分为普遍性并发症、肿瘤部位相关并发症、肿瘤负荷相关发症和其他并发症 4 个类型。

本章主要介绍肝脏Ⅸ段肿瘤微波消融治疗中的常见并发症以及相关防治措施。

一、普遍性并发症

（一）疼痛

术后疼痛是消融治疗的最常见并发症，疼痛程度根据个体差异而定。既往文献报道[7]，肝脏恶性肿瘤位于膈下或靠近肝包膜时，热消融术后出现腹部隐痛不适的发生率为 80.1%，主要表现为随呼吸变化而出现的右上腹疼痛，可持续数天，少部分患者可持续 1 ~ 2 周。

主要原因包括：①消融针穿刺过程中损伤腹壁软组织或肋间神经；②针道消融时热量刺激肝包膜；③消融针穿刺损伤膈肌、术后呼吸运动刺激等。

处理措施：在排除实质性脏器出血、消化道瘘和术后感染之后，适当使用镇痛药物就可以缓解症状。

（二）肝功能损害

大多数患者消融后都会出现肝功能异常，其异常程度与消融病灶范围大小、肝硬化程度、患者一般状况等因素有关。

处理措施：轻者口服护肝药物即可迅速恢复；重者需静脉滴注 1 ~ 2 种护肝药物，甚至加用小剂量激素，一般 1 ~ 2 周左右才能够逐渐恢复到术前水平。李因茵[8] 等探讨 328 例原发性肝癌单点及多点微波消融术后并发症的观察与分析，发现肝功能严重损伤者，均为 4 个点以上消融的患者，术后患者转氨酶可上升至 1000 IU/L 以上，给予常规保肝、支持等治疗，应用甘草酸类为基础的联合方案，5 ~ 7 天患者肝功能逐渐恢复至术前水平；罕见消融治疗造成不可逆肝衰竭病例。

（三）消融术后综合征

消融术后综合征包括恶心、呕吐、腹胀及呃逆等，前三种症状主要与消融时高温刺激导致腹腔内自主神经紊乱、麻醉药物或术后用药的副反应等因素有关；呃逆则大多与消融时的膈肌或膈神经高温热损伤有关。

处理措施：为了防止剧烈呕吐引起针道或消融病灶出血等严重不良后果，围手术期可适当给予止吐药物。如果上述症状不减反而加重且伴有腹胀、腹痛、排便排气不畅等，必须高度怀疑是否伴有消化道穿孔，尤其是肿瘤距离空腔脏器较近者；一旦患者有腹膜刺激征表现，则立即行腹腔超声、腹部 CT 等检查确认。

二、肿瘤部位相关性并发症

我们团队自 2013 年以来已经完成 100 例肝脏Ⅸ段肿瘤微创微波消融，仅仅发生术后针道出血、迟发性胆管损伤及消融针断裂各 1 例，总的肿瘤部位相关性并发症发生率 3.03%。结合相关国内外文献报道，总结如下：

（一）术中及术后出血

肝脏Ⅸ段肿瘤消融术后出血是最严重、最危急的并发症之一，因为肿瘤邻近肝动脉、门静脉、肝静脉、下腔静脉等重要大血管，故一旦出现血管损伤，可以立即发生大出血，甚至致命性大出血。出血分为两种类型：针道出血和非针道出血。针道出血主要包括肝包膜下出血和肿瘤破裂出血两种情形，是肝脏Ⅸ段肿瘤消融出血的主体。唐裕福等 [9] 报道 226 次肝癌微波消融术后发生出血 11 例（其中胆道出血 2 例，腹腔出血 9 例），出血率 4.87%。非针道出血则是食管胃底曲张静脉破裂出血，较为少见。

导致消融术后针道出血的主要因素包括：医生的操作经验、熟练程度以及患者是否存在出血的高危因素。肝转移瘤患者极少合并肝硬化，肝组织结构正常，自限性止血能力较强；相反，肝硬化较重者，消融后更易发生针道出血，这可能与下列机制有关：硬化肝脏合成凝血酶原等凝血因子能力下降，出血不易凝固；尤其患者合并脾大、脾功能亢进，促使脾脏对血小板吞噬能力异常增强，血小板数量显著低于正常，影响出血凝固能力；硬化者肝组织弹性降低，压迫、闭合破损血管能力降低，使出血不易自止；肝硬化后肝内血管弹性减退，破损血管难以自限性止血。

造成肝脏Ⅸ段肿瘤消融术中、术后肝包膜下出血的主要原因：穿刺针损伤肝脏Ⅸ段区域内大血管、穿刺针直接穿刺肿瘤及消融治疗不完全造成肝包膜或者肝实质撕裂。

消融术中、术后针道出血的处理原则：急性出血通常在消融术中 CT 扫描时被发现。对于少量出血者，通过密切监测患者生命体征，采取促凝、卧床制动等保守治疗，通常可以自动止血；对于活动性出血并失血性休克者，应行积极的抗休克治疗，同时应给予紧急TACE 止血；对于出血量大、肝动脉栓塞止血都不成功者，应急诊行开腹探查止血 [6]。

必须重点注意以下几点：①熟悉肝脏解剖结构，CT 引导下穿刺时注意避开大血管分叉、肝内胆管及伴行的动静脉分支，穿刺针尽量做到与血管走向平行进针；尽量减少穿刺次数；②切记避免消融针尖正对大血管，避免出现肿瘤回缩或针尖移位损伤血管壁导致大出血发生。③肝脏内穿刺进针过程中如果遇到阻力，不可强行用力突破，需要立刻扫描判断是否针尖穿到了大血管壁，如果确认如此，可以调整穿刺角度予以避开。④严重肝硬化凝血酶原时间（PT）过长者，术前应通过护肝、注射维生素 K 等处理，使 PT 至少降至正常对照值 4 s 以内，并且在消融前后使用凝血酶原复合物；血小板过低者，可通过口服升血小板药物或直接输注血小板等措施提升血小板；⑤调整消融参数：考虑到肿瘤邻近大血管，消融过程中快速流动的血流容易带走部分热量，导致肿瘤消融不完全，从而引起出血，所以应当在安全前提下适当提高消融功率及消融时间；⑥出血风险较大者，在完成消融任务后，缓慢退针并烧灼针道止血。

下面为我团队完成的 1 例肝脏Ⅸ段联合Ⅱ、Ⅵ段多病变微波消融术后早期合并出血及其处理的报告：

患者唐 ××，男，69 岁。因肝脏Ⅸ及Ⅱ、Ⅵ段多发肿瘤（图 12-1A、B）入院。术前检查纤维蛋白原明显增高，血小板未见异常。

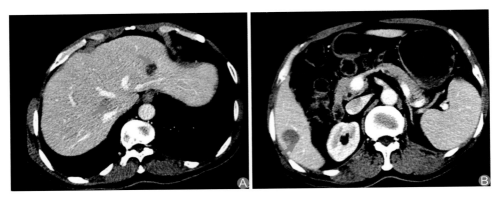

图 12-1　术前 CT 发现肝脏Ⅸ及Ⅱ、Ⅵ段多发肿瘤
A. 肝Ⅸ及Ⅱ段多发结节（箭头）；B. Ⅵ段结节体积相对较大（箭头）

于 2022-05-16 在气管插管全身静脉麻醉下，通过 CT 引导行经皮肝穿刺肿瘤活检及微波消融术。首先行肝脏Ⅵ段肿瘤穿刺活检及微波消融术（图 12-2A）；之后拟继续行肝脏Ⅸ段肿瘤消融前，定位扫描时发现肝周少量出血；动态观察约 10 min，再次 CT 扫描证实出血无明显增加；按计划继续完成肝脏Ⅸ及Ⅱ段肿瘤消融术（图 12-2B、C）；完成全部 3 个病变的消融并拔针后约 10 min CT 扫描观察，肝周出血量较前有所减少（图 12-2D），送回病房监护室继续监护处理。

术毕回监护病房时，患者生命体征稳定，心率 85 次 / 分，血压 120/70 mmHg。术毕 2 小时心率突然加快至 102 次 / 分，血压下降至 86/45 mmHg，急查血常规 Hb76 g/L（术前 91 g/L），考虑穿刺消融后腹腔内出血，立刻镇静、控制活动、输注止血药物、紧急配血并输注 A 型 Rh 阳性去白细胞悬浮红细胞 2U；次日 8 时 Hb69 g/L，心率 102 次 / 分，血压 86/45 mmHg，床边 B 超发现肝周弧形高回声区，厚度约 3.5 cm，提示出血可能，继续输注 A 型 Rh 阳性去白细胞悬浮红细胞 2U；术后第 2 天 Hb 66 g/L，心率 71 ~ 85 次 / 分，血压 129 ~ 145/60 ~ 80 mmHg，再次输注 A 型 Rh 阳性去白细胞悬浮红细胞 1.5U；术后第 3 天心率及血压恢复正常进食软食，术后第 9 天康复出院。

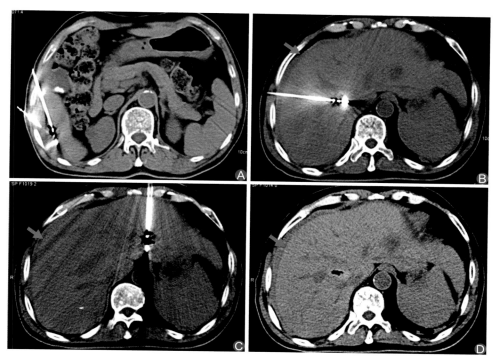

图 12-2　肝Ⅵ段肿瘤穿刺活检及肝Ⅸ、Ⅵ、Ⅱ段肿瘤同期消融术

A. 以右侧入路对Ⅵ段肿瘤进行穿刺活检术及消融；B. 拔出Ⅵ段肿瘤活检及消融针后，肝周围出现少量稍高密度影（箭头），考虑为出血，积血厚度约 1.2 cm，观察 10 min，出血量未见增加，继续行肝Ⅸ段结节消融术；C. 继续行Ⅱ段结节消融术，期间监测肝脏出血情况，测量厚度约 0.9 cm，出血量减少（箭头）；D. 全部手术结束后 10 min CT 扫描：肝周出血减少，积血厚度仍为 0.9 cm（箭头），提示无活动出血

消融术后上消化道出血非常少见，主要包括食管胃底曲张静脉破裂出血，急性胃黏膜出血以及应激性溃疡出血，我们均还没有遇见过。其处理原则：对于有食管静脉曲张者，术前、术后可给予胃黏膜保护剂，肝硬化严重者可以加用生长抑素。如有严重呕吐，应及时控制，避免诱发上消化道静脉曲张破裂出血；如发生出血，可根据食管胃底静脉破裂出血的处理原则予以诊治。

（二）胆道损伤

由于肝脏Ⅸ段区域存在左肝管、右肝管及肝总管，肝脏Ⅸ段肿瘤穿刺及局部高温消融时，很难完全避免穿刺过程中沿途胆管的穿刺损伤或消融过程中局部长时间高温的灼伤。如果穿刺损伤的胆管较细，胆汁积聚较少，短时间后可以自行吸收；如果积聚较多，可形成范围不等的无症状的单纯性胆汁瘤；如果损伤胆管较粗，胆管内压力明显高于消融灶，则大量胆汁将积聚于消融灶内甚至倒流入血，引起胆汁瘤形成并伴发阻塞性黄疸。经过一段时间后，受到热灼伤的胆管可以出现局部狭窄及其远端胆管的扩张。

处理原则：对于无症状和体征的轻微胆管扩张，可先观察并给予消炎、利胆等保守治疗；对于梗阻性黄疸者应行经皮肝穿刺胆道造影（PTCD）、内镜逆行胰胆管造影（ERCP），必要时行胆道成形术；发生胆汁瘤者，有症状或逐渐增大时，首先行穿刺引流减压退黄，必要时行经皮肝穿刺胆道引流。

下面是我们团队行肝脏Ⅸ段肿瘤消融后遇到的 1 例并发迟发性胆管损伤的病例报告。

患者熊 × ×，男，55 岁，肝Ⅶ及Ⅸb 段小肝癌消融术后 1 年余，CT 复查提示肝Ⅸb 强化结节，累及部分Ⅰ段（图 12-3A）。于 2018-10-24 在气管插管静脉全身麻醉下，经 CT 引导行经皮肝穿刺Ⅸb 及部分Ⅰ段肝复发癌微波消融术（图 12-3B）。手术顺利，术后恢复良好。术后 2 周复查 CT 评估肿瘤病变被完全消融，未见明显肝内胆管扩张（图 12-3C）。术后定期复查过程中，转氨酶及胆红素一直保持正常，直至 2019-01-24（术后 3 个月）再次复查腹部 CT 时，才发现Ⅸb 肿瘤消融区域周围肝内胆管扩张（图 12-3D），没有任何症状，未做任何处理。术后定期复查，肝内胆管扩张病变无明显变化，考虑肝脏Ⅸ段肿瘤消融后并迟发性胆管损伤。继续随访至今，患者已经生存 6 年，患者肝肿瘤病情及胆管损伤情况一直稳定。

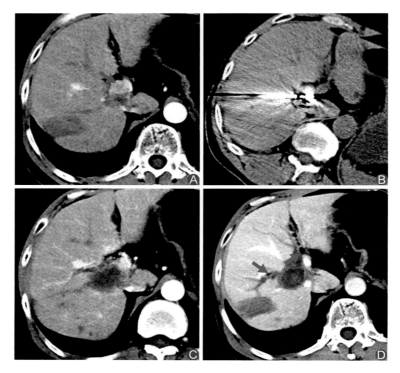

图 12-3　肝Ⅸb 段复发癌的微创消融及迟发性胆道损伤
A. 肝Ⅸb 段术区内侧见一结节（红色箭头），动脉期明显强化，门静脉消退，呈典型"快进快出"改变；B. 肝Ⅸb 段肿瘤消融术中，消融针穿透病灶，局部见消融气体影；C. 术后 2 周复查，肝Ⅸb 段病灶消融完全，未见异常强化灶，未见肝内胆管扩张。D. 术后 3 个月复查发现肝内多发胆管扩张（红色箭头），考虑为迟发性胆道损伤

（三）消融灶或腹腔感染

这类并发症文献报道较少，发生率也较低。何年安等 [4] 报道 43 例肝癌的微波消融治疗，无针道及瘤体感染病例；胡鹏等 [5] 报道 42 例微波消融治疗高龄肝癌患者，20 例出现术后发热，为肿瘤坏死组织吸收所致，但无术后消融灶感染发生；我们团队至今还没有遇到过肝Ⅸ段消融术后并发感染者。

导致感染的主要原因有：①肝癌患者免疫功能力低下，抗感染能力低，易于并发感染；②手术器械消毒不严或操作者无菌观念不强，导致医源性感染；③微波消融术后针道及瘤体组织坏死并发感染。

为了避免微波消融术后感染发生，作者认为应该注意以下几点：

（1）操作者必须严格遵守无菌原则，避免医源性感染；

（2）术后抗感染治疗 1～2 天；

（3）对免疫功能低下者可以考虑使用免疫治疗；

（4）对已经发生肝脓肿或腹壁脓肿者，应该积极引流，加强抗感染治疗。

（四）肺部损伤、气胸和胸腔积液

穿刺肝脏Ⅸ段肿瘤时，有时可能需要经过右侧胸腔，因此可能造成膈肌或肺的穿刺损伤或热损伤，从而造成气胸、液胸、血胸及肺部感染。非常幸运的是，我们团队至今还没有发生过此类情况。

处理措施：肺部损伤继发肺部感染可以通过抗生素加以控制。如果胸腔积气较少且呼吸平稳者，不需要处理，可待其自行吸收；如果肺压缩超过 30% 或呼吸困难明显者，应立即给予胸腔闭式引流并动态复查 X 线胸片。此外，还应该注意迟发型气胸及胸腔积液的预防和处理。

（五）肿瘤消融不完全

由于肝脏Ⅸ段位置的特殊性，很难完全做到绝对精准穿刺，反复穿刺及调整消融针的位置又充满风险，加之肿瘤邻近大血管，其快速流动的血流可以带走部分热量，导致针尖温度并没有真正达到治疗所需的温度，因此很难完全避免肝脏Ⅸ段肿瘤的不完全消融。

预防和处理：术中可通过多次 CT 平扫动态了解术区消融效果。在保证安全的前提下，适当增大消融功率及消融时长。同时根据术中 CT 扫描结果，随时动态调节针尖的角度、方向和深度；消融后 2～4 周 CT 增强扫描发现局部残留时，可以再次消融、TACE、SBRT、靶向治疗、免疫治疗等综合处理。

（六）种植转移

如果消融术中操作不当，可能会引发针道种植转移。避免消融针反复穿刺肿瘤，可以减少种植的发生。另外，足够的消融周边安全带，以及拔出消融针时烧灼针道，可以减少针道种植的风险。

处理：如果发生肿瘤种植，可以局部适形放疗或对种植肿瘤再行消融治疗，或者外科切除、局部放疗等。

三、肿瘤负荷相关性并发症

（一）肿瘤崩解综合征

大肿瘤或多发肿瘤消融术后，肿瘤细胞短期快速溶解，使细胞内的物质及其代谢产物迅速释放入血，导致严重的代谢紊乱，临床特征主要为高钾血症、高尿酸血症、高磷血症、低钙血症和心律失常及急性肾衰竭。大肿瘤或多病灶肿瘤多针联合消融者，术后必须要进行水化、碱化尿液及利尿等处理，24 h 尿量要保持在 2500～3000 ml。消融后急性肾功能不全一般是可逆转的，大都在 10～14 天之后，肌酐、尿素氮等指标开始下降，尿量逐渐恢复至正常或进入多尿期而逐步恢复，必要时需要血液透析。

（二）肝衰竭

肝衰竭多发生在多发肿瘤或较大肿瘤消融者，较大的肿瘤体积和肝功能 Child B 级或 C 级是发生消融术后肝衰竭的危险因素[10]。术后乙肝病毒大量复制或者患者肝功能储备不佳时，术后并发的感染、出血、胆道损伤等并发症可以诱发肝衰竭。

处理原则：一旦出现肝衰竭应该积极护肝治疗，并针对引发肝衰竭的诱因进行对症治疗。对于合并乙肝病毒感染患者，消融治疗前后应行规范的抗病毒治疗；消融过程中减少对正常肝组织的损伤以及术后积极预防并发症有助于减少肝衰竭的发生。

（三）急性肾功能不全

急性少尿型肾功能不全是肝脏肿瘤热消融必须重视的特殊并发症。主要表现为恶心、呕吐和腹胀等消化道症状，24 h 尿量 < 400 ml。经适当补液、利尿、碱化尿液等处理后，一般在 10～15 天内进入多尿期，肌酐、尿素氮逐渐下降。临床症状明显、肌酐过高者可行血液透析治疗，临床症状逐渐消失、肾功能指标缓慢下降至完全正常且无远期后遗症。

术前留置导尿、术前术中快速扩容、利尿、碱化尿液等处理，是预防急性少尿性肾功能不全的最有效方法。

四、其他并发症

（一）微波消融针杆断裂

其发生率较低，邓和军等[11]报道 256 例肝肿瘤微波消融病例中发生 4 例，占 1.56%。导致微波消融针杆断裂的原因：

（1）微波消融时功率过大，一次连续消融时间过长。研究发现，功率超过 70 W，一次消融时间超过 20 min，易发生微波消融针杆断裂。

（2）微波消融时，微波消融针杆最好前后移动，避免旋转移动，后者易于导致微波消融针杆断裂。

（3）微波消融针杆质量问题。

根据以上原因，采取以下措施可有效避微波消融针杆断裂：

（1）微波消融时，功率控制在 60 W 以内，每次连续消融时间控制在 10 min 内。

（2）操作时减少消融针杆旋转移动。

下面是我们团队 1 例肝脏Ⅸ段联合Ⅱ、Ⅷ段肿瘤微波消融过程中微波消融针杆断裂的病例情况报告：

患者李××，女，60 岁，胃肠间质瘤术后 6 年，上腹部 MR 增强提示肝Ⅸ、Ⅱ、Ⅷ多发转移瘤（图 12-4A、B、C）。患者拒绝首先药物治疗，遂于 2022-07-18 腹腔镜下行Ⅱ段转移瘤微波消融术（图 12-4D）及 CT 引导下经皮穿刺Ⅸd 段（图 12-4E）及Ⅷ段（图 12-4F）转移瘤微波消融术。在最后按常规程序进行针道消融并逐步退出Ⅷ段消融针后，检查发现

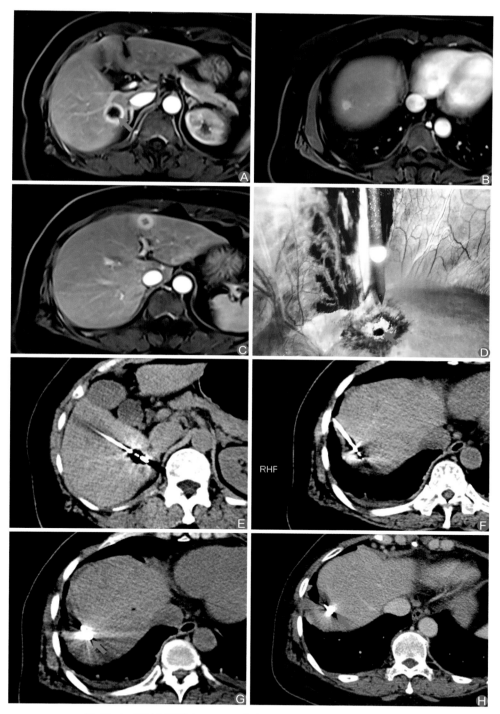

图 12-4　肝脏Ⅸ段联合Ⅱ、Ⅷ段多病变微波消融及微波消融针杆断裂

A～C. 术前 MR 增强扫描提示肝Ⅸ、Ⅷ、Ⅱ段多发结节，增强扫描呈环形强化，考虑胃肠间质瘤肝转移；D. 腹腔镜下行肝Ⅱ段肿块消融，消融针从病灶中央插入，局部见焦痂形成，消融术后膈肌无损伤；E. 肝Ⅸ段肿瘤消融术中 CT 扫描；F. 肝Ⅷ结节消融术中；G. 消融术毕发现折断针尖残留在Ⅷ段肝实质内；H. 术后 13 个月（2023-9-15）CT 复查显示断针无移位、未见肿瘤复发

消融针针尖部分缺失，立刻 CT 平扫证实：长度约 1.6 cm 的折断针尖残留在Ⅷ段肝实质内（图 12-4G），未见肝周出血。患者家属不愿意手术取除肝内针尖，术后 13 个月（图 12-4H）复查Ⅷ段术区断针无移位、未见肿瘤复发。

（二）皮肤灼伤

1. 消融针道烧伤：消融针的水冷循环系统漏水或不通，可导致皮肤灼伤。消融前应检查水路通畅后再行穿刺和消融，预防针道烧伤。

2. 消融辐射烧伤：由于靶皮距＜2 cm 或消融时间 / 功率选择不当或多针多点消融导致微波辐射烧伤。可以通过术中测量肝包膜距离皮肤距离，提前预留退针距离（＞4 cm），避免术后消融辐射烧伤。如果出现的辐射烧伤面积较大，临床上处理比较困难，需要按照Ⅳ度烧伤处理，要及时换药，应用抗生素等，严重者需要植皮。

参考文献

［1］ Xia Y, Li J, Liu G, et al. Long-term effects of repeat hepatectomy vs percutaneous radiofrequency ablation among patients with recurrent hepatocellular carcinoma: A randomized clinical trial. JAMA Oncol, 2020, 6(2): 255-263.

［2］ 周江敏，陈琳，张志伟等. 微波消融治疗原发性肝癌的单中心回顾性研究. 肝胆胰外科杂志，2022, 34（5）261-267.

［3］ Forner A, Llovet JM, Bruix J. Hepatocellular carcinoma. Lancet, 2012, 379 (9822): 1245-1255.

［4］ 何年安，王文平，季正标，等. 超声引导下新型内冷微波天线消融治疗肝癌的临床研究. 实用肝脏病杂志，2012，15（5）：417-420.

［5］ 胡鹏，钱国军，孙爱学 等. 微波和射频治疗高龄肝癌患者疗效和安全性比较. 肝胆外科杂志，2012，20（5）：348-351.

［6］ 韩玥. 肝脏肿瘤热消融治疗的并发症病因及防治策略. 肝癌电子杂志，2014，2：13-16.

［7］ Liu C, He J, Li T, et al. Evaluation of the efficacy and postoperative outcomes of hydrodissection—assisted microwave ablation for sobcapsular hepatocellular carcinoma and colorectal liver metastases. Abdom Radiol(NY), 2021, 46(5): 2161-2172.

［8］ 王峰杰，陈焕伟，甄作均，等. 腹腔镜射频消融术在治疗复杂肝细胞癌中的应用. 中华肝脏外科手术学电子杂志，2016，5：304-307.

［9］ 唐裕福，姜晓峰，赵宇，等. 肝癌微波消融术后出血的原因与预防. 中国普外基础与临床杂志，2010，17（12）：1294-1297.

［10］ Chen T M, Huang P T, Lin L F, et al. Major complications of ultrasound guided percutaneous radiofrequency ablations for liver malignancies：single center experience. J Gastroenterol Hepat, 2008, 23(8): 445-450.

［11］ 邓和军，张艳林，曾严，等. 微波消融治疗原发性肝癌并发症原因与预防. 重庆医学，2013（23）：2780-2781.

（李浩权　莫雍力　胡夏荣　王在国）

（配图：张伟标）

第十三章

肝脏IX段肿瘤微波消融的麻醉

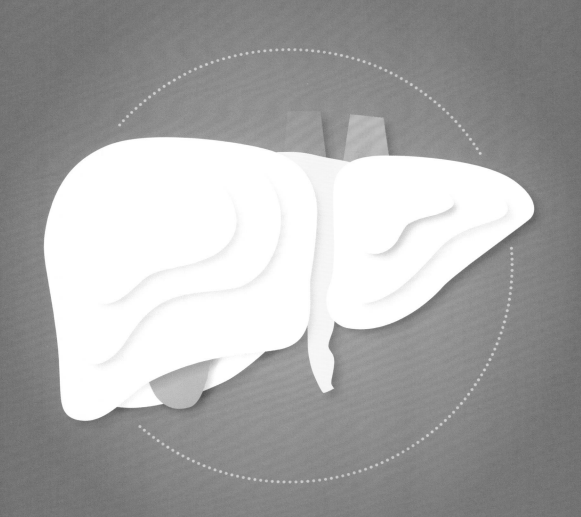

经过近30年的不断探索和改进，肝癌的局部消融技术得到迅猛的发展。在小肝癌的治疗方面，由于局部消融的疗效与手术切除相近，而且操作简单、安全性好、并发症低、费用较少、住院时间短，因而与肝移植、肝脏部分切除一并被认为是小肝癌的主要根治性治疗手段，并得到医患双方的青睐，目前在我国也已经得到广泛临床应用。

Ⅸ段是肝脏的一个特殊部分。由于肝脏Ⅸ段的位置深藏于肝脏的背部中央区域，位于第一、第二和第三肝门之间，周围结构极其复杂，四周被肝动脉、门静脉、胆管、肝中静脉及肝右静脉、下腔静脉包绕，该区域肿瘤的局部消融也存在巨大风险和挑战，稍有不慎就有可能出现术中大出血、术后胆管狭窄及肿瘤消融不彻底的严重并发症，甚至导致生命危险，因此肝脏Ⅸ段肿瘤的消融一直被视为消融"禁区"。

为了保证肝脏Ⅸ段肿瘤局部消融的顺利实施，除了必须保证手术过程中麻醉的平稳，还必须要求控制呼吸频率和潮气量大小（减少膈肌及肝脏的活动度以便于手术医生的顺利穿刺），还需要对生命体征的全程密切监护。此外，还必须要对穿刺可能造成意外血管损伤所导致大出血风险有足够的认识，并做足充分的应急处理预案。所以，良好的麻醉配合是肝脏Ⅸ段肿瘤局部消融顺利和安全开展的基础和保障。

本章将从麻醉评估、麻醉方法选择和麻醉管理三方面来阐述肝脏Ⅸ段肿瘤微波消融的麻醉。

一、麻醉前评估及准备

（一）麻醉前评估

绝大多数麻醉药对肝功能都有暂时性影响，手术创伤、失血、低血压、低血氧或长时间使用缩血管药等，均有可能导致肝脏血流减少和供氧不足，严重时可引起肝细胞功能损害。这些因素对于先前本来就已经存在肝脏疾病的患者，其影响更为显著。所以，除了麻醉的基本要求（不再赘述）之外，麻醉前评估的重点是肝脏功能，具体从临床实践来看：①轻度肝功能不全的患者对麻醉和手术的耐受力影响不大；②中度肝功能不全或濒于失代偿时，麻醉和手术的耐受力显著减退，术后容易出现腹水、黄疸、出血、无尿甚于昏迷等严重并发症，因此术前需要经过较长时间的严格准备，然后才能考虑择期手术；③重度肝功能不全患者，如肝硬化失代偿期，常并存严重营养不良、消瘦、贫血、低蛋白血症、大量腹水、凝血机制异常或肝昏迷前期脑病等征象，危险性极高，如无特殊情况，不考虑择期手术。

（二）麻醉前准备

对肝功能不全的患者，麻醉前必须进行充分的准备，术前尽量纠正患者的异常情况，包括凝血功能异常、未控制的腹水、水和电解质失衡、肾功能损害、肝性脑病、营养不良、低蛋白血症、血小板过低等。术前准备充分与否，直接关系到麻醉及手术过程的顺利，以及术中术后患者的安危。

二、麻醉方法及麻醉药物的选择

（一）麻醉方法的选择

局部浸润麻醉只适宜于手术时间短、危险性小的简单手术，局部麻醉效果不佳导致疼痛时，患者常常出现躁动不安，从而导致穿刺操作困难，甚至造成血管的误伤从而导致大出血。因此，局部浸润麻醉不适宜用于肝脏Ⅸ段肿瘤微波消融手术。如果硬膜外麻醉的麻醉平面控制得当，也能够达到良好的镇痛、肌肉松弛及术中血流动力学的平稳维持。所以从理论上讲，只要患者没有严重凝血功能障碍和血小板过低（指血小板 $< 80 \times 10^9/L$）、穿刺部位感染、脊柱畸形等硬膜外麻醉禁忌证时，也可采用硬膜外麻醉。但是，从患者的舒适性和安全性来考虑，肝脏Ⅸ段肿瘤微波消融的麻醉，仍以喉罩置入全身麻醉或气管插管全身麻醉为宜。我们团队近 10 年 100 例肝脏Ⅸ段肿瘤微波消融的麻醉，都采用气管插管全身麻醉。

（二）麻醉药物的选择

1. 麻醉前用药　巴比妥类药物对肝细胞功能都有不同程度的影响。短效巴比妥类药物如环己巴比妥几乎全部在肝内代谢，因此，肝脏疾病患者手术时应禁用短效巴比妥类药物。长效巴比妥类药物如苯巴比妥和异戊巴比妥，它们的一部分可以直接经尿液排出，因此肝脏疾病患者可以使用长效苯巴比妥类药物。但是，肝硬化患者苯巴比妥消除半衰期延长、消除率降低，所以使用的时候要适当减量。阿托品、戊乙奎醚和东莨菪碱采用临床常用剂量，对肝脏代谢和血流量一般没有明显影响，可常规作为肝脏手术全身麻醉的术前用药。

2. 麻醉诱导和维持用药　丙泊酚的消除主要通过肝脏代谢，而咪达唑仑主要经过氧化代谢降解。在肝脏功能不全时，它们的半衰期明显延长，所以使用时用药剂量应减少。肌松药多数以原型从尿中排泄，由于阿曲库铵、顺阿曲库铵都有独特的霍夫曼消除（Hofmann elimination），它们的消除基本不影响肝肾功能，所以肝脏疾病患者全身麻醉的肌松药首选阿曲库铵或顺阿曲库铵。阿片类药物用于肝脏疾病患者，其半衰期可能延长，剂量应酌情减小。肝脏功能不全时哌替啶的消除率显著降低，对吗啡和芬太尼的消除影响相对较小，而瑞芬太尼的消除几乎完全不受肝脏功能的影响。吸入麻醉药物除氟烷和甲氧氟烷外，都可以安全使用，慎用恩氟烷。

总而言之，在采取喉罩置入全身麻醉或气管插管全身麻醉进行肝脏Ⅸ段肿瘤微波消融时，麻醉诱导可选择舒芬太尼、依托咪酯、顺阿曲库铵，麻醉维持可选择丙泊酚、七氟烷、瑞芬太尼、顺阿曲库铵等。

三、麻醉管理注意事项

对于肝脏疾病手术患者，麻醉方法和麻醉药物的选择固然重要，但是麻醉过程及术中管理更为重要。麻醉管理应该特别注意的事项包括：

（一）保持麻醉平稳并控制呼吸频率和潮气量

在实施肝脏Ⅸ段肿瘤穿刺的过程中，麻醉的平稳是至关重要的。因为穿刺过程中，患者的躁动将严重影响穿刺的顺利进行，甚至造成肝脏的割裂损伤，或者肝内血管、胆管的损伤。同时，呼吸运动对肝脏穿刺也存在较大的影响，如果呼吸频率过快，将导致肝脏上下较快的移动，不利于肝脏穿刺的进行；如果患者潮气量过大，将导致肝脏上下移动的幅度增大，从而严重影响精准的肝脏穿刺，甚至也造成肝实质或者肝内血管、胆管的穿刺损伤。根据我们的经验，呼吸频率一般控制在 8 ~ 12 次 / 分、潮气量一般控制在 280 ~ 320 ml 比较适宜。

（二）保证充分供氧，防止二氧化碳蓄积

无论全身麻醉或区域麻醉，都可降低肝脏的血流量，应尽力避免其他减少肝血流量的因素，如低血流量、低二氧化碳血症、正压通气、β 受体激动剂等。肝脏 75% 的血流量靠含氧较低的门静脉供给。因此，肝脏对缺氧较敏感，易受缺氧的损害。同时，二氧化碳蓄积可使内脏血管阻力增加，使肝血流量下降，影响肝脏酶系统活性。所以麻醉过程中必须保证气道通畅，充分供氧和避免二氧化碳蓄积，是保护肝功能的重要措施之一。如果是喉罩置入全身麻醉，还要重点防范因 CT 机床来回移动扫描而可能导致的喉罩移位。

（三）维持麻醉手术中血流动力学稳定，避免低血压

长时间低血压或休克是肝细胞严重损害的重要因素。由于肝脏血流的 75% 由门静脉供应，当动脉压下降时，加重代谢障碍，影响肝、肾功能。考虑肝脏Ⅸ段肿瘤微波消融手术创伤轻微、手术时间不长的特点，全身一般情况及肝功能没明显异常的患者，麻醉监测可使用心电、脉搏氧饱和度、无创血压、呼末二氧化碳、体温等无创监测。

（四）维持患者的水、电解质内环境平衡

肝脏肿瘤微波消融术一般采取无创血流动力学监测。较难做到随时随地血气分析，特殊患者（如心、肺等器官基础疾病较多）可考虑做有创血流动力学监测，必要时做血气分析，有利于维持患者的水、电解质内环境平衡。

（五）加强护肝治疗

对术前有肝功能严重损害的患者，术中可考虑静脉给予谷氨酸钠等降血氨药物等。

（六）穿刺意外导致大出血的抢救预案

如果穿刺过程中发现意外血管损伤导致大出血，必须立刻配合抢救。具体措施包括：快速备血输血、快速补液、输注止血药物、维持相对稳定的生命体征、及时配合介入科 TACE 止血，甚至协助快速送达手术室进行开腹手术止血等。从理论上讲，因为肝脏Ⅸ段的位置非常特殊，包绕其四周的结构皆为大血管及胆管，所以穿刺过程中出现意外导致大出血的可能性是无法完全避免的。所幸我们已经连续完成的 100 例，都非常顺利和成功，至今都没有 1 例发生术中大出血。

（黄德辉）

第十四章

肝脏Ⅸ段肿瘤微波消融的围手术期护理

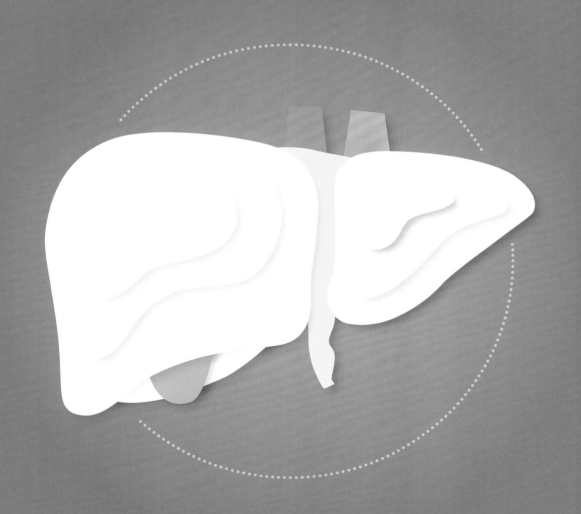

肝癌是我国最常见的恶性肿瘤之一，目前全球每年大约一半的肝癌新发病例发生在我国大陆地区，其病死率高居我国恶性肿瘤死因的第二位，因此肝癌防治研究一直是我国肿瘤防治工作的重点之一。随着医学观念的更新及医疗设备的研发推广，热消融技术在我国也得到迅速发展。该治疗方法以疗效稳定、操作简单、安全可靠、对肝功能损害轻、并发症少等优点[1]，已广泛应用于肝癌的临床治疗。微波治疗肝癌可有效提高患者的生活质量，而有效的护理对原发性肝癌的微波治疗能起到良好的协同作用。

Ⅸ段是肝脏的一个特殊部分。由于肝脏Ⅸ段的位置深藏于肝脏的背部中央区域，位于第一、第二和第三肝门之间，周围结构极其复杂，四周被肝动脉、门静脉、胆管、肝中静脉及肝右静脉、下腔静脉包绕，该区域肿瘤的热消融也存在巨大风险和挑战，稍有不慎就有可能出现危及患者生命的术中、术后大出血，或者术后胆管狭窄及肿瘤消融不彻底等并发症。因此，合理的围手术期护理，是肝脏Ⅸ段肿瘤消融手术平安实施、术后顺利恢复以及远期效果提高的重要环节和保证。

本章将从术前、术中、术后三个环节，分别介绍肝脏Ⅸ段肿瘤微波消融的围手术期护理经验和体会。

一、术前评估及护理

（一）术前评估

1. 健康史：①一般情况：了解患者的年龄、性别及是否居住于肝癌高发区。②病因和相关因素：有无病毒性肝炎、肝硬化等肝病史，有无长期进食霉变食品和亚硝胺类致癌物病史，家族中有无肝癌或其他癌症患者。③既往史：有无癌肿病史及手术史；有无其他系统伴随疾病，有无过敏史等。

2. 身体状况：①局部有无肝区压痛、上腹部肿块等，肿块的大小、部位，质地是否较硬，表面是否光滑，有无肝浊音界上移，有无腹水、脾大等肝硬化表现。②全身有无消瘦、乏力、食欲减退症状，有无肝病面容、贫血、黄疸、水肿及恶病质等体征，有无肝性脑病、上消化道出血、压疮及各种感染如肺炎、败血症等表现。

3. 心理 – 社会状况：①认知程度：患者及家属对疾病本身、治疗方案、疾病预后及手术前后康复知识的了解和掌握程度。②心理承受能力：患者及家属对肝癌、手术、术后并发症及疾病预后所产生的恐惧、焦虑程度和心理承受能力。③家庭及社会支持状况：亲属对患者的关心程度、支持力度，家庭对患者手术等治疗的经济承受能力，社会和医疗保障系统支持程度。

4. 辅助检查：了解患者肝炎标志物、肝功能、AFP 水平等，以及 B 超、CT、MRI，甚至 PET/CT 和肝动脉造影等定位检查。必要时，亦可谨慎考虑肝穿刺肿瘤活组织检查或腹腔镜探查，以明确定位和定性诊断。

（二）术前护理

1. 术前准备：详细了解患者的病史、掌握患者的病情和心理状态，配合医师、监督指导患者尽快完善术前全面检查，以便明确术前诊断及鉴别诊断，以及肝功能分级等。术前需行 AFP 定量检测，以便作为术后评价微波消融治疗效果的观察指标。有严重凝血功能障碍者，宜首先纠正凝血功能后，再进行微波消融治疗[2]；对于低蛋白血症合并腹水者，给予补充白蛋白及利尿治疗；对于肝功异常者给予护肝治疗；乙肝感染者，需要常规给予抗病毒治疗。此外，术前需训练患者腹式呼吸以及床上使用便器，以适应术后早期绝对卧床的需要。术前1天给患者术区备皮，清洁穿刺部位皮肤，保持治疗区域清洁干燥，术前6～8 h禁食水。

2. 心理护理：由于肝脏Ⅸ段肿瘤的位置非常特殊，大多数患者没有经济能力或者没有过多的时间等待肝移植，入院前也可能已经被先前就诊的多家医院或者多位手术医师婉拒，特别是文化程度较高并且对相关知识和相关风险有一些了解和认识的患者，在消融手术前常表现为精神异常紧张和甚至惶恐。专业的护理人员应耐心回答患者的疑问，主动与患者或者家属进行良好的沟通，主动介绍微波消融的微创、高效和安全等优点，以消除患者紧张焦虑的心情；同时还可以详细介绍一些本科室先前成功治疗的病例[3]，以增加患者对治疗的信心和勇气，减轻患者的恐惧心理，使其以最佳心理状态配合手术的顺利实施。同时也要明确告知术中、术后可能出现并发症的概率、种类及相应对策，使患者及家属对可能发生的不良后果做好心理准备，避免万一出现并发症时引发过多的不理解、担心、恐慌甚至不必要的医疗纠纷。

二、术中评估及护理

（一）术中评估

1. 通过与患者的简单沟通交流，评估了解患者手术麻醉即将开始前的心情、心态，向患者介绍手术所使用的医疗设备如CT机、麻醉机、消融机等，以及参加手术的医疗团队，给患者足够的信心，让其消除紧张焦虑的情绪，有助于手术成功。

2. 协助消融师检查评估消融设备功能状况、消融针及穿刺活检针准备到位情况，评估了解消融机的备机状况，确保消融过程中消融设备的正常使用。

3. 协助定位师评估了解CT扫描定位设备的功能状况，以确保消融过程中定位设备的正常使用。

4. 协助麻醉医师评估了解麻醉设备、药品及其他相关设备和耗材的准备状况，以及意外紧急情况下抢救场地、抢救路线、联系人等情况，以确保消融过程中麻醉工作的绝对安全。

5. 评估了解精准微创消融团队人员到位状态，包括肝胆胰外科医师、麻醉医师、定位师、消融师及护士到位情况，确保手术团队人员的正常工作状态。

6. 在消融手术室检查评估消融手术相关药品及材料的准备情况，包括消毒材料用品、定位材料用品、穿刺活检材料用品、急救药物用品等，以确保消融过程耗材用品的充足供应准备。

（二）术中护理

1. 护送患者及手术相关用品到消融室，配合手术医师、麻醉医师三方共同核对患者信息，将患者移至CT扫描床并协助医师摆体位。

2. 建立静脉通道，确保消融过程中静脉通道的畅通。必要时开放静脉双通道，以避免麻醉过程中麻醉药不能按计划进入患者体内而导致患者躁动，从而给穿刺和消融造成危险。

3. 配合手术医师检查并开启小手术包、无菌手套、消融棉球、消毒水、消毒碗、定位备用钢丝及钢尺、标识笔等。

4. 配合协助麻醉医师进行全身静脉麻醉及气管插管（或喉罩），特别要注意确保麻醉过程静脉通道的畅通。

5. 配合手术医师及定位师完成麻醉后患者的扫描、穿刺及消融方案的制订。

6. 配合手术穿刺医师进行定位及穿刺活检，特别注意负责活检标本瓶的准备，以及活检标本的采纳、妥善保管及术毕尽快送检。

7. 配合手术医师完成消融针的布针及消融过程的实施。

8. 消融结束后，负责物品的回收（包括术中垃圾废物的分类处理）、穿刺活检标本的保管和及时送检，要坚决避免活检标本的延误送检甚至标本丢失。

9. 术毕麻醉拔管及患者清醒后，协助患者过床，并与医师一道将患者送回病房，负责回程路途患者的监护观察。

10. 术中意外情况处理的护理配合：如果穿刺及消融过程中发生意外出血情况，而且局部消融止血不成功时，应密切观察患者生命体征、保持静脉通道通畅、加快补液速度、配合医师输注止血镇静药物、必要紧急配血、输血，做好将患者紧急转入急诊科或者介入手术室或者住院部手术室的准备工作，并安抚患者家属情绪。穿刺消融过程中出现气胸并不少见，少量气胸不必处理，可自行吸收；如果气胸量较多、扫描发现肺压缩超过50%时，应配合医师进行术中胸腔穿刺排气，必要时胸腔置管及负压引流。

三、术后评估及护理

（一）术后评估

1. 手术及麻醉情况评估、术中肿瘤消融范围评估及术中出血、补液输血情况评估等。

2. 身体情况评估：严密监测患者生命体征、血氧饱和度、尿量，监测腹部是否有腹痛腹胀、穿刺孔是否有出血等异常情况，动态观察血常规、肝肾功能、凝血功能变化等。

3. 消融治疗后的不良反应和对症处理效果的评估。

4. 患者心理状态与认知程度的评估，包括是否仍然存在紧张、焦虑的心理状态、对术后早期活动是否配合、对术后康复是否有信心、对出院后的继续治疗方案是否清楚等。

5. 肿瘤消融效果评估：包括肿瘤标志物 AFP 下降情况、肿瘤控制情况（大小变化、坏死情况等）。

6. 护理诊断：①疼痛：常见，多与手术创伤有关。②发热：常见，与手术创伤、消融后肿瘤坏死吸收有关，也需要观察排除邻近脏器穿孔、肿瘤坏死感染甚至肝脓肿形成、部分肝坏死等少见情况。③潜在并发症如气胸、液气胸、血气胸等，比较少见。④潜在并发症包括肿瘤穿刺消融区域出血、穿刺针道出血、胸腔及肋间软组织出血等，比较少见。⑤焦虑：与担心手术效果、疾病预后等因素有关。⑥肝功能损伤：与消融造成的局部肝组织损伤、基础肝病有关。

（二）术后护理

1. 一般护理：指导患者术后绝对卧床休息 24 h，以减少出血风险；动态连续监测患者生命体征情况，如有异常情况，应及时报告手术医师，以便及时查找原因并及时处理；术后早期应特别注意观察患者的意识情况，排除麻醉后谵妄等并发症；密切观察穿刺孔有无渗血及渗液；遵医嘱给予补液、止血及护肝治疗，常规应用抗生素预防感染[4]。术后常规禁食禁饮 6 h，之后可指导患者逐步从清淡易消化流食过渡到普食。常规监护处理基础疾病如常见的高血压、糖尿病、心脏病或者脑梗死等。

2. 专科护理：专科护理是针对高风险的肝脏IX段肿瘤微波消融可能出现的相关并发症的预测、预防、监测和处理措施。具体包括：

（1）腹腔内出血：是微波消融术后早期严重且危险的并发症之一。肝癌患者多因合并处于失代偿状态的肝硬化、肝功能异常而存在凝血功能障碍，术后可能会出现肝内穿刺针道渗血；穿刺针撕裂肝包膜，或者穿刺过程中损伤大血管也可能会造成严重的出血[5]；此外，术后病房监护中由于患者躁动、顽固性咳嗽等引起肝脏或包膜穿刺口撕裂也可造成出血。出血的早发现、早处理是重点和关键，所以术后早期的动态监护和护理观察特别重要。术后早期护理应包括严密监测血压、脉搏及腹部情况，如果术后出现腹痛、腹胀及心率增快、脉搏细速、血压下降以及腹肌紧张、移动性浊音阳性等异常情况时，应高度警惕腹腔内出血的可能，需及时报告医师，给予止血、备血及必要时输血、介入科会诊肝动脉栓塞止血或者开腹手术探查止血等处理。

我们团队在 10 年 100 例IX段消融中，出现 1 例IX段联合 II、VI段多发肝癌同期微波消融术后罕见早期出血并发症，护理监护中及时发现并得到妥当处理，患者康复出院（具体见第 12 章相关内容）。

（2）气胸：是微波消融术后早期严重的并发症之一，多因穿刺进针点过高、穿刺过程中膈肌、肺和胸膜损伤造成。术后早期应重点密切观察患者呼吸、氧饱和度等情况。如果术后早期出现呼吸频率加快、血氧饱和度下降、患者出现烦躁不安、呼吸困难、口唇发绀等情况时，应高度警惕气胸的可能，需及时报告医师，急诊拍摄床旁胸片或者急诊 CT 平扫可明确是否存在气胸及气胸的严重程度。若气胸量较少、无明显呼吸困难、肺压缩 < 30%，可仅仅给予采用半坐卧位、持续低流量吸氧、避免剧烈咳嗽等处理；若气胸量较多、有轻微呼吸困难、肺压缩在 30% ~ 50%，可以考虑胸穿抽气；若气胸量多、呼吸困难明显、肺压缩在50% 以上，需立即给予胸腔穿刺置管及持续负压引流，术后注意保持引流管通畅、无菌、密闭，直到负压引流瓶无气体引出、经X线胸片和（或）CT平扫确认肺完全复张、无积气，可予以拔管[6]。

（3）疼痛：是微波消融术后早期常见的并发症之一。疼痛是由于肿瘤细胞发生凝固性坏死，周围组织炎症、水肿、肝脏包膜张力增高，消融能量刺激胸膜或肋间神经所致，属于一过性反应[7]。肝癌微波消融术后，大多数患者都可能出现肝区疼痛，一般持续 24 ~ 48 h，最长可达 1 周左右[8]。术后应密切观察疼痛的部位、性质、强度和持续时间，注意区别胆漏、消化道穿孔等严重并发症导致的疼痛。给予舒适体位，指导患者放松紧张情绪，分散注意力，绝大多数轻微疼痛患者无需用药处理即可自愈；疼痛严重无法忍受者，可遵医嘱予适当给予止痛药物治疗；如果疼痛时间长，而且止痛效果不理想者，应注意检查排除消化道穿孔或者其他原因。

（4）发热：是微波消融术后早期常见并发症之一。微波消融将导致肿瘤组织坏死，而坏死物质的吸收可以导致吸收热，需要向患者解释发热的原因，减轻患者的紧张焦虑情绪。低热时无需特殊处理，嘱多饮水；体温超过 38.5℃时，可给予物理降温措施；或者遵医嘱给予药物降温，减少机体的代谢，促进肝脏组织的修复；若持续高热超过 5 天，应警惕合并发生的感染，需要行血培养、查血常规等，指导发热患者多饮水，及时更换衣服和床单，保持皮肤干燥，保证患者舒适，必要时遵医嘱给予抗生素及对症治疗[9]。

（5）肝功能异常：是微波消融术后常见并发症之一。在对肿瘤组织进行微波消融的同时，微波也可能会对周边正常肝组织造成小范围轻度热损伤，而机体对消融后坏死组织的吸收也会加重肝脏的负担，从而引起不同程度的肝功能损害，以术后转氨酶升高为主[10]，同时少部分患者还有可能出现黄疸及腹水。应嘱患者绝对卧床休息，低流量吸氧，遵医嘱给予护肝、利尿、退黄、补充蛋白等治疗，保持大便通畅。同时注意观察患者的皮肤巩膜有无黄染，定期监测肝功能等。

（6）胆漏：是微波消融术后罕见的严重并发症之一。由于包绕肝脏Ⅸ段肿瘤的重要结构中也有胆管存在，所以穿刺过程中存在误伤胆管的可能，或者消融过程中微波产生的高温也有可能灼伤邻近的胆管壁，从而造成胆漏。如果术后持续存在右上腹疼痛，同时伴有发热、右上腹压痛、反跳痛、肌紧张、白细胞与中性粒细胞升高、超声波提示肝周围积液，需要警惕是否存在胆漏的可能。如果通过禁食、补液、抗感染治疗不缓解，可以考虑超声波引导下腹腔穿刺及置管引流。如果抽出的积液是金黄色，胆漏就可以确诊。减少或避免胆道损伤及胆漏的关键措施在于预防。通过腹腔穿刺及置管引流，胆漏一般都可以较快自愈。

（7）消化道穿孔：是微波消融术后罕见的严重并发症之一。既往有腹部手术史者，容易导致消化道与肝脏粘连，穿刺及消融均有可能导致消化道损伤穿孔；由于结肠位置相对固定，因此结肠比小肠更易穿孔。如果消融术后出现持续发热、腹痛、呕血或者黑便、腹肌紧张、反跳痛、白细胞与中性粒细胞升高等表现，就应该警惕是否存在消化道穿孔的可能。如果疑诊，可延长禁食时间，并予补液、消炎等处理；如果情况无改善，可以行腹部 B 超、腹部立位片或者 CT 扫描，确诊患者需要穿刺置管引流或者外科手术处理。

3. 出院指导：嘱患者注意休息，适当活动，忌烟酒，保持心情舒畅，同时按医嘱用药，避免使用对肝脏有害的药物。术后定期复查血常规、肝功能、CT 和（或）B 超、定期复查 AFP，及早发现复发的肿瘤并及时予以治疗。如发现腹部疼痛、黄疸加重等应立即回院查明原因。因肝癌患者多合并肝硬化，常常合并食管胃底静脉曲张，易引起上消化道出血，故嘱患者避免进食质硬食物或者太过辛辣刺激食物。给患者随诊指导及留下联系方式，以便有异常情况时及时电话咨询或来院治疗。

参考文献

［1］ 萧家芳，柏刚，杨燕. 微波消融治疗肝脏肿瘤患者围手术期的护理. 湖北医药学院学报，2018，37（06）：577-579.

［2］ 王桂珍，许伟，齐少春，等. B 超引导下肝癌微波消融治疗围手术期的护理. 当代护士（学术版），2011（10）：68-69.

［3］ 谢春红，罗煜，徐斌，等. CT 引导下经皮微波消融治疗肝癌的围手术期护理. 临床医药文献电子杂志，2019，6（42）：121-122.

［4］ 廖秀杰，黄蓉芳，赵子粼，萧翊，王红治. 微波消融联合 - ^{131}I-chTNT 瘤内注射治疗原发性肝细胞癌的护理. 解放军护理杂志，2012，29（10）：55-56+62.

［5］ 王楠. 冷循环微波消融术治疗原发性肝癌围手术期护理. 护士进修杂志，2012，27（12）：1090-1092.

［6］ 王秀臣，李月，何晶晶. CT 导向下微波消融治疗肝癌肺转移术后并发症的护理. 广东医学，2016，37（13）：2058-2059.

［7］ 张旭. 多极针射频消融术治疗中晚期肝癌的护理配合. 湖北医药学院学报，2010，29（6）：593-594.

［8］ 莫燕霞. 肝癌射频消融术后相关并发症发生的原因分析与护理对策. 护理实践与研究，2018，15（12）：84-85.

［9］ 谢春红，罗煜，徐斌，等. CT 引导下经皮微波消融治疗肝癌的围手术期护理. 临床医药文献电子杂志，2019，6（42）：121-122.

［10］ 王楠. 冷循环微波消融术治疗原发性肝癌围手术期护理. 护士进修杂志，2012，27（12）：1090-1092.

（莫燕霞　蒋文静）

第十五章

肝脏Ⅸ段肿瘤微波消融典型病例（20 例）

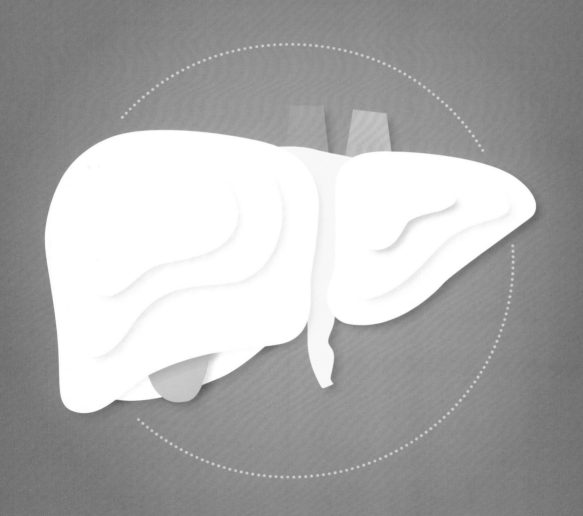

典型病例（1）

（一）病例介绍

患者洪××，男，67岁。

因"肝癌术后5个月，发现复发2个月"于2017-12-25入院。患者曾因"肝癌"于2017-07-26在外院行"肝动脉栓塞术"、2017-09-06行"腹腔镜Ⅳ肝癌切除术"（术后病理诊断肝细胞癌）、2017-09-13行"超声波引导下右肝癌射频消融术"。入院前2个月我院门诊检查AFP 384.42 ng/ml。

入院查体：全身情况好，皮肤巩膜无明显黄染，无黄疸、肝掌、蜘蛛痣，腹部平坦，未见胃肠型及蠕动波，腹部可见腔镜手术陈旧瘢痕，腹肌软，无明显压痛、反跳痛，肝脾肋下未触及，Murphy征阴性，移动性浊音（-）。

入院检查：血常规正常，乙肝"两对半"示"小三阳"，肝功能白蛋白33.0 g/L，总胆红素31.9 μmol/L，AFP 596.73 ng/ml。上腹MRI平扫+增强提示：肝细胞癌术后改变；肝Ⅸd及Ⅷ强化结节，考虑肝癌复发可能（图15-1-1A、B）；肝硬化；肝Ⅱ段囊肿。胸部CT及全身骨扫描未见肿瘤转移情况。

2018-01-03在全麻及CT引导下经皮穿刺Ⅸd、Ⅷ段肝复发癌微波消融术，手术顺利，术后恢复良好。随访至2023-10-30，我院肝复发癌消融术后已经无瘤生存70个月（总无瘤生存75个月），生活质量良好。

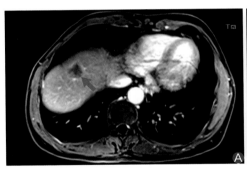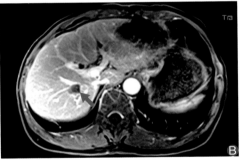

图15-1-1　术前上腹部MRI图像（门静脉期）

2017-12-28上腹部MRI：T1加权增强图像见肝脏Ⅷ（A）、Ⅸd（B）稍低信号病灶，大小分别约2.7 cm（Ⅷ）、1.3 cm（Ⅸd），病灶（箭头）边缘呈环状、结节状不均匀强化，强化程度低于相邻肝实质

（二）临床诊断

1. 肝Ⅸd、Ⅷ段复发性肝癌；
2. 肝硬化（失代偿期）；
3. 慢性乙肝病毒携带者。

（三）治疗选择

患者为肝细胞癌切除及消融术后复发，2个复发病变分别位于Ⅸd、Ⅷ段，其中Ⅸd段病灶部位特殊，手术切除难度和风险较大。患者不愿意再次手术切除，肝功能也不理想（Child B级）；加之经济能力有限，不考虑肝移植。综合临床情况和患者经济情况，最后选择CT引导下经皮肝穿刺Ⅸd及Ⅷ段肝癌微波消融术。

（四）消融治疗过程

患者送CT治疗室在检查床行气管插管全麻单肺通气，取平侧卧位，CT扫描后研究确定穿刺及消融方案，划定体表穿刺点后，术野常规碘伏消毒、铺无菌巾；按照先Ⅸd段、后Ⅷ段的顺序进行病灶消融。

Ⅸd段病灶消融：拟定皮肤穿刺点在右腋中线与右第8肋间隙交界处，右前入路，右倾约60°。首先用定位针（1 ml注射器针头）试穿，CT扫描判断定位针的穿刺点、穿刺角度和方向准确无误；然后选取合适长度的微波消融针，拔出定位针，在穿刺点切开皮肤约0.2 cm小口，消融针沿着定位针相同的角度和方向逐步刺入；进针约5.5 cm时，CT扫描证实消融针的角度和方向正确；继续进针约2.9 cm，再次CT扫描见消融针从复发病灶中央穿过，针尖已达肿瘤腔静脉侧边缘处，无损伤腔静脉，无累及其他周围重要结构。连接好消融设备，设置微波消融参数：65瓦，自动连续模式，消融时间6 min；首先对肿瘤中央、左侧缘进行消融，在消融过程中行CT扫描观察监视（图15-1-2A）；稍后调整针尖角度和方向，然后对复发灶右侧缘（原病灶消融区），以同样参数实施4 min补充消融（图15-1-2B）。CT扫描判断消融效果满意后，实施针道消融并拔出消融针。

Ⅷ段病灶消融：同期采用Ⅸd段病灶消融相同的步骤和方法，完成对Ⅷ段病灶的完整消融（图15-1-2C）。

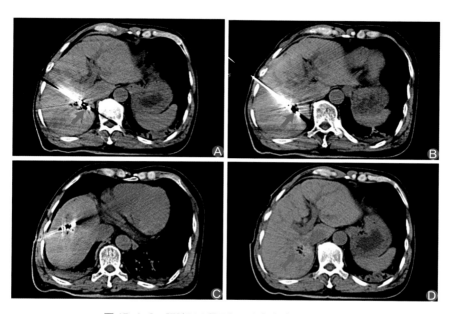

图15-1-2 肝脏Ⅸd段及肝Ⅷ段复发癌微波消融治疗

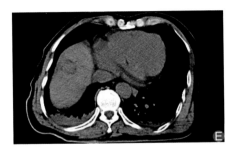

图 15-1-2　肝脏Ⅸd段及肝Ⅷ段复发癌微波消融治疗（续）

A、B. 肝Ⅸd段病灶消融术中，消融针分别穿透病灶中央偏左侧以及右侧，紧邻门静脉右支，未见血管损伤，消融过程中产生少量气体；C. 消融术中见病灶区域少量气体影；D、E. 拔出消融针后立即扫描，Ⅸd段消融范围 5.0 cm×3.8 cm、Ⅷ段消融范围 4.0 cm×3.5 cm，完整覆盖原病灶

消融完毕，检查皮肤无损伤，伤口消毒并盖无菌敷料，恢复正常双肺通气，CT扫描见Ⅸd、Ⅷ段肿瘤均已完全固化呈低密度改变，其中Ⅸd段消融范围达 5.0 cm×3.8 cm（图 15-1-2D），Ⅷ段消融范围达 4.0 cm×3.5 cm（图 15-1-2E），均大于原治疗术区，未见肿瘤组织残留。约 5 min 后再次 CT 扫描，判断无液气胸及肝穿刺孔出血改变，结束手术。

（五）术后恢复及处理

术程顺利，患者术中、术后生命体征稳定，麻醉清醒后拔管并送回病区，并予监护治疗。术后恢复良好，未出现任何并发症，术后 14 天出院。术后 4 周复查血常规及肝肾功能正常，AFP 降至 16.8 ng/ml，上腹部 CT 平扫及增强扫描显示肿瘤病变消融彻底，局部区域无强化（图 15-1-4A、B）。

（六）术后全程随访情况

全程随访方法：术后 1 个月内检查评估并确认治疗彻底后，安排每 3 个月门诊复查 AFP、HBV-DNA 定量、血常规及肝功能，术后第 3 个月及第 9 个月复查肝脏彩色超声波检查、术后第 6 个月及第 12 个月复查上腹部 CT 平扫及增强扫描，术后每 6 个月复查胸部 X 线检查。

1. 复发癌消融术后甲胎蛋白（AFP）随访情况（表 15-1）

表 15-1　复发癌消融术后甲胎蛋白（AFP）随访情况表

随访时间	距离我院复发癌消融时间	AFP（正常值 0~9 ng/ml）
2017-10-05	术前 3 个月	384.42
2017-12-26	术前 1 周	596.73
2018-01-04	术后 1 天	427.20
2018-01-10	术后 1 周	144.15
2018-01-16	术后 2 周	87.76
2018-01-31	术后 1 个月	16.81
2018-03-01	术后 2 个月	5.04

续表

随访时间	距离我院复发癌消融时间	AFP（正常值 0～9 ng/ml）
2018-05-03	术后 4 个月	3.48
2018-07-26	术后 6 个月	2.83
2018-10-18	术后 9 个月	3.31
2019-02-28	术后 13 个月	3.18
2019-07-04	术后 18 个月	3.67
2019-12-16	术后 23 个月	2.46
2020-05-14	术后 28 个月	2.55
2020-10-22	术后 33 个月	2.69
2021-04-29	术后 39 个月	2.51
2021-09-09	术后 44 个月	2.58
2022-01-27	术后 48 个月	2.92
2022-06-02	术后 53 个月	2.25
2022-12-01	术后 60 个月	2.43
2023-04-27	术后 64 个月	2.40
2023-10-27	术后 70 个月	2.0

2. 复发癌消融术后甲胎蛋白（AFP）动态变化曲线图（图 15-1-3）

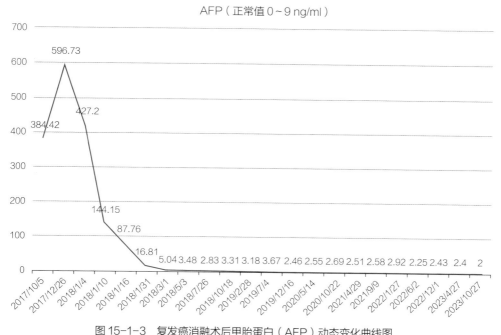

图 15-1-3　复发癌消融术后甲胎蛋白（AFP）动态变化曲线图

3．复发癌消融术后 CT 随访情况

术后 1 个月（图 15-1-4A、B）、1 年（图 15-1-4C）、3 年（图 15-1-4D）、5 年（图 15-1-4E）及 5 年 10 个月（图 15-1-4F）增强 CT 复查，术区残腔逐步缩小，边缘未见异常强化灶。

4．生存期：末次门诊随访时间 2023-10-30，我院肝复发癌消融后已经无瘤生存 70 个月（总无瘤生存 75 个月），生活质量良好，完全正常地工作和生活。

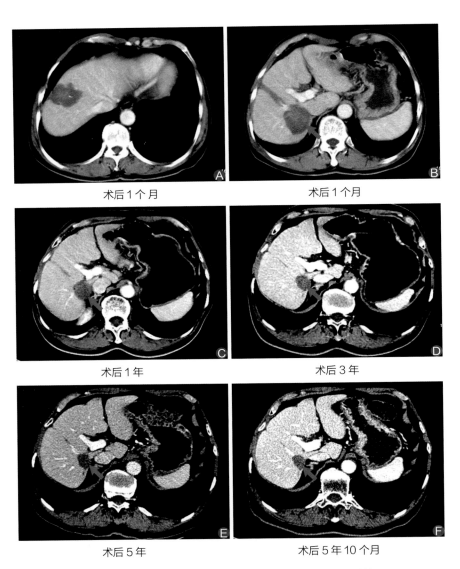

术后 1 个月　　　　　　术后 1 个月

术后 1 年　　　　　　术后 3 年

术后 5 年　　　　　　术后 5 年 10 个月

图 15-1-4　肝脏Ⅸd 段及肝Ⅷ段复发癌微波消融后 CT 随访结果

A、B.（2018-01-15）术后 1 个月复查，肝Ⅸd、Ⅷ段术区呈片状低密度区，最大径分别为 4.6 cm、4.7 cm，边缘未见异常强化灶，消融针道呈条状低密度区改变；C～F. 术后 1 年（2019-03-01）（C）、术后 3 年（2020-10-26）（D）、术后 5 年（2022-12-01）（E）、术后 5 年 10 个月（2023-10-28）（F）复查，未见复发，肝Ⅸd 段术区低密度灶较前进一步缩小，最大径分别为 3.3 cm、2.7 cm、2.2 cm、1.8 cm

（七）治疗经验总结

1. 无论肝癌手术切除、局部消融、肝移植或肝血管介入治疗，都存在肿瘤复发可能。就局部消融而言，可能因为肿瘤定位及穿刺不够精确，或者局部热沉效应等因素，造成局部治疗不完全，从而导致消融区域癌复发。对于局部复发病例，再次消融也是重要的微创治疗选择。但是规划再次消融时，应尽可能考虑进一步扩大消融安全边界。

2. 本病例为外单位腹腔镜下Ⅳ段肝癌切除后复发及超声引导下Ⅸd段肝癌消融术后复发。两个部位手术后都复发，患者及家属情绪低落、失去信心。两个部位病变同时复发，特别是Ⅸd段复发癌位置非常特殊，处理比较困难，极具挑战性。

3. 本病例中Ⅸd复发癌病变周围邻近多支关键大血管（下腔静脉、门静脉右支、肝中静脉及肝右静脉等），如果穿刺偏差可能导致致命性大出血，从而导致治疗的彻底失败；如果消融方案方法欠妥，可能导致再次消融不彻底。我们稳定的消融团队、精准的定位和穿刺技术、合理的多点联合补充消融方案，保证了穿刺消融的安全及消融的彻底性。

4. 肝脏Ⅸd段肿瘤消融的彻底性与病灶的大小、形态、性质、患者的配合度及术者的经验等因素有关。由于Ⅸd段肿瘤位置的特殊性，消融不彻底的情况偶有发生，但是我们可以对残留病灶进行再次消融处理，而且首次消融后的坏死病变可以为我们对残留病灶的更精准定位提供重要参考目标。此例患者的复发属于院外单位首次切除不彻底（Ⅳ段）及消融不彻底（Ⅸd段）所致，经过我们再次消融处理，目前我院肝复发癌消融后已经无瘤生存70个月（总无瘤生存75个月），而且并未给予消融外的其他任何抗肿瘤治疗，也再次有力地证明局部消融可以对小肝癌（包括大血管旁小肝癌）达到根治性的治疗效果。

（黄晓红　何松美　郑惊雷　王在国）

（配图：张伟标）

典型病例（2）

（一）病例介绍

患者魏××，男，51岁。

因"甲胎蛋白（AFP）进行性升高1个月、发现肝内占位病变1天"于2017-09-19入院。乙肝"小三阳"17年，一直未予规范诊治；半年前因肝硬化失代偿并脾大脾功能亢进行脾切除术。1个月前外院门诊检查 AFP 52.7 ng/ml，1天前我院复查 AFP 615.03 ng/ml；上腹部彩色超声波提示"肝尾状叶"占位病变。

入院查体：全身情况可，皮肤巩膜无明显黄染，未见肝掌及蜘蛛痣；腹部平坦，左上腹见一长约15 cm肋缘下手术瘢痕，无腹壁静脉曲张，肝脏肋缘下未触及，移动性浊音（—），双下肢无水肿。

入院检查：血常规正常，乙肝"两对半"示"小三阳"，肝功能谷丙转氨酶140U/L，白蛋白 37.2 g/L，总胆红素 16.2 μMol/ml，AFP 608.92 ng/ml。上腹 MRI 平扫 + 增强提示（图 15-2-1A ~ D）：1.肝硬化、多发肝硬化结节；2."肝尾状叶"（即：Ⅸc 段）占位病变，待排再生结节恶变可能；3.门静脉高压，门腔侧支循环形成。全身 PET/CT 提示（图 15-2-1E、F）：1."肝尾状叶"（即：Ⅸc 段）高代谢肿块，考虑原发性肝癌；2.肝硬化；3.全身未见肿瘤转移情况。

2017-09-21 在全麻及 CT 引导下经皮肝穿刺Ⅸc 段及相邻部分 V 段肝癌微波消融术，手术顺利，术后恢复良好，目前随访已经超过 73 个月，至今无瘤生存，生活质量良好。

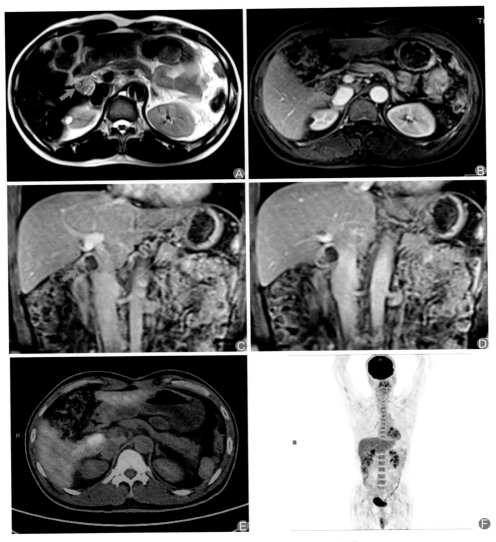

图 15-2-1　术前上腹部 MRI 及 PET/CT 图像

A. 2017-09-21MRI 检查：T2 加权以及 T1 加权增强图像见肝脏Ⅸc 段及相邻 V 段发现 T2 高信号结节（箭头），大小约 2.4 cm×2.0 cm；B. 增强扫描示病灶（箭头）不均匀强化，门静脉期强化程度低于相邻肝实质；C. T1 加权增强示病灶（箭头处）信号不均匀，周围见环形包膜强化，并局部突出于肝下缘；D. 病灶中下部紧贴下腔静脉且分界不清（箭头处），局部下腔静脉壁间隙消失，管腔狭窄。E. 2017-09-21PET/CT 检查：8F-FDG PET/CT 图像示病灶呈 FDG 高摄取；F. 18F-FDG PET/CT 全身图像示病灶外未发现异常 FDG 高摄取灶

（二）临床诊断

1. 原发性肝癌：BCLC A2 期，CNLC Ⅰa 期。
2. 肝硬化：失代偿期，门静脉高压，门腔侧支循环形成，脾大、脾功能亢进、脾切除术后。
3. 乙肝病毒携带者。

（三）治疗选择

患者肝肿瘤部位特殊，手术切除难度和风险较大。乙肝肝硬化失代偿期，门静脉高压门腔侧支循环形成，脾大、脾功能亢进、脾切除术后，不愿意再次手术。患者经济条件有限，无能力考虑肝移植。综合临床情况和患者经济情况，最后决定选择 CT 引导下经皮肝穿刺IXc 段及相邻部分Ⅴ段肝癌微波消融术。

（四）消融治疗过程

于 2023-06-09 在 CT 检查床对患者行气管插管（左肺单侧通气）及全麻，摆左侧斜卧位（右侧垫起约 45°）。CT 扫描见肝IXc 段肿瘤大小约 2.4 cm×2.0 cm。结合术前加强扫描图像，设计最终穿刺路径及消融方案。根据设定方案，CT 引导下划定体表穿刺点。

术区常规消毒、铺无菌巾；选择右后入路，首先用定位针（1 ml 注射器）在皮肤穿刺点（右腋后线与第 7 肋间隙交界处，水平角度）试穿，CT 扫描证实试穿位置、角度和方向都准确无误；拔出定位针，切开皮肤约 0.2 cm 小口，然后采用与定位针相同的角度和方向，将消融针分两次刺入共约 9.5 cm，再次 CT 扫描见消融针层面及角度正确，针尖正好位于肿瘤边缘（图 15-2-2A）。保持消融针角度及方向不变，继续进针约 2.5 cm，CT 扫描见消融针从肿瘤正中央穿过，针尖已达肿瘤对侧边缘处，无累及周围重要结构；设置微波消融参数（65 瓦、自动连续模式，消融时间为 6 min）并立即实施微波消融。在消融过程中行 CT 扫描观察（图 15-2-2B）。彻底消融后，一边消融针道，一边慢慢退出消融针；穿刺孔以敷料覆盖。消融结束后 5 min 再次扫描，见肿瘤已完全固化，呈高 – 低密度改变，消融范围达 3.5 cm×3.2 cm，未见肿瘤组织残留，肝脏周围无出血（图 15-2-2C），结束手术。

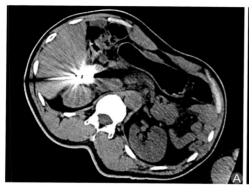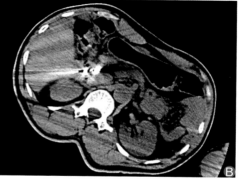

图 15-2-2 肝脏IXd 段小肝癌微波消融治疗（左侧斜卧位）

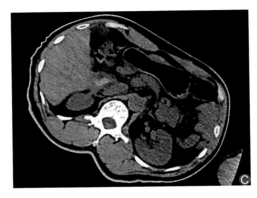

图15-2-2　肝脏IXd段小肝癌微波消融治疗（左侧斜卧位）（续）

A.CT引导下微波消融针到达肿瘤边缘；B.肿瘤消融过程中治疗区见多发蜂窝气体样改变；C.消融术后即刻扫描，术区密度不均匀降低，中央密度增高

（五）术后恢复及处理

麻醉清醒后拔管并送回病区，常规禁食、平卧、监护24 h并予补液、护肝、止血、预防感染、碱化及水化利尿。术后早期12～24 h密切观察并排除腹腔内出血、气胸、肾功能损害。24 h后恢复饮食并下床活动。该例患者术后恢复良好，未出现任何并发症。术后5日复查X线胸片、腹部超声波、血常规及肝肾功能基本正常，安排出院休息。出院后4周复查AFP及血常规、肝肾功能恢复正常，CT平扫及增强扫描显示肿瘤病变消融彻底，局部区域无强化。常规长期服用抗乙肝病毒药物，建议戒酒、休息。

（六）术后全程随访情况

全程随访方法：术后1个月内检查评估并确认治疗彻底后，安排每3个月门诊复查AFP、HBV-DNA定量、血常规及肝功能，术后第3个月及第9个月复查肝脏彩色超声波检查、术后第6个月及第12个月复查上腹部CT平扫及增强扫描，术后每6个月复查胸部X线检查。

全程随访结果：末次随访时间2023-10-25，至今已经无瘤生存73个月，生活质量良好，在村里坚持正常的工作和生活。

1.患者甲胎蛋白（AFP）动态变化情况见表15-2及图15-2-3。

表15-2　患者甲胎蛋白（AFP）动态变化情况

随访时间	对应时间节点	AFP（正常值0~9 ng/ml）
2017-09-18	术前3天	615
2017-09-28	术后7天	898
2017-10-05	术后14天	320
2017-10-19	术后1个月	88.14
2017-12-05	术后3个月	2.98
2018-04-17	术后7个月	2.01
2018-07-31	术后10个月	2.19

续表

随访时间	对应时间节点	AFP（正常值 0～9 ng/ml）
2019-04-12	术后 18 个月	1.51
2019-10-15	术后 24 个月	1.89
2020-12-29	术后 38 个月	2.03
2021-11-12	术后 49 个月	1.40
2022-02-22	术后 52 个月	2.02
2023-10-25	术后 73 个月	1.5

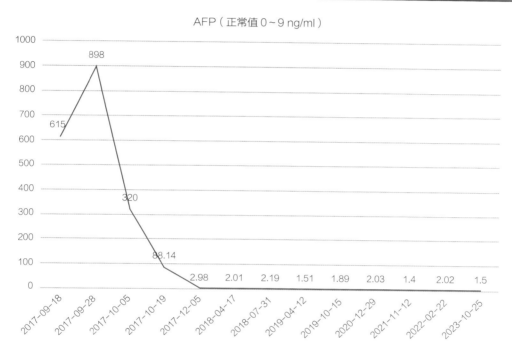

图 15-2-3　患者甲胎蛋白（AFP）动态变化曲线图

2. 术后动态 CT 复查结果（图 15-2-4）

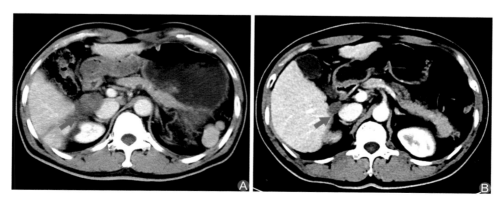

图 15-2-4　消融术后长期动态 CT 增强复查

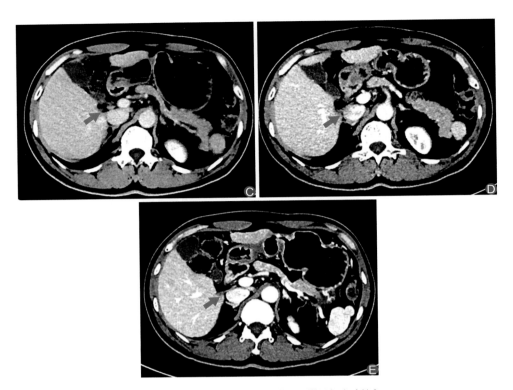

图15-2-4 消融术后长期动态CT增强复查（续）

术后1个月（2017-10-11）（A）、1年（2018-12-19）（B）、2年（2019-12-31）（C）、4年（2021-03-13）（D）、6年（2023-10-25）（E）增强CT复查，术区残腔逐步缩小，边缘未见异常强化灶

3. 生存期：至今无瘤生存73个月，生活质量良好。

（七）治疗经验总结

1. 本例患者不愿接受肝部分切除及肝移植手术，且肿瘤属于小于3 cm中央区深部的原发性肝癌，并疑有下腔静脉壁浸润可能，符合局部消融治疗指征。

2. 本例肿瘤属于相对高危部位肿瘤，累及肝脏下缘，距离相邻肠管较近（小于0.5 cm），但并不是消融绝对禁忌证。结合过硬的临床操作技术，以及全麻技术减轻患者疼痛和呼吸的影响，且通过影像技术如三维重建、影像对比技术等联合辅助，保证了消融治疗的安全性。

3. 全程科学管理：患者配合度较好，术后坚持长期抗乙肝病毒治疗，并每3～6个月复查甲胎蛋白及肝脏影像学检查。目前患者术后73个月无复发转移，获得了良好的无瘤生存期，并且生活质量良好，证明微创消融的优越性。

（李浩权 李劲 王在国 刘宇虎）

（配图：张伟标）

典型病例（3）

（一）病例介绍

患者熊××，男，54 岁。

因"发现肝占位病变 1 周"于 2017-09-21 日入院。患者乙肝"小三阳"病史 10 余年，一直坚持服用抗病毒药物（早期服用拉米夫定、近期服用恩替卡韦）。患"天疱疮"4 年，一直在中山大学附属第一医院治疗，病情稳定。1 周前社区肝癌筛查，超声检查发现肝占位病变，遂转诊我院。患者近期无明显不适。

入院查体：全身情况好，皮肤巩膜无明显黄染，未见肝掌及蜘蛛痣，浅表淋巴结未扪及肿大。腹部平坦，未见腹壁静脉曲张，肝脾未扪及肿大，全腹无压痛及反跳痛；移动性浊音（−）；双下肢无水肿。

入院检查：血常规正常；乙肝"两对半"提示"大三阳"，乙肝表面抗原定量＜ 5.0E+02 IU/ml（抗病毒治疗状态）；肝功能谷丙转氨酶 33.6U/L、谷丙转氨酶 37.3U/L、总胆红素 12.5U/L，白蛋白 45.7 g/L；甲胎蛋白（AFP）81.98 ng/ml。上腹部 MRI 平扫 + 增强提示：1. 肝脏门 – 腔间隙（即Ⅸb 段）强化结节，大小约 2.1 cm×1.4 cm，考虑肝癌（图 15-3-1A）；2. 肝脏Ⅶ段强化结节，大小约 2.0 cm×1.5 cm，考虑肝癌（图 15-3-1B）；3. 肝脏多发小囊肿；4. 脾脏不大，无门静脉高压改变。PET/CT 提示（图 15-3-1C、D）：1. 肝尾状叶（即Ⅸb 段）、肝右叶Ⅶ段低密度结节，部分代谢增高，考虑原发性肝癌可能性大；2. 肝脏多发小囊肿；3. 肝外未见转移。

2017-09-27 全麻及 CT 引导下经皮肝Ⅶ段肿瘤穿刺活检及Ⅸb、Ⅶ段肿瘤微波消融术，手术及术后恢复顺利。术后病理报告：Ⅶ段高分化肝细胞肝癌。术后 2 周复查 AFP 降至 25.77 ng/ml，CT 平扫 + 增强扫描显示Ⅸb、Ⅶ段病变消融彻底，局部区域无强化，临床疗效评价达到完全缓解。

首次消融术后 13 个月发现肝Ⅸb 段原病灶旁癌复发，予以再次消融及术后 TACE 治疗 1 次。首次术后 25 个月（即第二次消融术后 12 个月）复查发现肝Ⅳ段复发癌，予以第三次消融及术后 TACE 治疗 2 次。首次消融术后 45 个月（即第三次消融术后 20 个月）发现肝Ⅸc 段复发，予以第四次消融处理；此次也发现前列腺左叶占位病变并经穿刺活检确诊为肝癌前列腺转移。因为反复复发及前列腺转移，经反复动员，家属同意加"双艾方案"进行靶向免疫治疗；靶向免疫治疗 3 个月后，患者 AFP 进行性升高至 8731 ng/ml，再次复查 CT 提示Ⅸc 段肿瘤消融后复发，经 MDT 讨论，决定在继续"双艾方案"［卡瑞利珠单抗（艾瑞卡®）联合阿帕替尼（艾坦®）］靶向免疫治疗的基础上，对Ⅸc 段残留病变实行立体定向放疗（SBRT）：2022-01-06 至 2022-01-21 完成 SBRT 放疗（共 7 次，累计剂量为 56Gy）。放疗及靶向免疫综合治疗后 4 个月，AFP 降至 2.91 ng/ml，上腹部 CT 平扫 + 增强提示Ⅸc 段复发病变彻底坏死，局部区域无强化。目前一直使用"双艾方案"巩固治疗及继续定期动态随访中。靶向免疫治疗后，患者原有皮肤疾病未见加重。随访至 2023-11-07，目前患者无瘤生存，生活质量良好，总生存期已经达到 73 个月。

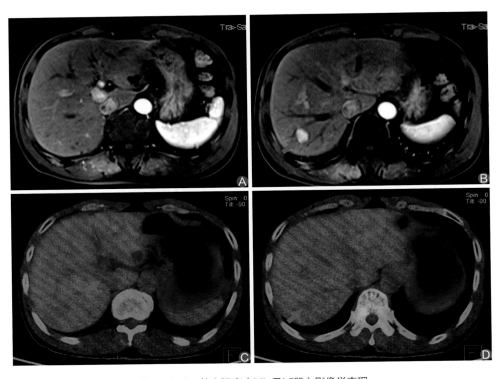

图 15-3-1　首次肝癌（Ⅸb 及Ⅶ段）影像学表现

A、B. MR 示肝Ⅸb 及Ⅶ段结节灶，增强扫描明显强化；C、D. PET/CT 示肝Ⅸb 及Ⅶ段稍低密度结节，FDG 代谢略高于正常肝脏

（二）临床诊断

1. 肝Ⅸb 段原发性肝细胞癌；
2. Ⅶ段原发性肝细胞癌；
3. 肝硬化代偿期；
4. 乙型肝炎病毒携带者；
5. 肝多发囊肿；
6. 天疱疮。

（三）治疗选择

本例患者首次发病时肝内同时出现两个病变，分别位于肝Ⅸb（2.1 cm×1.4 cm）及Ⅶ段（2.0 cm×1.5 cm），合并天疱疮，临床处理比较困难。从理论上讲，最适合的治疗方法是肝移植，但因为患者经济条件有限，负担不了肝移植的巨额费用。考虑到患者全身情况及肝功能良好，肝外无转移，我们也曾建议外科手术切除，但是患者及家属因为担心切除的难度及风险极高而拒绝。患者及家属同意了我们的最后建议，采用微创消融技术，即 CT 引导下经皮经肝穿刺Ⅶ段肿瘤进行活检及同时对Ⅸb、Ⅶ段肿瘤进行微波消融。

（四）首次（2017-09-27）Ⅸb 联合Ⅶ段肝癌消融过程及术后处理

在 CT 检查床对患者行气管插管全麻，摆左侧斜卧位（右侧垫起约 45°）。CT 扫描见肝Ⅸb 段肿瘤大小约 2.0 cm×1.6 cm，Ⅶ段肿瘤大小约 2.0 cm×1.5 cm。研究确定并且在体表划定穿刺点后，术区常规消毒、铺无菌巾；按照先行Ⅶ段肿瘤穿刺活检及消融、然后再行Ⅸb 段肿瘤消融的顺序进行操作。

首先行Ⅶ段肝肿瘤穿刺活检及消融：在 CT 扫描确认的皮肤穿刺点（右腋前线与第 7、8 肋间隙交界处），首先用定位针（1 ml 注射器）试穿，CT 扫描证实定位准确无误；切开皮肤约 0.2 cm 小口，然后拔出定位针，并在 CT 引导下将消融针逐步刺入，直达肿瘤边缘，再次 CT 扫描证实穿刺精准后，将消融针从肿瘤中央穿过并抵达肿瘤对侧缘外约 0.5 cm；然后将穿刺活检针同层面平行角度刺入，针尖到达肿瘤边缘前约 0.5 cm 处停止并进行穿刺活检；随后开始微波消融（参数：60 瓦、自动连续模式，时间 6 min），消融范围达 4.0 cm×3.5 cm，消融后 CT 扫描评价无肿瘤组织残留。退出穿刺活检针，然后边消融针道边退出消融针。

再行Ⅸb 段肝肿瘤消融：再次扫描判断Ⅶ段病变消融彻底、无出血后，在预定的Ⅸb 段肝癌皮肤穿刺点（右腋后线与第 8、9 肋间隙交界处）试穿（图 15-3-2A）。CT 扫描证实穿刺点精准无误后，拔出试穿针，切开皮肤约 0.2 cm 小口，更换微波消融针并以试穿针相同的角度和方向缓慢穿刺进针约 6.0 cm；再次 CT 扫描证实消融针穿刺的方向和角度正确后，继续进针约 3.0 cm；扫描证实消融针针尖已经抵达肿瘤边缘附近，且穿刺角度和方向都精准无误，然后保持穿刺角度及方向不变，将消融针分两次刺入共约 3.5 cm；再次扫描见消融针已经沿肿瘤中轴线（门 – 腔间隙中央）横贯而过，且针尖已到达肿瘤对侧缘被膜外约 0.5 cm 正常肝组织，无伤及周围重要结构；连接消融设备，设置好参数（60 瓦、自动连续模式，消融时间 9 min），立即启动消融（图 15-3-2B），同时监护观察患者生命体征，直至完成预定消融时间。消融完毕立即 CT 扫描，判断肿瘤已完全固化，消融范围达 2.5 cm×3.0 cm，未见肿瘤组织残留（图 15-3-2C），然后边消融针道边退出消融针。结束后 5 min 再次扫描，判断无液气胸及肝脏周围出血，结束手术。

术后处理：消融术后常规禁食、平卧、监护 24 h 并予补液、护肝、止血、预防感染、

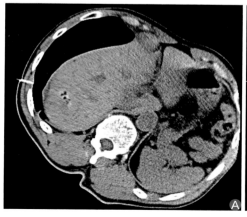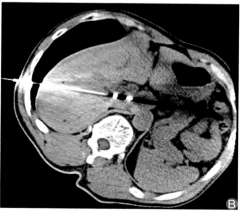

图 15-3-2　首次（2017-09-27）Ⅸb 及Ⅶ段肝癌微波消融

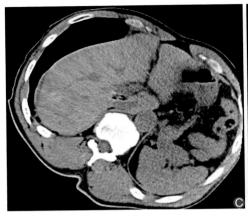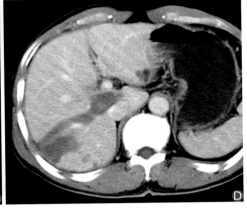

图 15-3-2　首次（2017-09-27）Ⅸb 及Ⅶ段肝癌微波消融（续）

A. Ⅶ段病灶已经穿刺活检及消融处理，肝周围少许积液，右第 8、9 肋间隙可见Ⅸb 段病灶消融的术前定位针。B. 消融针穿透Ⅸb 段病灶，紧邻门静脉主干。C. 消融毕，Ⅸb 段术区见条状混杂密度灶，相邻门静脉、腔静脉未见异常。D. 术后 2 周CT 复查，Ⅸb、Ⅶ段术区未见明显异常强化

碱化及水化利尿。术后早期 12 ～ 24 h 密切观察并排除腹腔内出血、气胸、肾功能损害。24 h后恢复饮食并下床活动。术后恢复良好，未出现任何并发症，术后第 6 天出院。术后 2 周上腹部 CT 平扫加增强扫描评价Ⅸb、Ⅶ段病变消融彻底，病变无强化，余肝无肿瘤病变（图15-3-2D），AFP 降至 25.77 ng/ml。

（五）术后全程随访及复发病变的综合处理

1. 首次肝Ⅸb 段肝癌微波消融术后动态复查情况：

消融术后继续抗乙肝病毒治疗，每 3 ～ 4 个月门诊复查一次，术后一年未见复发转移。

2. 首次肝Ⅸb 段复发及处理（2018-10-24）

首次消融术后 13 个月复查 CT 平扫＋增强发现肝Ⅸb 段原病灶旁、门静脉右支上方结节状异常强化灶，考虑肝癌复发（图 15-3-3A），并于 2018-10-24 再次全麻及 CT 引导下经皮穿刺肝Ⅸb 段复发癌微波消融术（图 15-3-3B、C），手术及术后恢复顺利，术后 1 个月复查Ⅸb 段复发病灶消融彻底，局部区域无强化（图 15-3-3D），加 TACE 治疗 1 次。

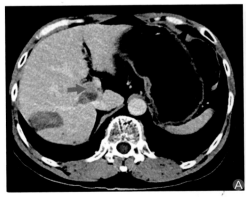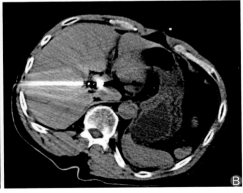

图 15-3-3　首次肝Ⅸb 段复发癌诊断及再次消融处理

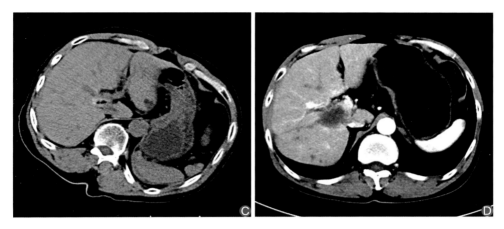

图 15-3-3　首次肝Ⅸb 段复发癌诊断及再次消融处理（续）
A. 肝Ⅸb 段复发癌；B. 布针及消融中；C. 消融毕；D. 术后 1 个月

3. 肝Ⅳ段复发癌的处理（2019-11-20）

首次消融术后 25 个月（即第二次消融术后 12 个月）复查发现肝Ⅳ段复发癌（图 15-3-4A），并于 2019-11-20 再次消融，术后 2 个月Ⅳ段复发病变消融彻底，局部区域无强化（图 15-3-4B），加 TACE 治疗 2 次。

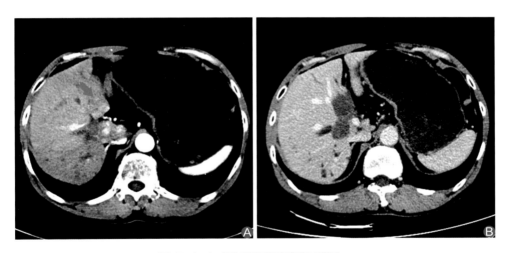

图 15-3-4　肝Ⅳ段复发癌诊断及消融
A. 肝Ⅳ段复发癌；B. 肝Ⅳ段复发癌消融术后 2 个月

4. 肝Ⅸc 段复发癌的处理（2021-07-28）

首次术后 45 个月（第三次术后 20 个月）复查发现 AFP 升高至 5638 ng/ml，上腹部 MR 平扫＋增强提示肝Ⅸc 段复发（图 15-3-5A），并于 2021-07-28 再次消融（图 15-3-5B、C），术后 1 个月上腹部 CT 平扫＋增强提示Ⅸc 段复发病变消融彻底，局部区域无强化（图 15-3-5D）。

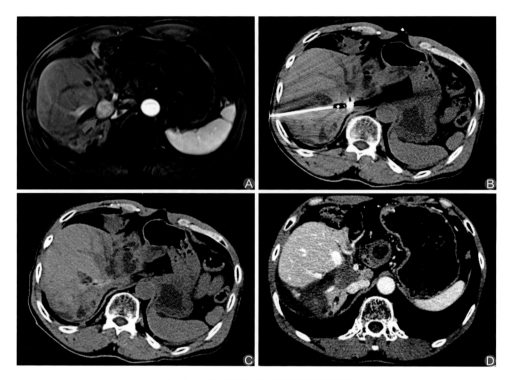

图 15-3-5　肝Ⅸc 段复发癌诊断及消融

A. MR 增强见肝Ⅸc 段强化结节，考虑肿瘤复发；B. 消融过程术中，消融针于相邻血管、胆管间隙穿透肿瘤；C 消融毕，肿瘤消融后体积较前缩小，术区呈条状密度增高灶，相邻胆管、血管无扩张、积气；D. 术后 1 月余，肝Ⅸc 段术区未见异常强化灶

5. 肝癌前列腺转移及肝Ⅸc 段复发癌靶向、免疫、放疗综合处理与随访

2021-08-23MRI 检查发现前列腺左叶占位病变（图 15-3-6A），并于 2021-08-31 在 B 超引导下经直肠行前列腺穿刺活检术，术后病理诊断肝癌前列腺转移（图 15-3-6B）。因为反复复发且前列腺转移，经反复动员，家属同意尝试"双艾方案"进行靶向免疫治疗。

靶向免疫治疗 3 个月后，患者 AFP 进行性升高达 8731 ng/ml，复查 MR 又发现肝Ⅸc 段癌消融后复发（图 15-3-6C），PET/CT 提示肝脏复发灶代谢增高，全身其他部位糖代谢未见明显异常（图 15-3-6D）。经 MDT 讨论，决定在继续"双艾方案"靶向免疫治疗的基础上，对Ⅸc 段肝复发病灶实行立体定向放疗（SBRT）。2022-01-06 至 2022-01-21 完成 SBRT 放疗（共 7 次，累计剂量为 56Gy）。放疗及靶向免疫综合治疗后 2 个月，AFP 降至 2.91 ng/ml，上腹部 CT 平扫 + 增强提示肝Ⅸc 段消融后复发病变彻底坏死，局部区域无强化（图 15-3-6E）。

目前一直坚持使用"双艾方案"进行巩固治疗及继续定期动态随访中。靶向免疫治疗后，患者原有皮肤疾病未见加重。随访至 2023-11-07，目前患者无瘤生存（图 15-3-6F），生活质量良好，总生存期已经达到 73 个月。

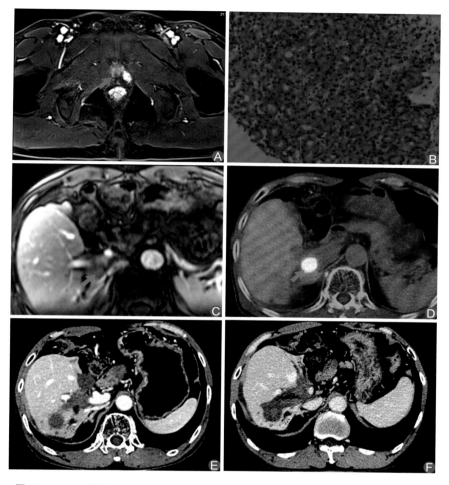

图15-3-6　肝癌前列腺转移及肝Ⅸc段复发的诊断及靶向、免疫、放疗综合处理与随访
A. MRI 增强显示前列腺左外叶异常强化灶，考虑恶性肿瘤；B. 前列腺左外叶结节活检病理提示肝细胞癌；C. 靶向免疫综合治疗后4个月，MRI复查门静脉期示肝Ⅸc段下方稍低信号结节，考虑复发；D. PET/CT 提示Ⅸc段结节 FDG 代谢明显增高；E. 肝Ⅸc段复发癌放疗及继续靶向免疫治疗后2个月复查，Ⅸc段放疗靶区未见异常强化；F. 肝Ⅸc段复发癌放疗及靶向免疫综合治疗后21个月，局部肝右叶组织萎缩，血供减低，肝Ⅸc段靶区未见明显强化

（六）治疗过程及 AFP 变化动态复查情况

1. 肝癌患者治疗全过程一览表（表 15-3）

表 15-3　肝癌患者治疗全过程一览表

时间	诊断情况	治疗情况	疗效评价	并发症
2017-09-27	肝Ⅸb、Ⅶ段肝癌	Ⅸb 段肝癌微波消融术 Ⅶ段肝癌穿刺活检及微波消融术	CR	无
2018-10-24	肝Ⅸb 段复发癌	Ⅸb 段肝复发癌微波消融术 +TACE1 次	CR	无

时间	诊断情况	治疗情况	疗效评价	并发症
2019-11-20	肝Ⅳ段复发癌	Ⅳ段肝复发癌微波消融术+TACE2次	CR	无
2021-07-28	肝IXc段复发癌	IXc段肝复发癌微波消融术	CR	无
2021-08-31	肝癌前列腺转移	"双艾"方案靶向免疫治疗	持续治疗中	无
2022-01-06	肝IXc段复发癌	SBRT+"双艾"方案靶向免疫治疗	CR	无
2022-07-24至今	无明确肿瘤存在	靶向免疫维持治疗	CR	无

2. AFP动态复查结果一览表（表15-4）

表15-4　AFP动态复查结果一览表

AFP检查时间	所对应的治疗相关时间节点	APF（ng/ml）
2017-09-21	首次IXb、Ⅶ段肝癌消融	81.98
2017-10-05	首次消融后2周	25.77
2017-12-22	首次消融后3个月	13.32
2018-03-31	首次消融后6个月	10.93
2018-04-29	首次消融后7个月	22.88
2018-10-22	首次消融后13个月：IXb段复发	148.4
2018-12-10	IXb段复发癌消融（+TACE）后1个月	30.14
2019-05-06	IXb段复发癌消融后7个月	18.23
2019-08-29	IXb段复发癌消融后9个月	78.81
2019-11-13	首次消融后25个月：Ⅳ段复发	221.45
2019-11-26	Ⅳ段复发癌消融后2周	170.77
2020-01-22	Ⅳ段复发癌消融后2个月	198.35
2020-03-30	Ⅳ段复发癌消融（+TACE）后4个月	288.65
2020-10-15	Ⅳ段复发癌消融后11个月	710.81
2021-03-13	Ⅳ段复发癌消融后17个月	1245.53
2021-07-19	首次消融后45个月：IXc段复发	5638
2021-08-24	IXc段复发癌消融+靶向免疫治疗2周	8330
2021-11-05	IXc段复发癌消融+靶向免疫治疗3个月	8731
2021-12-20	IXc段复发癌消融+靶向免疫治疗4个月	6492
2022-01-06	IXc段复发癌消融+靶向免疫治疗5个月，开始SBRT治疗	6638.58
2022-01-21	SBRT+靶向免疫治疗后2周	2064.84

续表

AFP 检查时间	所对应的治疗相关时间节点	APF（ng/ml）
2022-02-07	SBRT+ 靶向免疫治疗后 1 个月	439.27
2022-03-20	SBRT+ 靶向免疫治疗后 2 个月	10.89
2022-04-20	SBRT+ 靶向免疫治疗后 3 个月	2.91
2022-06-15	SBRT+ 靶向免疫治疗后 5 个月	1.82
2022-07-24	SBRT+ 靶向免疫治疗后 6 个月	1.47
2022-10-14	靶向免疫治疗维持	1.26
2022-11-10	靶向免疫治疗维持	1.39
2023-04-28	靶向免疫治疗维持	1.2
2023-11-07	靶向免疫治疗维持	1.31

（七）治疗经验总结

1. 本例患者首次发病时就同时存在Ⅶ、Ⅸb 段两个小肝癌。而且患者身体状况不理想（合并严重的皮肤病天疱疮），手术切除的难度和风险都很大。即使实施手术切除，因为Ⅸb 段病变四周被大血管及胆管包绕，也无法做到宽切缘切除，所以应该首先考虑肝移植这种较为理想治疗方式。后来的病程中又先后出现过Ⅸc、Ⅳ段肝复发癌，也再一次证明最初肝脏移植的考虑和建议是正确的。

2. 在患者无经济能力考虑肝移植，又惧怕手术风险而拒绝肝部分切除的情况下，我们对首次出现的两个小肝癌，选择了 CT 引导下经皮经肝穿刺微波消融微创治疗技术，一次性完成了Ⅶ段病变的穿刺活检及两个病变的同时性消融，术后两周疗效评估证实肿瘤完全缓解。虽然后来经历了Ⅸb 段肝癌复发、Ⅸc 及Ⅳ段新发肝癌以及前列腺转移，但经过积极的 MDT 综合治疗，不仅完全控制了病情，还获得了目前无瘤生存时间已经达到 73 个月、生活质量良好的远期效果，充分证明微创微波消融也是很好的肝癌治疗选择。

3. MDT 原则在此例复杂肝癌病例中得到了很好的应用，并使患者获得了最大的收益。首次肝癌根治性消融后出现复发，除了再次消融，配合了 TACE。Ⅸc、Ⅳ先后多中心起源出现新发肝癌及发生前列腺转移后，我们除了再消融、TACE，在控制不了病情的时候还加入了最新的靶向免疫治疗新技术，以及立体定向放疗（SBRT）新技术，最终不仅完全控制了肝内病变，也控制了肝癌的前列腺转移。

4. 肝癌术后长期全程科学管理使患者极大获益。此例患者配合性极好，术后除了坚持长期抗乙肝病毒治疗外，还积极配合医生的建议，一直坚持每 3～4 个月一次的规律性复查，以至于在Ⅸb、Ⅸc、Ⅳ段及前列腺出现转移的时候，均能够被早期及时发现。因为发现较早，肿瘤病变也较小，所以每次复发的处理也都相对比较容易。

（陈韵壕　张雪芳　王在国　王文琦）

（配图：张伟标）

典型病例（4）

（一）病例介绍

患者李 ××，男，45 岁。

因"反复右上腹隐痛 1 个月，发现肝脏占位 2 天"于 2017-04-15 入院。有慢性乙肝病史 10 余年，一直坚持服用抗病毒药物（早期服用拉米夫定、近期服用恩替卡韦）。2 天前我院门诊超声波及上腹部 CT 检查（图 15-4-1A、B）发现腔静脉旁肝占位病变，考虑肝癌收入院。患者近期无明显其他不适。

入院查体：全身情况好，皮肤巩膜无明显黄染，未见肝掌及蜘蛛痣，浅表淋巴结未扪及肿大。腹部平坦，未见腹壁静脉曲张，肝脾未扪及肿大，全腹无压痛及反跳痛；移动性浊音（一）；双下肢无水肿。

入院检查：血常规正常；乙肝"两对半"提示"大三阳"，乙肝病毒核酸定量检测（HBV-DNA）＜ 5.0E+02 IU/ml（抗病毒治疗状态）；肝功能正常；甲胎蛋白（AFP）264.01 ng/ml。上腹部 MRI 平扫＋增强提示（图 15-4-1C、D）：1. 肝脏门－腔间隙（即Ⅸb 段）强化结节，大小约 2.8 cm×2.5 cm，考虑肝癌；2. 肝硬化；3. 肝脏多发小囊肿；4. 胆囊结石；5. 脾脏6 个肋单元大小，无门静脉高压改变；6. 双肾小囊肿。X 线胸片及全身骨扫描（ECT）排除肺及骨转移。

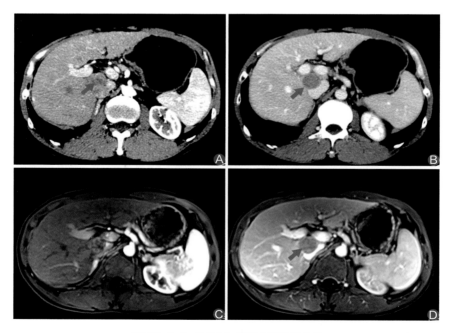

图 15-4-1　首次Ⅸb 段肝癌影像学表现

CT（A、B）及 MR（C、D）增强提示肝Ⅸb 段结节，大小约 2.8 cm×2.5 cm，动脉期不均匀强化，门脉期强化程度较正常肝实质减低

2017-04-24 首次全麻及 CT 引导下经皮肝穿刺Ⅸb 段肝癌微波消融术，手术及术后恢复顺利。术后 2 周复查 AFP 降至 55.85 ng/ml，CT 平扫＋增强扫描显示Ⅸb 病变消融彻底，局部区域无强化，临床疗效评价达到完全缓解。

首次消融术后 5 个月发现肝Ⅸb 段原病灶旁癌复发，于 2017-09-22 行第二次消融，术后 4 周复查 MRI 显示Ⅸb 段肝复发癌消融彻底，局部无强化，但Ⅱ、Ⅳ、Ⅷ段分别出现约 0.5 cm、0.8 cm、0.8 cm 新的细小可疑强化结节，不排除小肝癌，遂于 2017-10-26 行介入 TACE 治疗 1 次，介入术后 2 月半复查 CT 肝内无明显肿瘤。

首次消融术后 12 个月（即第二次消融术后 7 个月）发现肝Ⅳ、Ⅷ段强化结节增大（最大 1.4 cm），于 2018-04-09 针对肝Ⅳ、Ⅷ段复发癌行第三次微波消融，术后 2 周复查 CT 平扫＋增强扫描显示肝Ⅳ、Ⅷ段复发癌消融彻底，局部区域无强化。

首次消融术后 20 个月（即第三次消融术后 8 个月）发现肝Ⅳ、Ⅴ、Ⅷ段强化结节（最大 2.0 cm），于 2018-12-07 针对肝Ⅳ、Ⅴ、Ⅷ段复发癌行第四次微波消融，术后 2 周复查 CT 平扫＋增强扫描显示肝Ⅳ、Ⅴ、Ⅷ段复发癌消融彻底，局部区域无强化。

首次消融术后 26 个月（即第四次消融术后 6 个月）发现肝Ⅲ、Ⅴ段肝癌复发，于 2019-06-19 行腹腔镜下Ⅲ段肝复发癌切除（术后病理报告为肝细胞癌）及 CT 引导下肝Ⅴ段复发癌第五次微波消融，术后 2 周复查 CT 平扫加增强扫描，肝内未见明显肝癌病变。

首次消融术后 31 个月（即第五次消融术后 5 个月）发现肝Ⅴ段新发病变及Ⅱ段消融病变可疑复发，于 2019-11-06 行肝Ⅴ、Ⅱ段复发癌第六次微波消融，术后 1 个月复查 CT 平扫加增强显示肝内病变无强化。因为多次复发，经过反复劝告，最终同意并于出院后开始服用靶向抗肿瘤药物甲磺酸阿帕替尼，以期减少复发概率。

之后一直坚持抗乙肝病毒、抗肿瘤及护肝治疗，直到 2021-03-16 日复查发现Ⅴ/Ⅷ段肿瘤消融灶突出肝外部分出现复发。继续服用甲磺酸阿帕替尼。后因腹痛、黄疸、发热，诊断胆囊及胆管结石，并于 2021-03-31 行 ERCP 及胆管支架置入；2021-06-10 复查 CT 发现大量腹水，加强护肝治疗及人体白蛋白治疗；之后病情逐步恶化，腹水逐步失去控制，并出现胸腔积液及反复上消化道出血，最终于 2022-09-24 死于肝衰竭。患者总生存期 65 个月。

（二）临床诊断

1. 肝Ⅸb 段原发性肝细胞癌，BCLC A1 期，CNLC Ⅰa 期；
2. 肝硬化代偿期；
3. 乙型肝炎病毒携带者；
4. 胆囊结石；
5. 双肾囊肿。

（三）治疗选择

本例患者首次发病时肝癌大小 2.8 cm×1.5 cm，位于复杂和危险的肝Ⅸb 段，临床处理比较困难。因为肿瘤大小尚不足 3.0 cm，属于早期肝癌，所以肝移植、肝部分切除及局部消融都可以选用。肝移植是理论上最佳的治疗方法，但因为患者经济条件有限，负担不了肝移植的巨额费用，因此放弃了肝移植选择。患者中年、全身情况及肝功能良好、肝外无转移，也适合外科手术切除，但是需要联合切除部分右肝组织，而且很难做到宽切缘切除，患者及家属因为担心切除的难度和风险而拒绝。最后，患者及家属同意接受我们采用微创消融技术治疗肝癌的建议。

（四）首次（2017-04-24）Ⅸb 段肝癌消融过程及术后处理

1. 在 CT 检查床对患者行气管插管全麻，摆左侧斜卧位（右侧垫起约 60°）。CT 扫描见Ⅸb 段肿瘤大小约 2.8 cm×2.5 cm，研究设计穿刺路径、穿刺方案后，确定体表穿刺点，并定位划线标记，然后术区常规消毒、铺无菌巾。

2. 在预先确定的皮肤穿刺点（在右腋后线与第 8 肋间隙交界处），先取定位针（1 ml 细注射器针头）试穿（图 15-4-2A）。CT 扫描证实试穿精准无误后，拔出试穿针，切开皮肤约 0.2 cm 小口，更换微波消融针并以试穿针相同的角度和方向缓慢穿刺进针约 7 cm；再次 CT 扫描证实消融针穿刺的方向和角度正确后，继续进针约 3.0 cm；扫描证实消融针针尖已经抵达肿瘤边缘附近，且穿刺角度和方向都精准无误，然后保持穿刺角度及方向不变，将消融针分两次刺入共约 3 cm；再次扫描见消融针已经沿肿瘤中轴线（门-腔间隙中央）横贯而过，且针尖已到达肿瘤对侧缘被膜外约 0.2 cm 正常肝组织，无伤及周围重要结构（图 15-4-2B）。

3. 连接消融设备，设置好参数（60 瓦、自动连续模式，消融时间 9 min），立即启动消融，同时监护观察患者生命体征，直至完成预定消融时间。消融完毕立即 CT 扫描，判断肿瘤已完全固化，消融范围达 3.8 cm×2.5 cm，未见肿瘤组织残留（图 15-4-2C），然后边消融针道边退出消融针。结束后 5 min 再次扫描，判断无液气胸及肝脏周围出血，结束手术。

4. 术后处理：消融术后常规禁食、平卧、监护 24 h 并予补液、护肝、止血、预防感染、碱化及水化利尿。术后早期 12～24 h 密切观察并排除腹腔内出血、气胸、肾功能损害。24 h 后恢复饮食并下床活动。术后恢复良好，未出现任何并发症，术后第 8 天出院。术后 2 周内复查 AFP 降至 55.85 ng/ml，CT 平扫加增强扫描显示Ⅸb 段病变消融彻底，局部区域无强化（图 15-4-2D），临床疗效评价达到完全缓解。

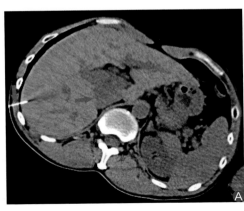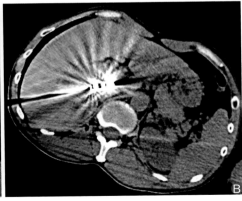

图 15-4-2　首次Ⅸb 段肝癌微波消融（2017-04-24）

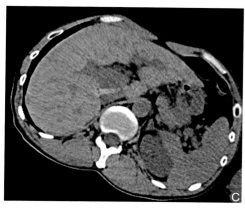
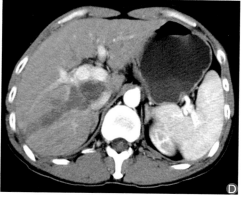

图 15-4-2　首次IXb段肝癌微波消融（2017-04-24）（续）

A. 进消融针前，定位针（箭头）位于右腋后线，定位准确；B. 消融针到达病灶中央位置；C. 消融毕，病灶体积略缩小，中央见条状稍高密度影；D. 术后 2 周 CT 复查，IXb 术区未见明显异常强化，上腔静脉受压情况好转

（五）术后全程随访及复发病变的综合处理

1. 首次肝IXb段肝癌微波消融术后动态复查情况

2017-04-24 首次 IXb 段肝癌消融术后，患者继续抗乙肝病毒治疗及动态复查观察。术后 2 周 CT 平扫加增强扫描显示IXb段病变消融彻底，局部区域无强化（图 15-4-2D），2017-05-6 AFP 降至 55.85 ng/ml，临床疗效评价达到完全缓解。

2. 首次肝IXb复发及处理（2017-09-22 第二次消融）

首次消融术后 5 个月，复查 CT 平扫加增强扫描见消融术区内侧不均匀强化结节（图 15-4-3A），加做 MRI 平扫加增强发现肝IXb段原病灶旁、门静脉右支上方结节状异常强化灶，考虑肝癌复发（图 15-4-3B、C）。于 2017-09-22 行第二次肝IXb段复发癌消融（图 15-4-3D）。术后 4 周复查 MRI 显示IXb段肝复发癌病变消融彻底无强化（图 15-4-3E），但 II、IV、VIII 分别出现约 0.5 cm、0.8 cm、0.8 cm 新的细小可疑强化结节，不排除小肝癌，AFP 也升高至 329.54 ng/ml，遂于 2017-10-26 行肝动脉插管化疗栓塞术（TACE）1 次，介入术后 2 个半月复查 CT 肝内无明显肿瘤。

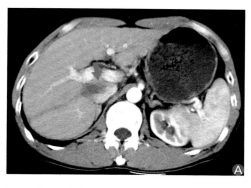

图 15-4-3　首次肝IXb复发癌诊断及再次消融处理

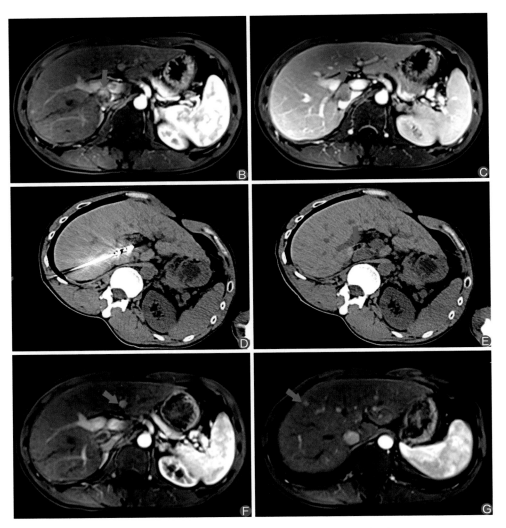

图 15-4-3　首次肝Ⅸb 段复发癌诊断及再次消融处理（续）

A. 2017-9-13CT 提示术区内侧不均匀强化结节。B、C. MRI 显示术区左侧（肝Ⅸb 段）不均匀强化结节，考虑复发癌，病灶压迫下腔静脉。D. 消融术中，消融针经过Ⅸb 段复发灶中部。E. 消融毕，Ⅸb 段术区呈条片状低密度影，上腔静脉较前扩大。F、G. 术后 1 个月 MR 提示术区规则环形信号，考虑为术后改变；肝Ⅱ、Ⅳ段强化结节（箭头）

3．Ⅱ、Ⅳ段复发癌的处理（2018-04-09 第三次消融）

首次消融术后 12 个月（即第二次消融术后 7 个月），复查 AFP 599.73 ng/ml，MRI 平扫加增强发现肝Ⅸb 段复发癌病变无复发，Ⅱ、Ⅳ段强化结节增大，最大 1.4 cm（图 15-4-3F、G）。于 2018-04-09 针对肝Ⅱ、Ⅳ段复发癌行第三次微波消融。术后 2 周复查 CT 平扫加增强扫描显示肝Ⅱ、Ⅳ段复发癌消融彻底，局部区域无强化，AFP 下降至 198.2 ng/ml。

4．肝Ⅳ、Ⅴ、Ⅷ段复发癌的消融处理（2018-12-07 第四次消融）

首次消融术后 20 个月（即第三次消融术后 8 个月），复查 AFP 3921 ng/ml，上腹部 MRI 平扫加增强发现肝Ⅸb 及Ⅱ、Ⅳ段病变无复发，新发现肝Ⅳ、Ⅴ、Ⅷ段强化结节（最大 2.0 cm）。于 2018-12-07 针对肝Ⅳ、Ⅴ、Ⅷ段复发癌行第四次微波消融。术后 2 周复查 CT 平扫加增强扫描显示肝Ⅳ、Ⅴ、Ⅷ段复发癌消融彻底，局部区域无强化，AFP 下降至 1005.01 ng/ml。

5. 肝Ⅴ段复发癌消融（2019-6-19 第五次消融）及腹腔镜肝Ⅲ段复发癌切除

首次消融术后 26 个月（即第四次消融术后 6 个月），复查 AFP 2749.02 ng/ml，上腹部 MRI 平扫加增强发现肝Ⅲ段直径约 1.5 cm 新发病变及Ⅴ段消融后病变部分强化。于 2019-06-19 行腹腔镜下Ⅲ段肝复发癌切除（术后病理报告为中分化肝细胞癌）及 CT 引导下肝Ⅴ段复发癌第五次微波消融。术后 2 周复查 CT 平扫加增强扫描肝内未见明显肝癌病变，AFP 下降至 828.29 ng/ml。

6. 肝Ⅱ、Ⅴ段复发癌的处理（2019-11-06 第六次消融）

首次消融术后 31 个月（即第五次消融术后 5 个月），复查 AFP 1452.45 ng/ml，上腹部 CT 平扫加增强发现肝Ⅴ段约 1.5 cm 新发病变及Ⅱ段消融病变可疑复发。于 2019-11-06 行肝Ⅴ、Ⅱ段复发癌第六次微波消融。术后 1 个月复查 CT 平扫加增强肝内病变无强化，AFP 下降至 25.98 ng/ml。因为经历多次复发，经过反复劝告，同意出院后开始加服靶向抗肿瘤药物甲磺酸阿帕替尼，以减少复发概率，4 个月后 AFP 下降至 16.47 ng/ml。

7. 终末期肝癌复发、胆管结石梗阻、胸腹水、消化道出血的综合处理

之后一直坚持抗乙肝病毒、抗肿瘤及护肝治疗，直到 2021-03-16 复查发现Ⅴ/Ⅷ段肿瘤消融灶表面突出部分出现复发，继续服用阿帕替尼。后因腹痛、黄疸、发热，诊断胆囊及胆管结石，并于 2021-03-31 行胆管支架置入。2021-06-10 复查 CT 发现大量腹水、严重肝功能异常，停用阿帕替尼，加强护肝治疗及人体白蛋白治疗。之后病情逐步恶化，腹水逐步失去控制，并出现顽固性胸腔积液及反复上消化道出血，最终于 2022-09-24 死于肝衰竭。患者总生存期 65 个月。

（六）治疗过程及 AFP 变化动态复查情况

1. 患者肝癌治疗过程一览表（表 15-5）

表 15-5　患者肝癌治疗过程

治疗时间	诊断情况	治疗情况	疗效评价	并发症
2017-04-24	肝IXb 段肝癌	IXb 段肝癌微波消融术	CR	无
2017-09-22	肝IXb 段肝复发癌	IXb 段肝复发癌微波消融术 +TACE1 次	CR	无
2018-04-09	肝Ⅱ、Ⅳ段复发癌	Ⅱ、Ⅳ段复发癌消融	CR	无
2018-12-07	肝Ⅳ、Ⅴ、Ⅷ段复发癌	Ⅳ、Ⅴ、Ⅷ段复发癌微波消融术	CR	无
2019-06-19	肝Ⅲ、Ⅴ段复发癌	腔镜下Ⅲ段复发癌切除 +CT 引导下Ⅴ段复发癌消融	CR	无
2019-11-06	肝Ⅱ、Ⅴ段复发癌	Ⅱ、Ⅴ段复发癌微波消融术 + 甲磺酸阿帕替尼	CR	无
2021-3-18 ~ 2022-9-24	肝Ⅴ/Ⅷ段癌复发、顽固性胸腹水、反复上消化道出血	内科姑息性综合治疗	死亡	无

2．AFP 动态复查结果一览表（表 15-6）

表 15-6　AFP 动态复查结果

时间	对应的治疗时间节点	AFP（ng/ml）
2017-04-24	首次Ⅸb 段肝癌微波消融	243.13
2017-05-06	首次消融后 2 周	55.85
2017-09-14	首次消融后 5 个月：Ⅸb 复发	236.38
2017-10-25	Ⅸb 段复发癌消融后 1 个月，TACE 巩固治疗	329.54
2018-01-18	Ⅸb 段复发癌消融后 4 个月，TACE 后 2 个半月	196.34
2018-03-31	首次消融后 11 个月：Ⅱ、Ⅳ段复发	599.73
2018-04-22	Ⅱ、Ⅳ段复发癌消融后 2 周	198.20
2018-08-02	Ⅱ、Ⅳ段复发癌消融后 4 个月	338.54
2018-12-03	首次消融后 20 个月：Ⅳ、Ⅴ、Ⅷ段复发	3921
2018-12-18	Ⅳ、Ⅴ、Ⅷ段复发癌消融后 2 周	1005.01
2019-01-07	Ⅳ、Ⅴ、Ⅷ段肝复发癌消融后 1 个月	707.87
2019-03-04	Ⅳ、Ⅴ、Ⅷ段肝复发癌消融后 3 个月	871.37
2019-05-06	Ⅳ、Ⅴ、Ⅷ段肝复发癌消融后 5 个月	777.66
2019-06-13	首次消融后 26 个月：Ⅲ、Ⅴ段复发	2749.02
2019-06-28	Ⅲ段复发癌腔镜切除 + Ⅴ段复发癌消融后 2 周	828.29
2019-11-01	首次消融后 31 个月：Ⅱ、Ⅴ段复发	1452.45
2019-12-12	Ⅱ、Ⅴ段肝复发癌消融术后 1 个月，开始口服甲磺酸阿帕替尼	25.98
2020-04-04	口服甲磺酸阿帕替尼维持治疗 4 个月	16.47
2020-05-01	口服甲磺酸阿帕替尼维持治疗 5 个月	24.63
2020-07-31	口服甲磺酸阿帕替尼维持治疗 8 个月	44.42
2020-11-09	口服甲磺酸阿帕替尼维持治疗 11 个月	49.18
2021-03-13	口服甲磺酸阿帕替尼维持治疗 15 个月	58.74
2021-03-28	Ⅴ/Ⅷ段复发，继续口服甲磺酸阿帕替尼治疗	29.91
2021-06-10	顽固性胸腹水、反复上消化道出血：内科姑息性综合治疗	44.94
2021-09-03	同上	118.32
2021-12-02	同上	102.62
2022-03-10	同上	127.05
2022-05-20	同上	578.68
2022-08-03	同上	12666.41
2022-09-20	2022-09-24 死亡	35611

（七）治疗经验总结

1. 本例患者首次发病时肿瘤较小（2.8 cm×1.5 cm），但其发病部位特殊，位于复杂和危险的肝Ⅸb 段，手术切除的难度和风险较大，需要联合切除部分右肝组织，而且很难做到宽切缘切除，所以应该首先考虑肝移植这种较为理想治疗方式。后来 5 年多的病程中先后出现肝内多肝段多中心肝癌复发、肝衰竭、上消化道出血等，也都证明最初肝移植的考虑和建议是正确的。无奈患者经济能力有限，负担不了肝移植的巨额费用。

2. 在患者无经济能力考虑肝移植，又惧怕手术风险而拒绝肝部分切除的情况下，我们对首次出现的Ⅸb 段小肝癌进行了 CT 引导下经皮肝穿刺微波消融微创治疗技术。虽然Ⅸb 段周围均为大血管及胆管包绕，穿刺及消融的风险很大，但是由于我们团队具备高超的穿刺消融能力和技巧，以及良好的配合，所以成功完成了Ⅸb 段肝癌的完全消融。术后 5 个月出现Ⅸb 段肝癌复发，我们团队再次进行了复发癌穿刺及微波消融，而且术后 5 年Ⅸb 段局部未再出现复发，充分证明微创微波消融对Ⅸ段肝癌治疗的有效性。

3. 永不放弃的精神和 MDT 原则在此例复杂肝癌病例治疗中得到了很好地应用和体现，并使患者获得了最大的收益。首次肝癌消融后出现复发，除了再次消融，配合了 TACE。肝Ⅱ、Ⅲ、Ⅳ、Ⅴ、Ⅷ段先后出现多中心起源新发肝癌后，我们除了再消融、腔镜下切除、TACE 外，还加入了最新的靶向药物治疗新技术，使得病情如此复杂和严重的患者获得了 65 个月的较好生存期。

4. 肝癌术后长期全程科学管理使患者极大获益。此例患者配合性良好，术后除了坚持长期抗乙肝病毒治疗外，还积极配合医生的建议，一直坚持每 3~4 个月一次的规律性复查，以至于在Ⅸb 段复发及Ⅱ、Ⅲ、Ⅳ、Ⅴ、Ⅷ段先后出现多中心起源新发肝癌时，均被早期及时发现。因为发现较早，肿瘤病变也比较小，所以每次复发的处理都相对比较容易。通过长期全程科学管理，基本实现了"把肝癌变成慢性病"的目标。患者最终的死亡原因是肝衰竭和反复上消化道出血。

（蒋经柱　林志强　王在国　殷思纯）

（配图：张伟标）

典型病例（5）

（一）病例介绍

患者谭 ×，女，68 岁。

因"腹腔镜直肠癌 Dixon 根治术（$pT_3N_1M_0$，Ⅲb 期）后 2 年，FOLFOX 方案辅助化疗 6 个疗程，发现肝转移 1 周"于 2017-03-06 入院。

入院查体：全身情况尚好，消瘦，无明显贫血，皮肤巩膜无明显黄染，浅表淋巴结未扪及肿大。腹部平坦，未见胃肠型及蠕动波，下腹见一长约 6 cm 纵行手术瘢痕；腹肌软，肝脾于肋缘下未触及，未触及腹部包块，全腹无压痛及反跳痛；移动性浊音（一）；双下肢无水肿。

入院检查：血常规、肝肾功能正常，癌胚抗原（CEA）21.56 ng/ml。上腹部 MRI 平扫加增强扫描提示（图 15-5-1A、B）：肝Ⅲ、Ⅷ段强化结节，大小分别约 1.5 cm×0.9 cm、3.0 cm×2.0 cm，考虑肝转移瘤。全身 PET/CT 提示（图 15-5-1C、D）：1.直肠癌术后，肝Ⅲ、Ⅷ段高代谢灶，考虑转移；2.肝外未见明确转移病变。

2017-03-15 全麻及 CT 引导下经皮肝穿刺肝Ⅷ段转移瘤微波消融术，消融后立刻转手术室行开腹肝Ⅲ段肿瘤切除术。病理报告：1.（肝Ⅲ段肿物）转移性腺癌，结合病史，考虑为直肠腺癌肝转移，术后 2 周康复出院前，上腹部 CT 平扫加增强扫描评价Ⅷ段病变消融彻底，病变无强化，Ⅲ段病变无残留（图 15-5-1E、F），余肝无肿瘤病变，CEA 降至 7.99 ng/ml。术后再行 7 个疗程卡培他滨单药辅助化疗。

2018-01-04（首次消融术后 9 月）复查 CEA 升高至 10.71 ng/ml，上腹部 CT 平扫加增强扫描发现肝Ⅸc 段新出现 1.3 cm×1.2 cm 转移瘤（图 15-5-1G），Ⅲ、Ⅷ段转移瘤及直肠癌术后无复发，X 线胸片及全身骨扫描排除肺及骨转移。

2018-01-15 行 CT 引导下经皮穿刺肝Ⅸc 段转移癌微波消融术；术后康复出院但拒绝进

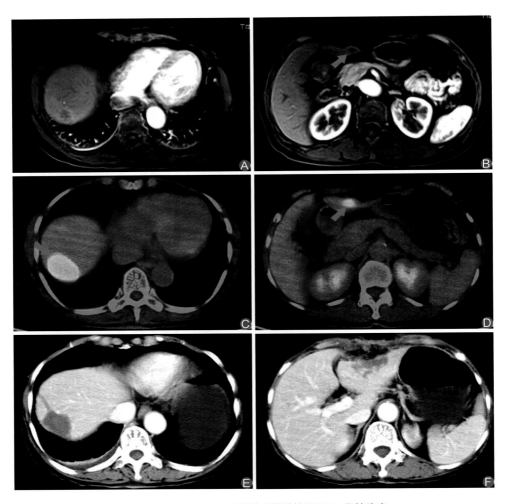

图 15-5-1　肝Ⅲ、Ⅷ段转移瘤消融前后及Ⅸc 段转移瘤

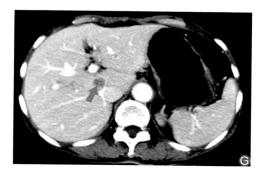

图15-5-1　肝Ⅲ、Ⅷ段转移瘤消融前后及Ⅸc段转移瘤（续）

A、B. 上腹部 MRI 显示肝Ⅲ、Ⅷ段环形强化灶（箭头），考虑肝转移瘤；C、D. 全身 PET/CT 显示肝Ⅲ、Ⅷ段低密度结节，FDG 摄取明显增高，符合肝转移瘤改变；E、F. 肝Ⅲ段转移瘤切除后、肝Ⅷ段转移瘤消融术后，术区未见异常强化灶；G. 消融术后 9 个月复查，肝Ⅸc段见一低密度结节（箭头），考虑新发肝转移瘤

一步随访及治疗。直至 2021-03（首次消融术后 49 个月）复查提示肝转移瘤消融后复发，行安罗替尼靶向治疗 9 个疗程后自行终止治疗，病情逐步恶化，于 2022-05-16 死于肝衰竭，总生存期 7 年 2 个月。

（二）治疗选择

直肠癌术后肝多发转移，病情属于晚期。两个转移灶位于不同肝叶，其中Ⅷ病变位于肝实质内部，适宜 CT 引导下经皮穿刺Ⅷ段肝肿瘤微波消融，切除相对比较困难；Ⅲ段病变位置表浅，不是微创消融的最佳适应证，但切除相对比较简单，还可以获得肝转移的病理诊断证据。选择 CT 引导下经皮穿刺肝Ⅷ段肿瘤微波消融＋开腹肝Ⅲ段肿瘤切除术，并予以术后辅助化疗。

术后 9 个月再次出现Ⅸc段转移病灶，考虑到肿瘤部位特殊且既往已有两次腹部手术史，再次手术切除难度和风险都很大，结合患者家属意愿，选择再次 CT 引导下经皮穿刺肝Ⅸc段转移癌微波消融术。

（三）Ⅸc 段转移病灶消融治疗过程

2018-01-15 在全麻及 CT 引导下经皮穿刺Ⅸc段肝癌微波消融术。

1. 根据术前讨论预案，患者在 CT 治疗床上取左侧斜卧位（右侧垫起约 30°），气管插管全麻成功后行 CT 扫描，再次确定肿瘤直径 1.3 cm，位于Ⅸc段，夹在门静脉 - 腔静脉间隙中央。最终研究确定穿刺路径（此例选择右后入路，即右腋后线与第 8 肋间隙交界处）和穿刺方案后，确定体表穿刺点定位划线标记，然后术区常规消毒、铺巾、戴无菌手套。

2. 首先使用定位针（1 ml 注射器针头）在选定的穿刺点试穿；CT 扫描确认定位针穿刺的位置、角度和方向都准确后退出定位针，切开皮肤约 0.2 cm 小口，换微波消融针并以定位针试穿时相同位置、角度和方向缓慢穿刺进针约 6.0 cm 深度；再次 CT 扫描，判断消融针穿刺的路径和角度正确；然后继续进针约 2.5 cm，扫描确认消融针针尖抵达肿瘤边缘附近且穿刺角度和方向都精准无误，然后保持穿刺角度及方向不变将消融针继续刺入约 2.3 cm，再次 CT 扫描见消融针已经沿肿瘤中轴线横贯而过，且针尖已刺穿肿瘤对侧包膜并

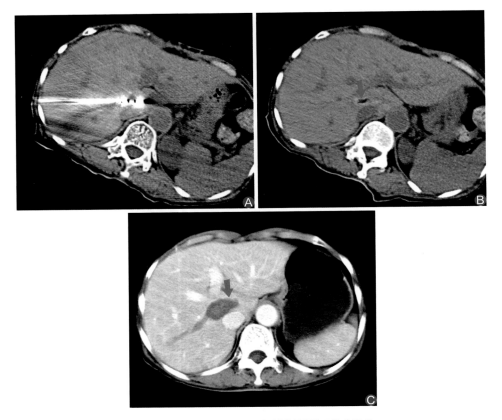

图 15-5-2　Ⅸc 段肝转移瘤微波消融及首次评价

A. Ⅸc 段肝转移瘤微波消融过程中，消融针穿透病灶，并紧邻下腔静脉；B. 消融结束，拔除消融针后，原转移瘤已消失，术区呈 2.5 cm×3.0 cm 混杂密度区；C. 消融术后两周 CT 复查，术区呈片状低密度影，局部未见异常强化灶，考虑肿瘤消融彻底

抵达包膜外正常肝组织内约 0.2 cm，无伤及周围重要结构（图 15-5-2A）。

3. 连接消融设备，设置微波消融参数：功率 60 瓦、自动连续模式消融时间为 6 min，立即启动消融，同时监护观察患者生命体征；在完成 4 min 消融后，边消融边 CT 扫描，阅片发现病变已经被完全消融且无出血及其他消融损伤；继续巩固消融 2 min，直至完成预定消融时间。消融结束后立即再次 CT 扫描，判断肿瘤已完全固化呈低密度改变，消融范围 3.0 cm×2.5 cm，未见肿瘤组织残留（图 15-5-2B）。

4. 针道消融并逐步退出消融针。检查皮肤无损伤，伤口消毒并覆盖无菌敷料，恢复正常双肺通气。5 min 后行 CT 扫描，评估无液气胸及肝脏周围出血改变，结束手术。

手术及术后恢复顺利，术后 2 周复查上腹部 CT 平扫加增强扫描评价Ⅸc 段病变消融彻底、病变无强化（图 15-5-2C），余肝未见肿瘤病变，CEA 14.51 ng/ml，顺利康复出院。建议术后继续全身综合治疗。

（四）Ⅸc 段消融术后恢复及处理

消融术后常规禁食、平卧、监护 24 h 并予补液、护肝、止血、预防感染、碱化及水化利尿。术后早期 12～24 h 密切观察并排除腹腔内出血、气胸、肾功能损害。24 h 后恢复饮食并下床活动。术后恢复良好，未出现任何并发症。术后 2 周上腹部 CT 平扫加增强扫描评价Ⅸc 转移病变消融彻底（图 15-5-2C），余肝无肿瘤病变，血常规及肝肾功能恢复正常，予出院休息。

（五）术后全程随访情况

全程随访方法：术后每三个月行腹部 CT 平扫加增强扫描，并行 CEA、血常规、肝功能等实验室检查。

全程随访结果：患者首次消融术后定期到肿瘤内科住院并行术后辅助化疗，同时定期检查；但第二次Ⅸc 段消融术后未按医嘱定期随访及治疗，劝阻无效。

2021-2-26（肝Ⅸc 段转移瘤消融术后 37 个月）患者因上腹疼痛及消瘦再次入院，检查 CEA 16878.98 ng/ml，复查 PET/CT 显示：1. 肝内广泛转移，病变累及全肝，最大肿块大小 15.9 cm×12.6 cm×12.9 cm，病灶累及邻近右膈肌（图 15-5-3A）；2. 肝外无转移病变（图 15-5-3B）；CT 增强扫描提示肿块血供丰富且侵犯相邻血管（图 15-5-3C）。由于肝内出现广泛复发转移并明显侵犯周围组织，错失再次手术切除机会。随后服用安罗替尼靶向治疗（安罗替尼胶囊 8 mg QD，服用 2 周后停用 1 周，3 周为 1 个疗程，共使用 9 个疗程），用药 2 个月左右恢复正常生活，6 个月后 CEA 降至 5049.54 ng/ml 且复查上腹部 CT 平扫加增强显示肝内病变大部分液化坏死、部分缩小，疗效评价达到部分缓解（图 15-5-3D）；但此后患者不愿意增加免疫治疗，也拒绝继续服用安罗替尼靶向治疗。病情逐步恶化，于 2022-5-16 死于肝衰竭，总生存期 7 年 2 个月。

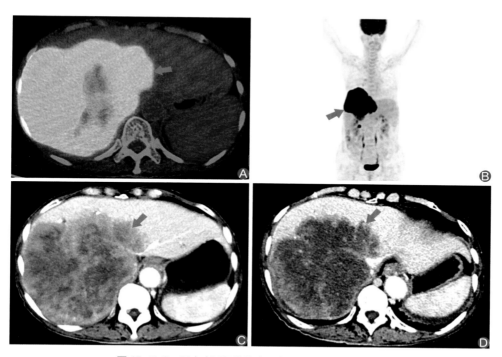

图 15-5-3　肝内广泛复发转移及安罗替尼靶向治疗效果

A. PET/CT 提示肝脏低密度肿块，FDG 代谢明显增高，并累及相邻膈肌；B. 全身 FDG-PET 提示肝外未见异常高代谢灶；C. CT 增强扫描提示肝脏肿块不均匀明显强化并侵犯相邻血管；D. 安罗替尼治疗后肝脏肿块内见密度减低，增强扫描无明显强化，表现为明显坏死

（六）治疗经验总结

1. 本例直肠癌患者根治术（pT$_3$N$_1$M$_0$，Ⅲ b 期）术后 2 年出现广泛肝转移，属于癌症晚期。经过积极的外科手术切除、局部微波消融、化学药物治疗、靶向治疗等综合治疗，总生存期仍然达到 7 年 2 个月，肝转移后总生存期也达到 5 年 2 个月，提示多学科综合治疗效果显著，我们不应该轻易放弃肝转移瘤患者。

2. 局部消融技术具有精准微创、简单安全、疗效不逊于切除等优点，特别适合于多病灶、位置深在、病灶不超过 3 cm 的患者，此例恰好适合。不过，此例的Ⅸ c 段位于门静脉 – 腔静脉间隙，CT 引导下穿刺及微波消融也有较大困难和风险，属于相对危险的肝肿瘤消融，我们稳定的精准微创消融团队的通力配合，保证了消融治疗的安全性和彻底性。

3. 患者肝转移瘤经过多次消融、1 次局部切除并配合全身化学药物治疗，效果明显。后来不愿意定期复查，待症状明显后才复查，结果发现肝内广泛转移，处理更加困难，尝试口服安罗替尼，症状迅速改善，CEA 从 16878.98 ng/ml 降至 5049.54 ng/ml，上腹部 CT 平扫加增强显示肝内病变大部分液化坏死、部分缩小，疗效评价达到部分缓解的效果，说明多学科多手段综合治疗的必要性和有效性。如果坚持继续服药，或者再加上免疫治疗，患者有获得更长生存期的可能。

4. 全程科学随访非常必要。肝转移癌首次切除及消融后，由于积极配合定期复查，结果Ⅸ c 段新发转移瘤在病变仅仅 1.3 cm 的时候就被早期发现，并且获得微创处理及快速康复。然而，由于患者再次消融后拒绝配合定期复查，在 36 个月出现明显症状的时候才到医院检查，结果发现肝内广泛复发转移，错失根治性治疗机会。

（叶振伟　胡夏荣　林志强　王在国）

（配图：张伟标）

典型病例（6）

（一）病例介绍

患者谭 ××，男，41 岁。

因"发现肝内占位病变15天"于2019-05-30入院。患者既往有乙肝"小三阳"10余年，一直规律服用恩替卡韦并坚持每半年 1 次的肝癌筛查。有肝癌家族史。15 天超声波扫描发现右肝占位病变，上腹部 CT 平扫加增强扫描发现肝Ⅶ/ Ⅷ（即：肝Ⅸ c 段）低密度病灶，考虑肝癌而收入院。

入院查体：全身情况可，皮肤巩膜无明显黄染，未见肝掌及蜘蛛痣；腹部平软，全腹无压痛及反跳痛，肝脾于肋缘下未触及，Murphy 征阴性，未触及包块，肝肾区无叩痛，移动性浊音（—），双下肢无水肿。

入院检查：血常规白细胞（WBC）3.16×10^9/L、红细胞（RBC）4.35×10^{12}/L、血小板（PLT）

118×10⁹/L，乙肝两对半示"小三阳"，乙肝病毒核酸定量检测（HBV–DNA）>150+IU/ml，肝功能谷丙氨酸氨基转移酶（ALT）29.5 U/L，天门冬氨酸氨基转移酶（AST）30.5 U/L，白蛋白44.3 g/L，总胆红素 33.3 μmol/ml，甲胎蛋白（AFP）4.65 ng/ml。2019-05-30 我院 MRI 提示：肝Ⅸc 段低密度灶，大小 1.2 cm×1.0 cm，动脉期明显强化，考虑肝癌可能（图 15-6-1A、B）；肝多发小囊肿；脾脏增大。X 线胸片及全身骨扫描排除肺和骨骼转移。

　　2019-06-03 在全麻及 CT 引导下经皮穿刺Ⅸc 段肝癌微波消融术，手术顺利，术后恢复良好。因为局部复发，2020-06-01 再次在全麻及 CT 引导下经皮穿刺行Ⅸc 段肝复发癌微波消融术。2023-9-31 复查又发现局部复发但无肝外转移，因为经济困难无法考虑肝移植及手术切除，已经安排立体适行放射治疗（SBRT）及介入、靶向免疫综合治疗。目前随访已经超过 52 个月，至今带瘤生存，生活质量良好。

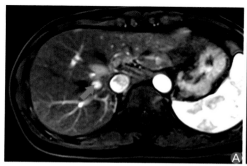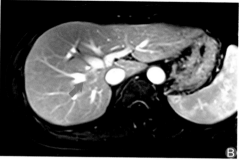

图 15-6-1　肝脏Ⅸc 段肝癌 MRI 表现

上腹部 MR 增强提示肝Ⅸc 段结节，动脉期明显强化（A）、门静脉期呈稍低信号（B），呈快进快出改变，结节周围见较多血管走行，汇入肝中、肝右静脉

（二）临床诊断

1. Ⅸc 段原发性肝癌：BCLC A3 期，CNLC Ⅰa 期；
2. 肝硬化失代偿期；
3. 脾脏肿大及脾功能亢进；
3. 乙肝病毒携带者；
4. 肝多发囊肿。

（三）治疗选择

　　患者临床诊断原发性肝癌明确，有手术切除、局部消融和肝移植指征。患者经济状况不好，无能力考虑肝移植；肿瘤部位特殊，切除范围较大，患者肝功能不理想，手术切除的风险较大；患者及家属坚决要求微创消融处理，拒绝肝部分切除及肝移植。我们综合分析病情，并结合患者意愿和经济情况，以及我们的设备和技术能力，最后决定选择 CT 引导下经皮穿刺肝Ⅸc 段肝癌消融术。

（四）消融治疗过程

　　2019-06-03 CT 引导下经皮Ⅸc 段肝癌穿刺及微波消融术。详细过程如下：

1. 患者在核医学科CT治疗床上取仰卧位，右侧垫高约45°，全麻后行CT扫描，再次确定Ⅸc段肝肿瘤大小约1.3 cm×1.1 cm，研究设计穿刺路径、穿刺方案后，确定体表穿刺点（右腋后线与第8/9肋间隙交界处），并在CT引导下定位划线体表穿刺点，然后术区常规消毒、铺巾、戴无菌手套。

2. 首先使用定位针（1 ml细注射针头）在选定的穿刺点试穿；CT扫描确认定位针穿刺的位置、角度和方向都准确后，退出定位针，切开皮肤约0.2 cm小口，换以微波消融针，并以定位针试穿时相同位置、角度和方向缓慢穿刺进针约5 cm深度；再次CT扫描，证实消融针穿刺的路径和角度正确（图15-6-2A）；然后继续逐步分次进针约3.5 cm，直至消融针针尖抵达肿瘤边缘附近；再次CT扫描，证实消融针穿刺角度和方向都精准无误，然后保持穿刺角度及方向不变，将消融针继续刺入约2 cm，再次CT扫描见消融针已经沿肿瘤中轴线横贯而过，且针尖已刺穿肿瘤对侧被膜，并抵达被膜外正常肝组织内约0.2 cm，无伤及周围重要结构。

3. 连接消融设备，设置微波消融参数：65瓦、自动连续模式，消融时间为7 min。启动消融，同时监护观察患者生命体征；在完成4 min消融后，边消融边CT扫描，阅片发现病变已经被完全消融且无出血及其他消融损伤（图15-6-2B）；继续巩固消融3 min，直至完成预定消融时间。消融结束后立即再次CT扫描，判断肿瘤已完全固化，呈低密度改变，消融范围达4.0 cm×3.5 cm，大于肿瘤范围，未见肿瘤组织残留（图15-6-2C）。

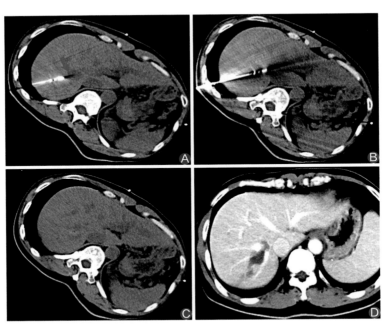

图15-6-2　首次Ⅸc段肝癌微波消融治疗过程（左侧斜卧位）
A. 消融针进病灶前，消融针与病灶中央长轴延长线重叠，方向及层面准确。B. 消融针已贯穿病灶长轴线，消融后病灶显示不清，术区呈类圆形稍低密度影。C. 消融毕，术区覆盖原病灶范围，局部密度稍增高，相邻血管、胆管未见扩张，无液气胸及肝包膜下未见出血。D. 术后两周复查，术区未见明显异常强化，相邻肝右静脉未见明显狭窄及闭塞

4. 针道消融并拔出消融针，检查皮肤无损伤，伤口消毒并覆盖无菌敷料，CT 扫描无液气胸及肝脏周围出血改变，结束手术。术程顺利，历时约 55 min，术中失血约 1 ml，患者术中、术后生命体征稳定，术毕安返病房并予监护治疗。

（五）术后恢复及处理

麻醉清醒后拔管并送回病区，常规禁食、平卧、监护 24 h 并予补液、护肝、止血、预防感染、碱化及水化利尿。术后早期 12～24 h 密切观察并排除腹腔内出血、气胸、肾功能损害。24 h 后恢复饮食并下床活动。该例患者术后恢复良好，未出现任何并发症。术后 3 日复查 X 线胸片、腹部超声波、血常规及肝肾功能基本正常，安排出院休息。术后 2 周复查血常规、肝肾功能恢复正常，CT 平扫及增强扫描显示肿瘤病变消融彻底，局部区域无强化（图 15-6-2D）。出院后继续定期门诊复查及抗乙肝病毒治疗，建议戒酒、休息。

（六）术后全程随访情况

1. 全程随访方法：术后 1 个月内检查评估并确认治疗彻底后，安排每 3 个月门诊复查 AFP、HBV-DNA 定量、血常规及肝功能，术后第 3 月及第 9 月复查肝脏彩色超声波检查、术后第 6 月及第 12 月复查上腹部 CT 平扫及增强扫描，术后每 6 个月复查 X 线胸片检查。

2. 首次消融后随访及复发处理：首次消融后 1 年复查发现Ⅸc 段原消融灶上缘复发（图 15-6-3A、B），患者因为经济困难仍然拒绝考虑肝部分切除或肝移植，并于 2020-06-01 再次在 CT 引导下经皮穿刺Ⅸc 肝复发癌微波消融。沿原穿刺路径进行布针并突向原术区左上方，紧邻相邻肝中静脉及下腔静脉（图 15-6-3C～E），65 瓦自动连续模式消融 8 min。手

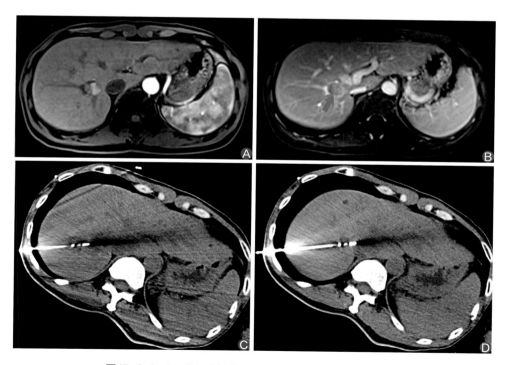

图15-6-3　Ⅸc段肝癌复发及再次微波消融过程（左侧斜卧位）

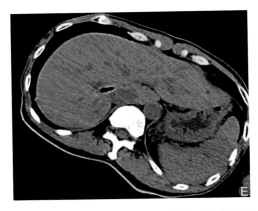

图 15-6-3　Ⅸc 段肝癌复发及再次微波消融过程（左侧斜卧位）（续）

A、B. 上腹部 MR 增强提示原消融术区左上缘半月形异常信号灶，动脉期不均匀强化（A）、门静脉期呈稍低信号（B），考虑Ⅸc 段肝癌消融术区左上缘复发；C. 消融前，消融针抵达原消融术区边缘，针尖朝向消融术区左上缘病灶中央。D. 消融针向左上方继续进针，突破原消融术区并覆盖左上缘复发灶，针尖紧邻肝中静脉及下腔静脉。E. 消融毕，术区向左上方扩大，局部呈条状气体影，相邻下腔静脉及肝中、肝右静脉未见明显损伤

术及术后恢复顺利，术后患者不愿意接受肝血管介入及靶向免疫巩固治疗，继续采取首次术后方案进行处理及动态全程随访。

3. 再次消融后的随访及第二次复发的处理：由于患者失业，再次消融术后复查不规律。再次消融术后 3 周（2020-06-20）（图 15-6-4A）、16 个月（2021-10-18）（图 15-6-4B）、

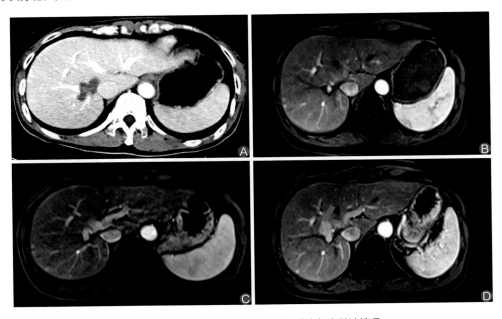

图 15-6-4　再次消融术后 CT 增强动态复查随访情况

A. 再次消融术后 3 周（2020-06-20），术区未见明显强化；B. 再次消融术后 16 个月（2021-10-18），术区未见明显强化；C. 再次消融术后 29 个月（2022-11-07），术区未见明显强化；D. 再次消融术后 32 个月（2023-08-26）增强复查，术区残腔内见一强化结节灶（箭头），结节逐渐增大，考虑肿瘤复发

29 个月（2022-11-07）（图 15-6-4C）复查均无复发。再次消融术后 32 个月（2023-08-26）（图 15-6-4D）CT 增强扫描复查，发现术区残腔内见一强化结节灶，结节逐渐增大，考虑肿瘤复发，无肝外转移。因为经济更加困难，无法接受肝移植或者手术切除，已经安排立体适行放射治疗（SBRT）及介入、靶向免疫综合治疗。

4. 生存期：末次随访时间 2023-09-25，局部复发，无肝外转移，带瘤生存，生活质量良好，生存期已经超过 53 个月。

（七）治疗经验总结

1. 本例患者有肝部分切除、肝移植及局部消融指征，因为经济条件不好及担心手术风险，患者及家属拒绝接受肝部分切除及肝移植手术，要求局部消融处理。

2. 患者Ⅸc 段肝肿瘤大小约 1.3 cm×1.1 cm，紧贴右干静脉及门静脉右后支，属于相对危险的肝肿瘤消融。由于我们稳定的精准微创消融团队的通力配合，保证了消融治疗的安全性和彻底性。

3. 由于首次消融术后坚持定期复查，在术后 1 年及时早期发现了局部复发病变，所以才有机会再次微创消融处理并再次快速康复。

4. 术后 52 个月复查发现局部再次复发但无肝外转移，生活质量良好，仍然无经济能力考虑肝移植或者肝部分切除，已经安排已经安排立体适行放射治疗（SBRT）及介入、靶向免疫综合治疗。

5. 如果患者有较好的经济能力，首次或者再次消融后及时配合肝血管介入及靶向免疫综合治疗等措施，或者直接选择肝移植，或许可能获得更好的治疗效果。

（侯珍文　钟庆洋　张雪芳　王在国）

（配图：张伟标）

典型病例（7）

（一）病例介绍

患者骆 ××，男，65 岁。

因"肝癌穿刺活检及消融术后 5 个月，门诊复查发现肝内新生病变 1 天"于 2017-09-04 入院。有慢性乙肝病史 40 余年，不规则服用恩替卡韦抗病毒治疗。5 个月前在我院临床诊断 V 及Ⅶ段原发性肝癌，并在全麻 CT 引导下行经皮肝癌穿刺活检及微波消融术，手术及术后恢复顺利，病理检查未查及癌细胞（取材偏少）。术后每 3 个月门诊复查，本次随访 MRI 平扫加增强发现肝脏 I／Ⅳ段交界区（即：Ⅸb 段）新生强化结节，考虑为肝复发癌。

入院查体：全身情况可，皮肤巩膜无明显黄染，未见肝掌及蜘蛛痣；腹部平坦，未见腹壁静脉曲张，肝脾未扪及肿大，肝区有叩击痛，移动性浊音（—），双下肢无水肿。

入院检查：血常规正常；乙肝两对半"小三阳"，乙肝表面抗原定量 28+IU/ml；甲胎蛋白

（AFP）13.73 ng/ml；肝功能、凝血四项均未见异常。上腹MRI平扫加增强（图15-7-1A、B、C）提示：1. 肝硬化，多发再生结节；2. 肝Ⅴ、Ⅵ段多发异常信号灶，消融术后改变；3. 肝脏Ⅸb段强化结节，考虑为肝癌。

2017-09-13在全麻及CT引导下经皮肝穿刺Ⅸb段肝复发癌微波消融术，手术及术后恢复顺利，术后生活质量良好。在随访过程中原Ⅸb段消融术区一直未见复发，但是在不同时间段，在肝内其他不同部位，先后出现多个肝复发癌，均被再次消融而重新获得缓解。因为反复消化道出血于2021-12-13行经颈静脉肝内门腔内支架分流术（TIPSS）＋胃冠状静脉栓塞术，术后再无消化道出血，但肝功能损害逐步加重，于2022-03-26日因肝衰竭死亡。总生存期60个月。

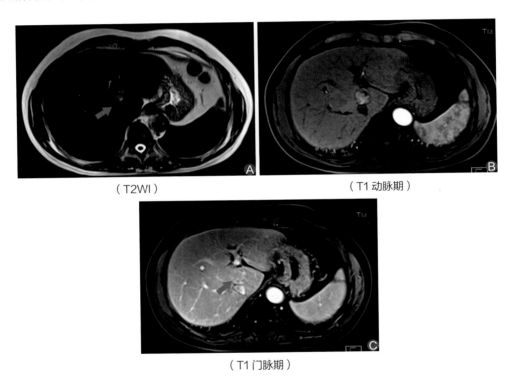

（T2WI）　　　　　　　　　　（T1动脉期）

（T1门脉期）

图15-7-1　上腹部MRI增强图像显示Ⅸb段肝癌（2017-09-04）
A. T2加权以及T1加权增强图像见肝脏Ⅸb段稍长T1稍长T2信号结节（箭头），直径2.2 cm；B、C. 增强扫描示病灶（箭头）动脉期及门脉期均为高信号，门静脉期强化程度略高于相邻肝实质，病灶内部信号不均匀

（二）临床诊断

1. 肝Ⅸb段复发癌；
2. 右肝癌微波消融术后；
3. 肝硬化代偿期；
4. 乙肝病毒携带者。

（三）治疗选择

患者有肝硬化背景，为肝癌消融术后复发，复发间隔时间较短（5个月），且第一次发

病为Ⅴ、Ⅶ两个病灶。目前肿瘤复发部位特殊，手术切除难度和风险较大，患者及家属不愿意手术切除，也不愿意肝血管介入治疗，更无经济能力肝移植。综合临床情况和患者经济情况，最后决定选择CT引导下经皮肝穿刺IXb段肝癌微波消融术。

（四）消融治疗过程

1. 患者在核医学科CT治疗床上取仰卧位，气管插管全麻成功后行CT扫描，研究设计穿刺路径、穿刺方案后，确定体表穿刺点（右腋中线与第6肋间隙交界处）并定位划线标记，然后术区常规消毒、铺巾、戴无菌手套。

2. 首先使用定位针（1 ml细注射针头）在选定的穿刺点试穿；CT扫描确认定位针穿刺的位置、角度和方向都准确后，退出定位针，切开皮肤约0.2 cm小口，换以微波消融针，并以定位针试穿时相同位置、角度和方向缓慢穿刺进针约6 cm深度；再次CT扫描，证实消融针穿刺的路径和角度正确；然后继续逐步分次进针约5 cm，直至消融针针尖抵达肿瘤边缘附近；再次CT扫描，证实消融针穿刺角度和方向都精准无误，然后保持穿刺角度及方向不变，将消融针继续刺入约3 cm，再次CT扫描见消融针已经沿肿瘤中轴线横贯而过，且针尖已刺穿肿瘤对侧被膜，并抵达被膜外正常肝组织内约0.2 cm，无伤及周围重要结构（图15-7-2A）。

3. 连接消融设备，设置微波消融参数：60瓦、自动连续模式，消融时间为7 min，立

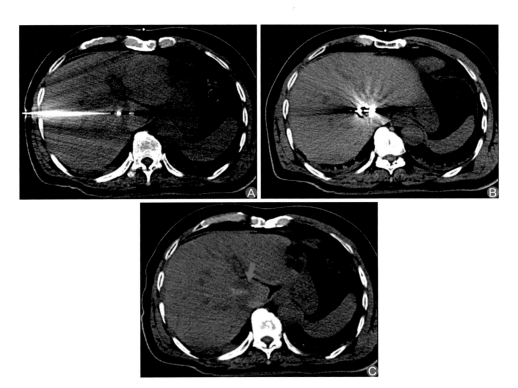

图15-7-2　肝IXb段小肝癌微波消融治疗过程（平侧卧位）

A. CT引导下微波消融针贯穿肿瘤中轴线，且针尖已达肿瘤底部包膜外正常肝组织内约0.2 cm；B. 肿瘤消融过程中治疗区见多发蜂窝气体样改变；C. 消融术毕5 min即刻扫描，术区密度不均匀降低，中央密度增高，肝周围无出血

即启动消融，同时监护观察患者生命体征；在完成 4 min 消融后，边消融边 CT 扫描，阅片发现病变已经被完全消融且无出血及其他消融损伤（图 15-7-2B）；继续巩固消融 3 min，直至完成预定消融时间。消融结束后立即再次 CT 扫描，判断肿瘤已完全固化，呈低密度改变，消融范围达 4.0 cm × 3.5 cm，大于肿瘤范围，未见肿瘤组织残留（图 15-7-2C）。

4. 针道消融并逐步退出消融针。检查皮肤无损伤，伤口消毒并覆盖无菌敷料，恢复正常双肺通气。5 min 后行 CT 扫描，评估无液气胸及肝脏周围出血改变，结束手术。

（五）术后恢复及处理

术程顺利，历时约 90 min，术中失血约 0.5 ml，患者术中生命体征稳定，术毕麻醉清醒后拔管送返病房并予监护治疗。患者术后恢复良好，未出现任何并发症。出院后 2 周复查 AFP 及血常规、肝肾功能恢复正常，术后 1 个月 CT 平扫及增强扫描显示肿瘤病变消融彻底，局部区域无强化（图 15-7-3A）。常规长期服用抗乙肝病毒及护肝药物，并建议戒酒、注意适当休息。

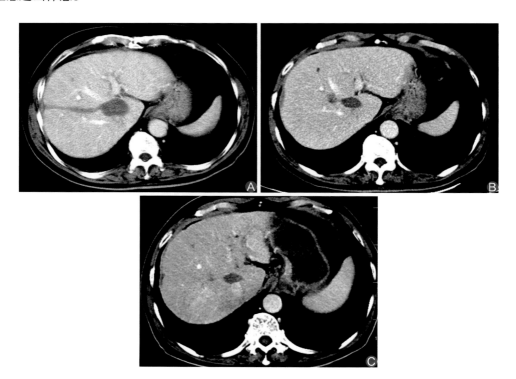

图 15-7-3　肝IXb 段小肝癌消融术后增强 CT 随访

（A）术后 1 个月（2017-10-18）、（B）2 年（2019-10-19）、（C）4 年（2021-07-22）增强 CT，术区残腔逐步缩小，边缘未见异常强化灶

（六）术后全程随访情况

1. IXb 段消融术后 1 个月、2 年、4 年 CT 平扫加增强：原IXb 段术区一直未见肿瘤复发。

2. 其他合并治疗情况

（1）IX段外多灶复发的处理：在随访过程中，在多个不同的时间段，在肝内不同部位，先后出现多个肝复发癌，均通过再次消融而重新获得缓解（治疗详细情况见表15-7）。因经济困难及肝功异常，所以患者从未使用过靶向及免疫治疗。

表 15-7　患者肝癌治疗过程一览表

时间	病情资料	治疗情况	术后疗效评价	并发症
2017-04-17	Ⅴ、Ⅶ段小肝癌	CT引导下经皮Ⅴ、Ⅶ段肝癌穿刺活检及微波消融术	CR	无
2017-09-13	Ⅸb段肝复发癌	CT引导下经皮穿刺Ⅸb段肝复发癌微波消融术	CR	无
2018-06-27	Ⅷ段肝复发癌	CT引导下经皮穿刺Ⅷ段肝复发癌微波消融术	CR	无
2020-05-25	肝Ⅵ、Ⅷ段复发癌	CT引导下经皮穿刺Ⅵ、Ⅷ段肝复发癌微波消融术	CR	无
2020-08-17	肝Ⅵ段复发癌微	CT引导下经皮肝穿刺肝Ⅵ段复发癌微波消融术	CR	无
2021-04-9	Ⅴ、Ⅶ段肝复发癌	CT引导下经皮肝Ⅴ、Ⅶ段复发癌穿刺及微波消融术	CR	无
2021-12-13	反复食管胃底静脉曲张破裂出血	经颈内静脉肝内门腔静脉分流术（TIPSS）+胃冠状静脉栓塞术	术后未再发生消化道出血	肝功能损伤加重

（2）并发消化道出血的处理：患者因反复消化道出血于2021-12-12收入我院介入科，并于2021-12-13行经颈静脉肝内门腔内支架分流术（TIPSS）+胃冠状静脉栓塞术，术后消化道出血得以控制，但肝功能损害逐步加重，于2022-03-26因肝衰竭死亡。

（3）全程随访结果

患者Ⅸb段肝癌消融后恢复顺利，生活质量好，在村里坚持正常的生活与劳动。术后多次出现肝内复发，均再次消融控制，生活质量良好。2021-12因消化道出血行TIPSS手术，术后生活质量逐步下降，肝功能逐步衰竭，并于2022-03-26离世。患者总生存期60个月。

（七）治疗经验总结

1. 本例患者乙肝病史40年，合并肝硬化，在2017-04月至2021-04的4年时间内，先后在肝Ⅴ、Ⅵ、Ⅶ、Ⅷ、Ⅸ段5个肝段内，6次出现共9个病灶的肝癌。分析其发生的原因，我们考虑多系肝硬化结节在不同阶段分批次癌变造成，即肝癌多中心起源可能。

2. 在2017-04首次发现Ⅴ、Ⅶ段两个肝癌病灶，5个月后又出现Ⅸb段新病灶时，我们就预料到该患者后期还有可能陆续不断地出现更多的新病灶，加之患者合并肝硬化、Ⅸb段病灶处理也比较困难，所以我们一直推荐其首先考虑肝移植。然而，因为经济能力有限，患者始终没有考虑移植。

3. 患者历次发病时肝癌病灶最大径均小于3 cm，且无肝外转移、不愿意考虑肝移植、不适合肝部分切除，所以局部精准微创消融是最合理和最现实的治疗选择。

4. 患者肝Ⅸb段复发癌周围的毗邻结构十分复杂，肿瘤前方紧贴门脉主干及右支，后方紧贴下腔静脉，头侧为肝中静脉下方。所以对其行经皮肝穿刺做微波消融存在巨大困难和危险性。由于我们精通局部解剖、消融团队稳定、麻醉及体位恰当、穿刺路径科学、消融技术成熟，因此保证了消融过程的顺利和安全，而且术后 2 周上腹部 CT 平扫加增强扫描评估，居然达到了完全消融的近期效果。

5. 对于此例乙肝合并肝硬化、肝内多中心起源导致肝癌反复复发的患者，不适合肝部分切除或肝血管介入治疗，经济能力差未考虑肝移植及靶向免疫治疗，我们给予了多次多部位肝癌精准微创消融治疗。回顾性分析发现，患者Ⅸb段肝癌一直未复发，生存期居然也达到 60 个月。因此，我们认为该案例治疗方法的选择是正确的，疗效是满意的。

（廖俊伟　郑惊雷　王在国）

（配图：张伟标）

典型病例（8）

（一）病例介绍

患者张 × ×，男，63 岁。

因"肝功能失代偿 1 年，发现肝占位病变 3 个月"于 2017-10-06 入院。患者 1 年前体检发现肝功能异常，乙肝病毒升高（具体不详），感染科门诊给予抗病毒及护肝治疗，半年后病情好转而自行停药。3 个月前因"皮肤巩膜黄染、尿黄"收入感染科，诊断为肝硬化失代偿期、慢性乙型病毒性肝炎，给予抗病毒、护肝治疗，住院期间于 2017-07-25 上腹部 MRI 平扫加增强发现肝Ⅷ段异常强化结节灶，大小 2.4 cm × 2.2 cm，考虑肝细胞癌（图 15-8-1A、B）。因病情恶化，总胆红素升迅速高达 470 μmol/L 并出现嗜睡、语言错乱、睡眠倒置等肝昏迷前期表现，遂转入中山大学附属第三医院，给予人工肝治疗及抗病毒、护肝治疗，病情逐步好转，总胆红素下降到 160 μmol/L，不愿意接受肝移植，遂出院门诊治疗观察。1 周前要求处理肝占位病变收入我科。

入院查体：全身情况尚可，神志清楚，慢性肝病容，皮肤晦暗，巩膜中度黄染，可见肝掌和蜘蛛痣，浅表淋巴结未扪及肿大。腹部平坦，腹肌软，肝脾肋缘下未触及，未触及腹部包块，全腹无压痛及反跳痛；移动性浊音（+）；双下肢无水肿。

入院检查：血常规白细胞 6.59×10^9/L，红细胞总数 2.59×10^{12}/L，血红蛋白 91.00 g/L，血小板总数 96.00×10^9/L；乙肝两对半"大三阳"，HBV–DNA < 5.0E+02 IU/ml（抗病毒治疗状态）；肝功能 ALT 80.1 U/L，白蛋白（ALB）36.7 g/L，总胆红素（TBIL）114.9 μmol/L；凝血功能异常：PT 63%，凝血酶原时间测定 16.7 s，INR1.36，APTT 50.6 s；血氨 95.8 μmol/L；甲胎蛋白（AFP）170.27 ng/ml。

入院后给予抗病毒、护肝、降酶、输注新鲜血浆等治疗，2 周后肝功能好转：AST 68.6 U/L，ALB 37.1 g/L，TBIL 59.1 μmol/L，血氨 78.7 μmol/L。2017-10-20 上腹部 CT 平扫加增强

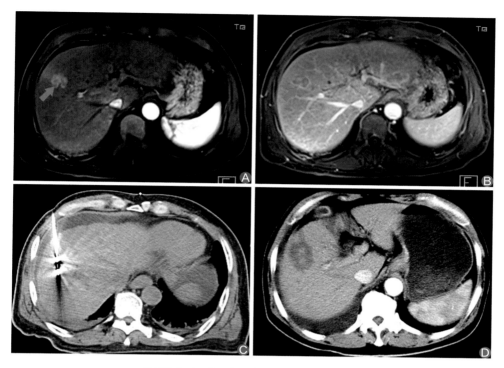

图 15-8-1 肝Ⅷ段肝癌及首次微波消融图像

A、B. MRI 显示肝Ⅷ段 2.4 cm×2.2 cm 异常强化结节，增强扫描动脉期呈高信号，延迟期呈低信号改变；C. Ⅷ段肝癌消融中，消融针贯穿肿瘤中央；D. Ⅷ段肝癌消融后 2 周，术区呈片状低密度影，未见异常强化灶

提示：1. 肝Ⅷ段异常强化结节灶，大小 2.4 cm×2.2 cm，考虑肝细胞癌（与 3 个月前 MRI 对比无明显变化）；2. 肝硬化改变；3. 肝脏多发小囊肿；4. 胃体周围血管影增多；5. 腹腔少量积液。

2017-10-30 在全麻及 CT 引导下经皮肝穿刺行Ⅷ段肝癌微波消融术（图 15-8-1C），术后 2 周上腹部 CT 平扫加增强扫描评价Ⅷ段病变消融彻底，病变局部区域无强化（图 15-8-1D），AFP 降至 32.41 ng/ml，好转出院。

术后 20 个月（2019-06-14）复查 AFP 升高至 860.20 ng/ml，肝功能 ALB 35 g/L，总胆

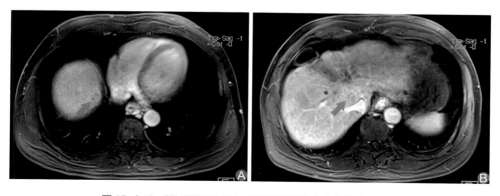

图 15-8-2 肝Ⅷ段及Ⅷ/Ⅸc 段复发癌及第 2 次微波消融图像

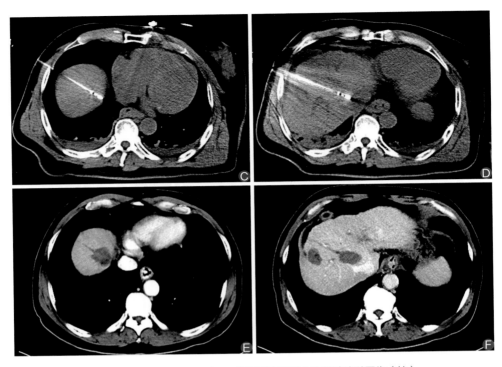

图 15-8-2　肝Ⅷ段及Ⅷ/Ⅸc段复发癌及第2次微波消融图像（续）

A、B. MR 增强 显示肝Ⅷ段（A箭头）及肝Ⅷ/Ⅸc段（B箭头）结节，门脉期提示病灶呈稍低混杂信号，考虑复发癌；C. 肝Ⅷ段复发癌消融中，消融针过胸腔后穿透病灶；D. 肝Ⅷ/Ⅸc段复发癌消融中，消融针从右前入路穿透病灶，针尖位于肝中、肝右静脉交界区下缘；E、F. 肝Ⅷ段及Ⅷ/Ⅸc段肝复发癌消融后2周，消融术区呈片状低密度灶，局部未见异常强化

红素（TBIL）35.1 µmol/L，血氨 80 µmol/L，上腹部 MRI 平扫加增强发现：1. 肝Ⅷ段膈顶区 1.5 cm×1.4 cm 强化结节，考虑再生结节恶变或小肝癌（图 15-8-2A）；2. 肝Ⅷ段与Ⅸc段交汇部强化结节（图 15-8-2B），考虑新生肝癌可能。于 2019-06-17CT 引导下分别经皮肝穿刺行肝Ⅷ段及Ⅷ/Ⅸc段复发癌微波消融术（图 15-8-2C、D），术后 2 周复查上腹部 CT 平扫加增强扫描，结果评价肝Ⅷ段及Ⅷ/Ⅸc段肝复发癌消融彻底，病变局部区域无强化（图 15-8-2E、F），AFP 降至 115.68 ng/ml，好转出院。

术后 65 个月（2023-02-06）复查 AFP4.0 ng/ml，上腹部 CT 平扫加增强扫描肝内发现Ⅳ段强化结节 1.5 cm×1.3 cm，考虑复发可能（图 15-8-3A），于 2023-02-21 行第 3 次 CT 引导下经皮肝穿刺Ⅳ段肝复发癌微波消融术，手术顺利（图 15-8-3B），术后 3 天出院。术后 2 周复查 AFP 1.86 ng/ml，上腹部 CT 平扫加增强显示Ⅳ段肝复发癌消融彻底，未见明确肿瘤强化情况（图 15-8-3C）。术后继续给予抗病毒、护肝治疗。术后 3 个月再次复查 AFP 1.31 ng/ml，Ⅳ段肿瘤消融术区及余肝脏未见肿瘤复发（图 15-8-3D）。随访至 2023-10-25，目前患者无瘤生存，生活质量良好，总生存期已经超过 72 个月。

（二）治疗选择

此例患者 6 年前首次发现肝癌时，肝功能特别差，患者嗜睡、语言错乱、睡眠倒置，处

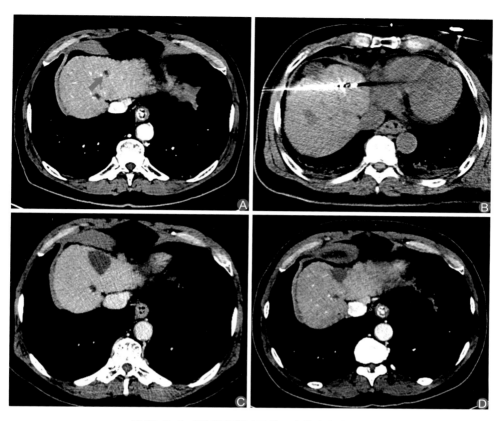

图 15-8-3　肝Ⅳ段复发癌及第 3 次微波消融图像

A. 肝Ⅳ段新增一混杂低密度结节，考虑复发癌；B. 肝Ⅳ段复发癌消融中，消融针穿透病灶；C. 肝Ⅳ段复发癌消融后 2 周，术区呈大片低密度影；D. 肝Ⅳ段复发癌消融后 3 个月，低密度灶较前缩小，病变无复发

于肝昏迷前期状态，肝功能分级属于 Child C 级，Child-Pugh 分级评分 11 分。针对这种情况，不管是肝部分切除，还是微创消融，都属于禁忌证，原则上只能选择肝移植，可是患者和家属不愿意接受。最终，经过 2 周护肝治疗及良好的沟通，患者家属同意尝试 CT 引导下肝肿瘤微创微波消融术。

术后 20 个月（2019-06-14）第 1 次肝癌复发时，虽然肝功能恢复较好，可是肝Ⅷ段及Ⅷ/ IXc 段两个部位肝肿瘤同时复发，处理仍然非常棘手。患者和家属仍然不考虑肝移植，切除的难度和风险太大，也只好再次选择微创消融。肝Ⅷ/ IXc 段病变紧贴大血管，消融的风险同样较大，患者和家属再次要求尝试。

术后 65 个月（2023-02-06）第 2 次肝癌复发时，患者肝功能及全身情况都较好，肝Ⅳ段复发病变位于肝实质内，且Ⅳ段强化结节仅仅 1.5 cm × 1.3 cm 大小，特别适合微创消融，所以我们第 3 次治疗仍然选择微创消融。

（三）肝Ⅷ/ IXc 段复发癌消融过程（2018-01-15）

1. 根据术前设计预案，患者在 CT 治疗床上取仰卧位，全麻后行上腹部 CT 平扫，再次对麻醉状态下肝Ⅷ段及Ⅷ/ IXc 段肝复发癌进行定位及消融设计。经过消融团队研究决定：

首先常规行Ⅷ段肿瘤消融（比较简单，此不赘述），然后再行Ⅷ/Ⅸc段肝肿瘤消融。

2. 根据麻醉后扫描并研究确定的Ⅷ/Ⅸc段肝肿瘤穿刺路径（右前入路，即右腋前线与第6~7肋间隙）和穿刺方案，确定体表穿刺点并定位、标记，然后术区常规消毒、铺巾、戴无菌手套。

3. 使用定位针（1 ml注射针头）分别在划定的穿刺点试穿；CT扫描判断定位针穿刺的位置、角度和方向准确后，以微波消融针试穿Ⅷ/Ⅸc段肝肿瘤（图15-8-4A）；沿定位针试穿时相同位置、角度和方向缓慢穿刺进针约6.0 cm深度，CT扫描证实消融针穿刺的路径和角度正确；然后继续进针约2.5 cm，扫描证实消融针针尖已经抵达肿瘤边缘附近，且穿刺角度和方向都精准无误；保持穿刺角度及方向不变，将消融针继续刺入约2.0 cm，再次CT扫描见消融针已经沿肿瘤中轴线横贯而过，且针尖已穿过肿瘤对侧被膜并抵达被膜外正常肝组织内约0.2 cm，无伤及周围重要结构（图15-8-4B）。

4. 连接消融设备，设置微波消融参数：65瓦、自动连续模式，消融时间为6 min，立即启动消融，同时监护观察患者生命体征；在完成4 min消融后，边消融边CT扫描，阅片发现病变已经被完全消融且无出血及其他消融损伤（图15-8-4C）；继续巩固消融2 min，直至完成预定消融时间。消融结束后立即再次CT扫描，判断肿瘤已完全固化，呈低密度改变，消融范围3.0 cm×2.5 cm，未见肿瘤组织残留（图15-8-4D）。

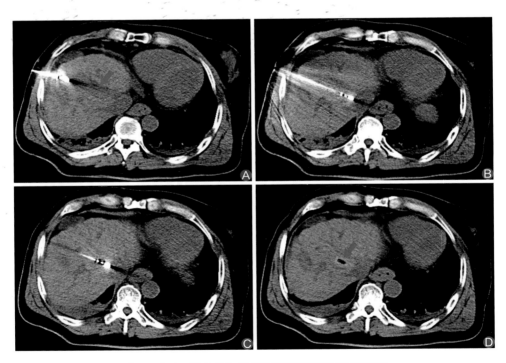

图15-8-4　肝Ⅷ/Ⅸc段复发癌微波消融详细过程图像

A. 消融针从右第6~7肋间隙进针，针尖进入正常肝实质内并正对Ⅷ/Ⅸc段病变（箭头）；B. 消融针穿透Ⅷ/Ⅸc段肝复发癌病灶，针尖位于肝中、肝右静脉交界下方；C. 消融约2 min扫描，局部见少量气泡影，针尖周围血管未见明显损伤；D. 消融毕，病灶区域呈混杂等-低密度影，局部血管未见明显损伤（箭头）

5. 针道消融并逐步退出消融针。检查皮肤无损伤，伤口消毒并覆盖无菌敷料，恢复正常双肺通气。5 min 后行 CT 扫描，评估无液气胸及肝脏周围出血改变，结束手术。

（四）肝Ⅷ/Ⅸc 段肿瘤消融术后恢复及处理

消融术后常规禁食、平卧、监护 24 h 并予补液、护肝、止血、预防感染、碱化及水化利尿。术后早期 12～24 h 密切观察并排除腹腔内出血、气胸、肾功能损害。24 h 后恢复饮食并下床活动。术后恢复良好，未出现任何并发症。术后 2 周上腹部 CT 平扫加增强，见Ⅷ/Ⅸc 段肿瘤病变消融彻底、无残留（图 15-8-2F）。

（五）术后全程随访结果

全程随访结果：末次随访时间 2023-10-25，患者至今已经无瘤生存 72 个月，生活质量良好，在村里坚持正常的工作和生活。

（六）治疗经验总结

1. 2017 年该患者在乙肝肝硬化失代偿、肝功能严重受损并处于肝昏迷前期时，检查发现合并Ⅷ段早期小肝癌。肝移植应该是此时最理想选择，可是患者及家属不愿意接受此方案。

2. 经过人工肝、抗病毒、护肝等综合处理后，肝功能从 Child C 级降为 B 级，经过良好的沟通，2017-10-30 冒险尝试 CT 引导下Ⅷ段肝癌微创微波消融手术。结果肿瘤被彻底消融，而且术后恢复良好，并没有发生肝衰竭。再次充分证明肝癌微波消融的微创性、安全性和有效性。

3. 术后 20 个月（2019-06-14）首次出现肝Ⅷ段及Ⅷ/Ⅸc 段两个部位两个病变的肝癌复发，肝功能为 Child B 级，患者还是无法耐受肝部分切除，患者及家属仍然不考虑肝移植，所以仍然只能再次尝试 CT 引导下两个部位肝复发癌的微创消融手术。其中，由于Ⅷ/Ⅸc 段肿瘤紧贴大血管，属于消融"禁区"，穿刺和消融的难度与风险非常大。结果还是取得了圆满成功，直到再次消融后 45 个月才出现Ⅳ段新发肝癌。

4. 全程科学管理有助于把肝癌变成"慢性病"：此例患者的配合度良好，术后一直坚持抗病毒、护肝治疗，并坚持每 3～6 个月 1 次的规范复查。所以，术后 20 个月、65 个月出现的肝复发癌，均在早期状态（小于 2 cm）被发现，并且都再次获得了轻松的微创处理及快速康复。目前患者已经无瘤生存 72 个月，而且生活质量良好。

（钟灿新　江冠铭　王在国　周建平）

（配图：张伟标）

典型病例（9）

（一）病例介绍

患者刘××，男，68岁。

因"巨块型肝癌切除及综合治疗后6年余，上腹部隐痛1周"于2015-11-17入院。患者2009-01-07因8.0 cm×6.8 cm巨块型右肝癌在我院行肝Ⅴ、Ⅷ段肝癌根治性切除，病理诊断肝细胞癌。2014-12-17行CT引导下经皮穿刺肝Ⅱ段复发癌射频消融术，术后1个月行肝动脉插管化疗栓塞（TACE）1次。不规则抗病毒治疗。本次因上腹隐痛1周收入院。

入院查体：全身情况可，皮肤巩膜无黄染，腹部平坦，右上腹部可见右肋缘下约18 cm手术瘢痕，未见腹壁静脉曲张。腹肌软，全腹无压痛及反跳痛，肝脾肋下未扪及，移动性浊音（—），双下肢无水肿。

入院检查：血常规正常，乙肝两对半示"小三阳"，肝功能未见明显异常，AFP 1.5 ng/ml。上腹部CT平扫加增强显示（图15-9-1A、B）：1. 肝Ⅶ段近第二肝门处（即：Ⅸd段）异常强化结节，大小2.7 cm×2.0 cm，考虑肝癌复发；2. 肝Ⅴ、Ⅷ段癌根治性切除术后改变；3. 肝Ⅱ段复发癌射频消融术后改变；4. 肝硬化改变。X线胸片及骨扫描排除肺和骨转移。

2015-11-20在全麻及CT引导下经皮穿刺行Ⅸd段肝复发癌微波消融术，手术及术后恢复顺利，术后1个月加1次TACE，疗效评价达到完全缓解（CR）。2020-05-25确诊Ⅸc段肝癌消融后第1次局部复发并扩展Ⅸd，再次行CT引导下经皮穿刺Ⅸc+d段肝复发癌微波消融术，手术及术后恢复顺利，术后疗效评价CR。2020-10-16再次被发现Ⅸd消融后第2次局部复发，不愿意消融或者切除，继续给予TACE，配合中药治疗，疗效PR。2021-06-03复查发现Ⅸd段肝复发癌仍然没有被完全控制，转至介入科行第3次Ⅸd段肝复发癌微波消融术，术后疗效评价CR，术后并发右胸腔及右膈下积液并感染、胆汁漏，给予右胸腔及右膈下穿刺置管引流等处理，14个月后治愈并拔除引流管。2023年4月当地社区超声波检查

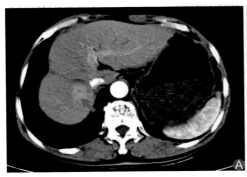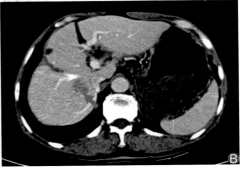

图15-9-1 巨块型肝癌切除后6年：肝Ⅸd段肝复发癌（首次）

2015-11-18上腹部CT增强示动脉期Ⅸd段结节明显强化（A），门脉期结节强化程度减低，并见门脉右支局部受压变窄、移位（B）

提示肝癌复发可能，并开始服用国产仑伐替尼。2023-08-23 复查 CT 扫描见 Ⅱ / Ⅲ 段新发病变、右肝完全萎缩，生活质量好。目前总生存期已经达 14 年零 10 个月。

（二）临床诊断

1. 肝Ⅸd 段复发癌；
2. 肝Ⅴ、Ⅷ段巨块型肝癌根治术后 6 年；
3. 肝Ⅱ段复发癌微波消融术后 1 年；
4. 肝硬化代偿期；
5. 乙型肝炎病毒携带者。

（三）治疗选择

患者虽然肝Ⅸd 段复发，但是病变较小，且肝内外无转移，可以考虑肝移植，患者经济困难，无能力接受；肝功能及全身情况良好，可以考虑再次手术切除，但因部位特殊、切除的难度和风险较大、切除后其他部位仍然存在较大复发转移风险，所以家属拒绝；1 年前患者接受过 TACE，本次家属不愿意接受单独 TACE 治疗。经过多学科会诊，并结合患者强烈要求局部微创消融的意愿和家属的经济能力，以及我们学科的技术专长和设备情况，最后决定选择 CT 引导下经皮肝Ⅸd 段肿瘤穿刺微波消融术。

（四）消融治疗过程

第 1 次（2015-11-20）CT 引导下经皮肝穿刺Ⅸd 段肝复发癌微波消融术

1. 患者在核医学科 CT 治疗床上取仰卧位，气管插管全麻成功后行 CT 扫描，再次确定Ⅸd 段复发，病变大小 2.7 cm × 2.0 cm。研究设计穿刺路径、穿刺方案后，确定体表穿刺点（右腋后线与第 8 ~ 9 肋间隙交界处），并定位划线标记，然后术区常规消毒、铺巾、戴无菌手套。

2. 首先使用定位针（1 ml 细注射针头）在选定的穿刺点试穿；CT 扫描确认定位针穿刺的位置、角度和方向都准确后，退出定位针，切开皮肤约 0.2 cm 小口，换以微波消融针，并以定位针试穿时相同位置、角度和方向缓慢穿刺进针约 6 cm 深度；再次 CT 扫描（图 15-9-2A），证实消融针穿刺的路径和角度正确；然后继续逐步分次进针约 5 cm，直至消融针针尖抵达肿瘤边缘附近；再次 CT 扫描，证实消融针穿刺角度和方向都精准无误，然后保持穿刺角度及方向不变，将消融针继续刺入约 3 cm，再次 CT 扫描见消融针已经沿肿瘤中轴线横贯而过，且针尖已刺穿肿瘤对侧被膜，并抵达被膜外正常肝组织内约 0.2 cm，未伤及周围重要结构。

3. 连接消融设备，设置微波消融参数：60 瓦、自动连续模式，消融时间为 8 min。启动消融，同时监护观察患者生命体征；在完成 5 min 消融后，边消融边 CT 扫描，阅片发现病变已经被完全消融且无出血及其他消融损伤（图 15-9-2B）；继续巩固消融 3 min，直至完成预定消融时间。消融结束后立即再次 CT 扫描，判断肿瘤已完全固化，呈低密度改变，消融范围达 4.0 cm × 3.5 cm，大于肿瘤范围，未见肿瘤组织残留（图 15-9-2C）。

4. 针道消融并逐步退出消融针。检查皮肤无损伤，伤口消毒并覆盖无菌敷料，恢复正常双肺通气。5 min 后再次 CT 扫描，评估无液气胸及肝脏周围出血改变，结束手术。

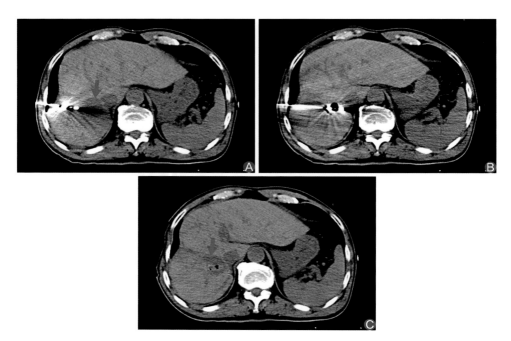

图 15-9-2　首次 CT 引导下经皮穿刺Ⅸd 段肝复发癌微波消融术（2015-11-20）
A. 消融针位于病灶最大层面，针尖朝向病灶中下部；B. 调整消融针角度，并使消融针沿病灶中央贯穿病灶；C. 消融结束，术区较前略缩小，术区中央见条状稍高密度影，相邻门静脉右支未见明显损伤，肝周围无出血（箭头）

（五）术后恢复及处理

术程顺利，历时约 50 min，术中失血约 0.5 ml，患者术中生命体征稳定，术毕麻醉清醒后拔管送返病房并予监护治疗。术后恢复良好，未出现任何并发症。出院后 2 周复查 AFP 及血常规、肝肾功能恢复正常，术后 13 天 CT 平扫及增强扫描显示肿瘤病变消融彻底，局部区域无强化（图 15-9-3A）。常规长期服用抗病毒及护肝药物，并建议戒酒、注意适当休息、每 3～4 个月定期复查 1 次。

（六）术后全程随访及综合处理情况

1. 首次（2015-11-20）Ⅸd 段肝复发癌微波消融术后动态 CT 复查情况：

消融术后 13 天（图 15-9-3A）、9 个月（图 15-9-3B）、21 个月（图 15-9-3C）、35 个月（图 15-9-3D）复查：Ⅸd 段消融术区一直未见肿瘤复发。消融术后 46 个月（2019-09-16）复查发现Ⅸd 段消融术区上方内侧缘（Ⅸc 段）新出现约 1.0 cm 部分强化结节（图 15-9-3E），考虑肿瘤复发可能，但是此时 AFP 正常，患者要求服中药观察。

2. 第 2 次（2020-05-25）Ⅸc+d 段肝癌复发及微波消融：

切除术后 11 年（2020-05-23）复查时发现Ⅸc 段结节增大到小 4.0 cm×3.0 cm（图 15-9-4A、B）并已扩展达到Ⅸd 段，遂于 2020-05-25 第 2 次行 CT 引导下经皮穿刺肝Ⅸc+d 段肝复发癌微波消融术。选择双针穿刺及消融方案，其余情况与首次消融相似。为了达到更加彻底消融，在消融完成后，加 5 min 时间重复消融 1 次。消融结束后，扫描判断消融范围达

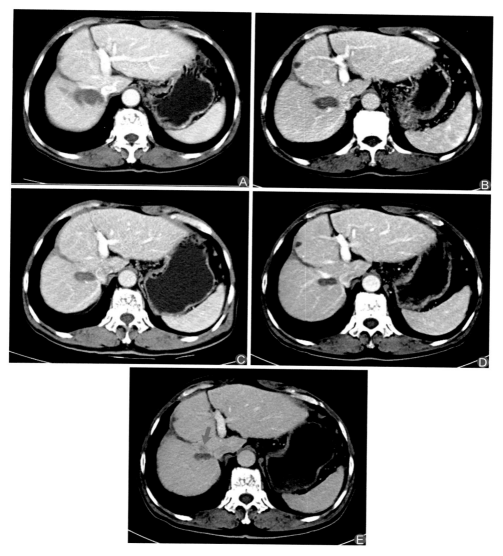

图 15-9-3　首次Ⅸd 段肝复发癌微波消融后增强 CT 动态随访
A～D. 术后 13 天（A，2015-12-03）、9 个月（B，2016-08-31）、21 个月（C，
2017-09-02）、35 个月（D，2018-10-17）CT 平扫及增强扫描，消融术区残腔逐
渐缩小，边缘未见异常强化灶。E. 术后 46 个月（2019-09-16），Ⅸ段消融术区上
方内侧缘（Ⅸc 段）新出现约 1.0 cm 部分强化结节（箭头），考虑肿瘤复发

5.0 cm×4.5 cm，未见明显残留，消融后无明显并发症（图 15-9-4C～E）。再次术后 23 天
（2020-06-17）CT 平扫及增强扫描显示肿瘤病变消融彻底，局部区域无强化，消融效果达到
CR（图 15-9-4F）。患者无经济能力，无法尝试靶向及免疫治疗，在外服用中药（具体不详）。

3. 第 3 次（2021-06-03）Ⅸc+d 段肝复发癌的微波消融处理：

第 2 次Ⅸc+d 段肝复发癌微波消融术后 5 个月（2020-10-15），再次复查发现Ⅸd 段肝
癌复发（图 15-9-5A），根据患者意愿选择 2020-10-16 及 2021-4-25 两次 TACE，仍然配
合中药治疗，拒绝靶向、免疫治疗。

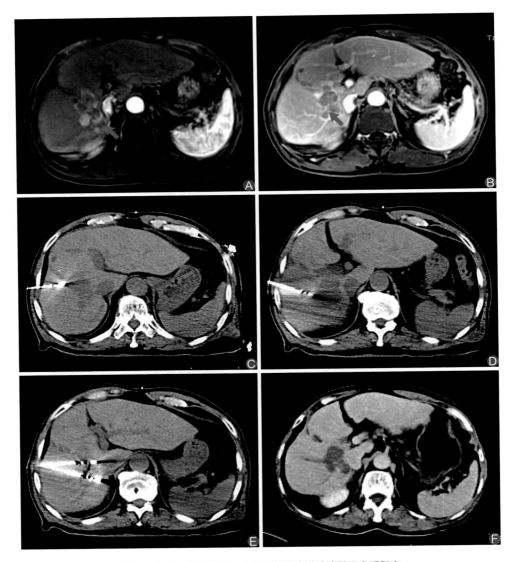

图 15-9-4　第 2 次Ⅸc+d 段肝复发癌微波消融及术后复查

A、B. 上腹部 MR 增强（2020-05-23）示，肝Ⅸc 段强化结节较前扩大，并累及Ⅸd 段（A），门静脉期见Ⅸd 段病灶压迫门静脉右后支；C、D. 2020-05-25 采用双针方案消融，把复发灶分为前（C）、后（D）两部分，并分别插入消融针；E. 消融针到达病灶内并将病灶分割为前后两个部分重叠的消融区，两针间隔约 2.0 cm；F. 消融后 23 天（2020-06-17）增强扫描，术区未见明显强化

　　因为 TACE 的效果不满意，复发肿瘤继续增大并出现Ⅳ段新病变（图 15-9-5B），患者到介入科就诊并于 2021-06-03 再次消融治疗。首先消融处理Ⅳ段新病变；然后行第 3 次Ⅸc+d 肝复发癌微波消融术，选择双针穿刺及消融方案（图 15-9-5C ~ E），其余情况与首次消融相似。消融结束后，扫描判断Ⅸc+d 段消融范围达 5.0 cm×4.5 cm，未见明显肿瘤残留。术后并发右胸腔及右膈下积液并感染、胆汁漏，给予右胸腔及右膈下穿刺置管引流等处理，14 个月后治愈并拔除引流管。末次消融术后 11 个月 CT（2022-05-11）复查，术区未见明显强化（图 15-9-5F）。

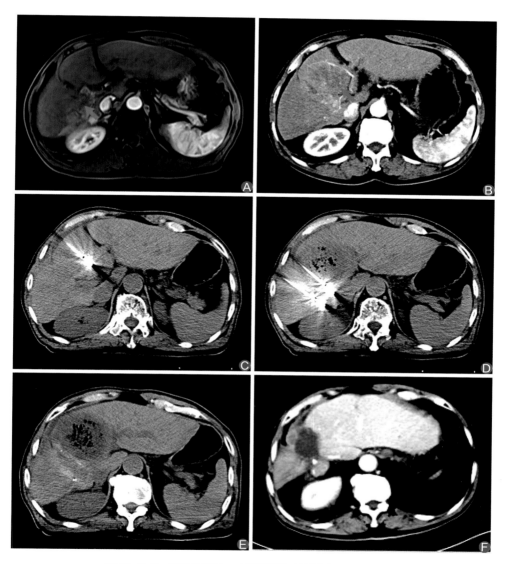

图 15-9-5　第 3 次肝Ⅸc+d 段肝复发癌消融过程及术后复查

A. 第 2 次Ⅸc+d 段消融术后 5 个月（2020-10-11）CT 复查，发现Ⅸc+d 段术区不规则强化灶，累及相邻Ⅵ段，考虑肿瘤复发；B. 继续综合治疗后 8 个月（2021-06-01）复查，发现原Ⅸc+d 段术区强化灶范围较前增大，且Ⅳ段出现新的异常强化灶，考虑肿瘤进展；C. 2021-06-03 行Ⅳ段复发灶消融，消融针到达肿瘤中央；D. 使用双针方案对Ⅸc+d、Ⅵ段复发灶再次消融并扩大消融边界，消融针相互平行并抵达消融肿瘤内，消融针间隔约 2.2 cm；E. 将两消融针退针 2 cm 对术区扩大消融；术后 CT 复查，术区呈不规则低密度影伴条状针道消融高密度影，相邻血管显示欠清；F. 第 3 次Ⅸc+d 段消融术后 11 个月 CT（2022-05-11）复查，术区未见明显强化

4. 全程随访结果：

末次随访时间 2023-10-23。

由于疫情及肿瘤因素，患者一直在当地社区超声复查及抗病毒及护肝治疗。2022-5-11 CT 平扫及增强未见肿瘤复发（图 15-9-5F）。2023-04-23 大岭山社区医院超声波检查提示肝癌复发可能，并开始服用国产仑伐替尼。2023-08-23 复查 CT 扫描见Ⅱ/Ⅲ段新复发灶（图

15-9-6A）、右肝完全萎缩（图15-9-6B），生活质量好，目前总生存期已经达14年10个月。

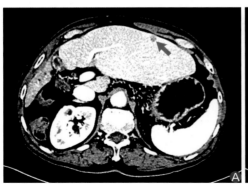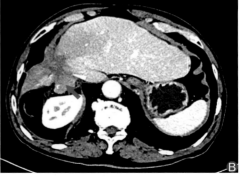

图15-9-6　肝癌综合治疗14个10个月CT复查

A.肝Ⅱ／Ⅲ段新发低密度结节，仓伐替尼治疗后灶内坏死；B.肝右叶进一步萎缩，呈片状强化减低区

患者肝癌治疗过程一览表（表15-8）。

表15-8　患者肝癌治疗过程一览

时间	病情资料	治疗情况	术后疗效评价	并发症
2009-01-07	Ⅴ、Ⅷ段巨块型肝癌	根治性切除术	CR	无
2014-12-17	Ⅱ段肝复发癌	CT引导下经皮穿刺Ⅱ段肝复发癌微波消融术	CR	无
2015-11-20	肝IXd段复发癌	CT引导下经皮肝穿刺肝IXd段复发微波消融术	CR	无
2020-05-25	肝IXc+d段复发癌	CT引导下经皮肝穿刺肝IXc+d段复发微波消融术	CR	无
2020-10-16	肝IXd段复发癌	TACE	PR	无
2021-04-25	肝IXd段复发癌	TACE	PR	无
2021-06-03	肝IXc+d、Ⅳ段复发癌	肝IXc+d、Ⅳ段复发癌微波消融术	CR	胆漏
2023-4-23	肝Ⅱ／Ⅲ段复发癌	口服仓伐替尼	PR	无

患者治疗过程中AFP（ng/ml）动态变化情况见表15-9。

表15-9　AFP动态复查结果

随访时间	AFP（正常值0~9 ng/ml）	相对应的治疗时间节点
2010-09-11	1.60	肝癌切除术后9个月
2014-12-12	2.30	切除术后5年11个月，Ⅱ段肝癌复发及消融

续表

随访时间	AFP（正常值 0~9 ng/ml）	相对应的治疗时间节点
2015-11-18	1.50	切除术后 6 年 10 个月，IXd 段肝癌复发及消融
2020-05-22	2.28	切除术后 11 年 4 个月，IXc+d 段肝癌复发及再次消融
2020-11-20	39.59	切除术后 11 年 10 个月，肝癌 TACE 治疗
2021-04-21	7790	切除术后 12 年 3 个月，IXc+d、IV 段肝癌复发
2021-06-05	160.3	切除术后 12 年 5 个月，IXc+d、IV 段肝癌复发及第三次消融
2023-08-22	1.00	切除术后 14 年 7 个月，肝 II / III 段复发癌靶免治疗中

患者治疗过程中 AFP（ng/ml）动态变化曲线图（见图 15-9-7）。

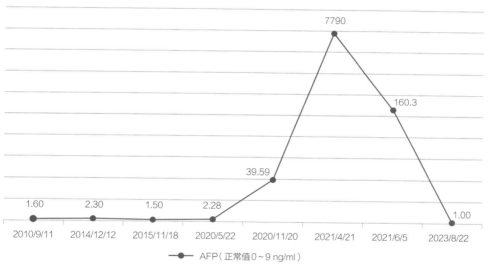

图 15-9-7　肝癌治疗全过程 AFP（ng/ml）动态变化曲线图

（七）治疗经验总结

1. 此例初发病时为 V 、Ⅷ段巨块型肝癌，肝中叶切除术后 6 年开始出现反复复发，包括 1 次 II 段、3 次 IX 段复发。我们先后通过肝部分切除、4 次精准微创消融及 4 次 TACE 等多学科多手段治疗，目前患者的生存期已达 14 年 10 个月，而且生活质量好。所以，毋庸置疑，这是一个成功的肝癌治疗案例。

2. 肝癌切除后复发是影响远期效果进一步提高的瓶颈问题，目前全球都还没有统一的肝癌复发防治专家共识或防治指南。当患者 II 段肝复发癌成功处理后，又多次出现IX段反复复发，虽然再次手术切除比较困难和危险，但是如果能够及时进行肝移植，或许会有更好的远期效果。如果 10 多年前也有目前这么先进的预防和治疗肝癌复发的靶向、免疫治疗技术与药物，说不定其治疗效果会更好。

3. 因为Ⅸc+d 段局部解剖的特殊性和复杂性，其周围被肝静脉、门静脉、肝动脉、肝后下腔静脉及胆管包绕，该部位复发肿瘤的消融存在很大的困难和风险，属于传统意义上的"消融禁区"，但并不是消融的绝对禁忌证。Ⅸc+d 段发生肝癌复发后，由于患者不愿意再次手术切除、无能力考虑肝移植，所以在丰富的周围型肝癌微创消融经验的基础上，在术前精准三维重建技术指导下，通过稳定的精准微创消融团队的良好配合，我们大胆尝试Ⅸc+d 段肝复发癌微创消融，也取得了成功。

4. 此例肝癌反复发生Ⅸc+d 段复发的原因尚不清楚，估计局部消融不彻底的嫌疑较大。但是，2015-11-20 首次Ⅸd 复发消融后，直到 2020-05-25 才出现第 2 次局部复发，间隔时间长达 46 个月之久，这也是局部消融不彻底所无法完全满意解释的。

5. 肝癌根治性治疗后的全程科学管理和 MDT 很重要。由于肝癌根治后复发率较高，通过全程定期复查监控，才有可能早期发现、早期诊断和早期处理肝复发癌，也才有机会获得再次根治和快速康复的可能。复发确诊后，应根据肿瘤及肝功能情况、医疗单位设备和技术水平、患者经济能力和个人意愿等，恰当选择肝移植、微创消融、TACE、靶向免疫治疗、精准适形放疗等多学科综合治疗，仍然可获得长期生存甚至治愈的机会。

（黄翔 刘志刚 王在国 周伟）

（配图：张伟标）

典型病例（10）

（一）病例介绍

患者余××，男，62 岁。

因"体检时发现甲胎蛋白异常及肝尾状叶占位病变 1 个月"于 2019-11-21 入院。既往体健，乙肝"小三阳"13 年，不规律服用恩替卡韦抗病毒治疗。

入院查体：全身情况可，皮肤巩膜无明显黄染，未见肝掌及蜘蛛痣；腹部平软，未见腹壁静脉曲张，肝脾肋缘下未触及，移动性浊音（－），双下肢无水肿。

入院检查：血常规正常，乙肝两对半示"小三阳"，肝功能检查总胆红素（TBil）26.9 μmol/L、白蛋白 45.7 g/L；甲胎蛋白（AFP）19.36 ng/ml。上腹部 MRI 平扫加动态增强提示（图 15-10-1A、B）：1. 肝Ⅶ段近第二肝门部（即：Ⅸd 段）结节，大小 1.9 cm×1.7 cm，考虑肝癌可能；2. 肝脏信号强化不均，考虑肝硬化；3. 肝脏多发小囊肿；4. 门静脉高压，门腔侧支循环形成；5. 脾轻度肿大。X 线胸片及全身骨扫描未见肿瘤转移情况。

2019-11-25 在全麻及 CT 引导下经皮穿刺行肝Ⅸd 段肿瘤微波消融术，手术顺利，术后

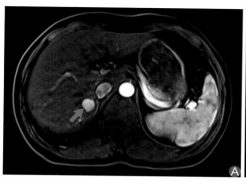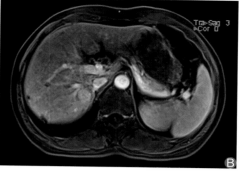

图 15-10-1 肝脏Ⅸd 段肝癌的影像学诊断

MR 增强显示肝脏Ⅸd 段结节，动脉期明显强化（A），静脉期结节周围见肝右静脉及门静脉右支包绕（B）

恢复良好，目前随访已经超过 47 个月，肿瘤无复发转移，患者生活质量良好。

（二）临床诊断

1. 肝Ⅸd 段原发性肝癌；
2. 肝硬化代偿期；
3. 乙型肝炎病毒携带者；
4. 肝脏多发性囊肿；
5. 门静脉高压，门腔侧支循环形成；
6. 脾脏肿大。

（三）治疗选择

患者肿瘤部位特殊，手术切除难度较大。患者肝功能轻度异常，很难耐受联合Ⅵ、Ⅶ段的大范围肝切除。而且因为肿瘤紧贴大血管（肝右静脉及门静脉右后支），无法做宽切缘切除。患者经济条件有限，无能力考虑肝移植。所以，我们经 MDT 讨论后，最终决定选择 CT 引导下经皮肝穿刺Ⅸd 肝癌微波消融术。

（四）消融治疗过程

2019-11-25 在全麻及 CT 引导下经皮穿刺Ⅸd 肝癌微波消融术。

1. 根据术前讨论预案，肿瘤直径 1.7 cm 大小，位于Ⅸd 段，前方及右侧见肝右静脉及门静脉右支包绕，内侧紧邻下腔静脉及右肾上腺。于是在气管插管全麻成功后，取左侧斜卧位（右侧垫起约 30°），CT 平扫并研究确定穿刺点及穿刺路径（即选择右后入路，右腋中线与第 6 肋间隙交界处入针），并在预定的体表穿刺点划定标记，然后术区常规消毒、铺巾、戴无菌手套。

2. 首先使用定位针（1 ml 细注射针头）在预定的穿刺点试穿；CT 扫描确认定位针穿刺的位置、角度和方向都准确后，退出定位针，切开皮肤约 0.2 cm 小口，换以微波消融针，并以定位针试穿时相同位置、角度和方向缓慢穿刺进针约 6.0 cm 深度；再次 CT 扫描，证实消融针穿刺的路径和角度正确；然后继续进针约 2.5 cm，扫描证实消融针针尖抵达肿瘤边缘附近，且穿刺角度和方向都精准无误，然后保持穿刺角度及方向不变，将消融针继续刺入约 2.2 cm，再次 CT 扫描见消融针已经沿肿瘤中轴线偏血管侧平行横贯而过，且针尖已刺穿肿瘤对侧被膜并抵达被膜外正常肝组织内约 0.2 cm，无伤及周围重要结构（图 15-10-2A）。

3. 连接消融设备，设置微波消融参数：60 瓦、自动连续模式，消融时间为 8 min，立即启动消融，同时监护观察患者生命体征；在完成 2 min 消融后，边消融边 CT 扫描，阅片发现病变已经被部分消融气化、坏死，相邻血管无消融损伤（图 15-10-2A）；继续巩固消融 6 min，直至完成预定消融时间。消融结束后立即再次 CT 扫描，判断肿瘤已完全固化，呈低密度改变，消融范围 3.0 cm × 2.5 cm，未见肿瘤组织残留（图 15-10-2B）。

4. 针道消融并逐步退出消融针。检查皮肤无损伤，伤口消毒并覆盖无菌敷料。5 min 后行 CT 扫描，评估无液气胸及肝脏周围出血改变，结束手术。

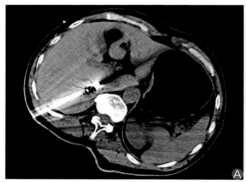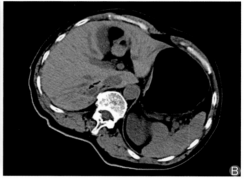

图 15-10-2　肝脏Ⅸd 段肝癌的微波消融治疗

A. 肝脏Ⅸd 段肝癌消融过程中：左侧斜卧位（右侧垫起约 30°），右后入路，消融针贯穿肿瘤，针尖刺破肿瘤对侧被膜并抵达被膜外约 0.2 cm，无伤及周围重要结构；消融进行 2 min，已见病变部分气化、坏死。B. 消融毕：消融针已经拔出，术区呈片状混杂密度影，范围约 2.5 cm × 3.5 cm，相邻血管未见明显损伤，肝周无积液

（五）术后恢复及处理

麻醉清醒后拔管并送回病区，常规禁食、平卧、监护 24 h 并予补液、护肝、止血、预防感染、碱化及水化利尿。术后早期 12 ~ 24 h 密切观察并排除腹腔内出血、气胸、肾功能损害。24 h 后恢复饮食并下床活动。该例患者术后恢复良好，未出现任何并发症。术后 3 日出院休息。出院后 2 周复查 AFP 及血常规、肝肾功能正常，CT 平扫及增强扫描显示肿瘤病变消融彻底，局部病变区域无强化（图 15-10-3A）。出院后常规长期抗病毒治疗及定期复查随访，建议戒酒、休息。

（六）术后全程随访情况

1. 全程随访方法：术后 1 个月内检查评估并确认治疗彻底后，安排每 3 个月门诊复查 AFP、HBV-DNA 定量、血常规及肝功能，术后第 3 个月及第 9 个月复查肝脏彩色超声波检查、术后第 6 个月及第 12 个月复查上腹部 CT 平扫及增强扫描（图 15-10-3B ~ D），术后每 6 个月复查胸部 X 线检查。

2．动态 CT 随访结果

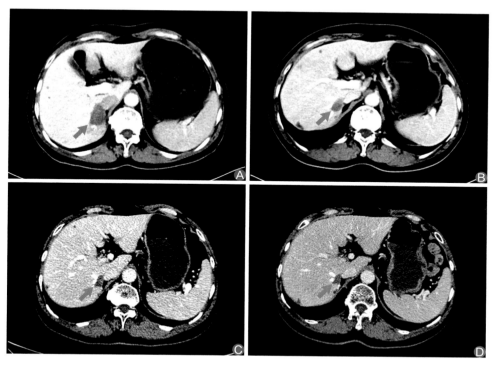

图 15-10-3　肝脏Ⅸd 段肝癌消融后动态 CT 随访

（A）消融术后 2 周（2019-12-14 ）、（B）术后 15 个月（2021-03-06）、（C）术后 28 个月（2022-4-22）、（D）术后 47 个月（2023-11-14）：增强 CT 复查结果，肿瘤消融术区残腔逐步缩小，边缘未见异常强化灶

3．术后 AFP 复查结果：术前 AFP 19.36 ng/ml，术后 2 周降至 2.99 ng/ml，并且一直保持正常水平。

4．生存期：末次随访时间 2023-11-14，至今已无瘤生存 47 个月，生活质量良好。

（七）治疗经验总结

1．本例患者病变位于Ⅸd 段，局部解剖部位比较特殊，肿瘤周围都是重要的大血管、胆管及肾上腺。切除范围有限、消融风险很大，单纯 TACE 效果较难把握。因此，从理论上讲，肝移植是最理想的选择。但是现实中的患者经济有困难，没有经济能力考虑肝移植。

2．肝部分切除仍然是目前肝癌最常用、最现实的治疗方法和获得长期生存的重要途径，但Ⅸd 段肝癌的切除仍然比较困难并且存在较大风险。如果选择局部切除，因为显露比较困难，容易发生大出血、胆漏等并发症。如果选择联合Ⅵ、Ⅶ的大范围肝切除，手术的难度和风险可以降低，但是因为患者肝功能较差，术后肝衰竭的风险会增加。此外，因为肿瘤紧贴大血管、胆管，特别是已经部分压迫肝后下腔静脉（甚至不排除下腔静脉壁局部浸润可能），所以不管是局部切除还是联合肝叶的较大范围切除，都无法做到宽切缘切除（肝后下腔静脉处只能是"零距离切除"）。

3．同样因为Ⅸd段局部解剖的特殊性，该部位的消融也存在较大困难和风险，属于相对高危部位的肿瘤消融，过去在传统意义上属于消融"禁区"，但也没人强调是消融绝对禁忌证。我们结合术前精准三维重建技术、过硬的肝穿刺操作技术、丰富的周围型肝癌微创消融基础、稳定的精准微创消融团队以及良好的麻醉配合，平稳地开展了Ⅸd段小肝癌的微创消融。

4．我们此例Ⅸd段肝癌微创微波消融的经验表明，Ⅸd段小肝癌的微创消融是可以开展的，而且还具有简单安全、疗效肯定、省时省钱、快速康复、出血少等优点。

5．此例Ⅸd段病灶强化特点较典型，且其前方及右侧紧邻门静脉右支，多为供瘤血管集中区域，是消融术后病灶残留及复发的常见部位。所以此例我们没有采用既往消融惯用的贯穿病灶最大轴线原则进行穿刺和消融，而是尝试采用穿刺消融针偏向供瘤血管侧，从而增加供瘤血管侧的消融安全边界，并取得了良好的长期治疗效果。

（张玉兰　冯伟建　王在国）

（配图：张伟标）

典型病例（11）

（一）病例介绍

患者李××，女，60岁。

因"体检发现肝占位病变1周"于2022-07-12入院。6年前曾在我院行小肠间质瘤切除术，术后1周开始服用伊马替尼，但是没有坚持规范的专科定期复查。1周前社区老人体检超声波发现肝占位病变，无任何明显不适症状。我院门诊上腹部MRI平扫加增强显示肝内散在多发强化结节灶，考虑肝转移瘤可能（图15-11-1A、B、C），遂收入院。

入院查体：全身情况可，皮肤巩膜无明显黄染，未见肝掌及蜘蛛痣；腹部平软，中上腹可见陈旧性手术瘢痕，全腹无压痛及反跳痛，肝脾肋缘下未触及，Murphy征阴性，未触及包块，肝肾区无叩痛，移动性浊音（－），双下肢无水肿。

入院检查：血常规、肝功能、AFP及CEA均正常，乙肝两对半为"小三阳"。入院PET/CT检查显示：1．Ⅸ及Ⅲ、Ⅷ段占位病变，考虑小肠间质瘤术后肝转移可能；2．小肠间质瘤切除术后改变，术区未见明显异常；3．右肺上叶中叶及左肺上叶舌段、下叶少许纤维增殖灶；4．胆囊结石；5．未发现肝外其他部位转移。

2022-07-18行腹腔镜下Ⅲ段肝转移瘤微波消融联合CT引导下经皮穿刺Ⅸd段及Ⅷ段肝转移瘤微波消融术；手术及术后恢复顺利；术后继续口服伊马替尼靶向治疗。目前随访已经超过15个月，至今无瘤生存，生活质量良好。

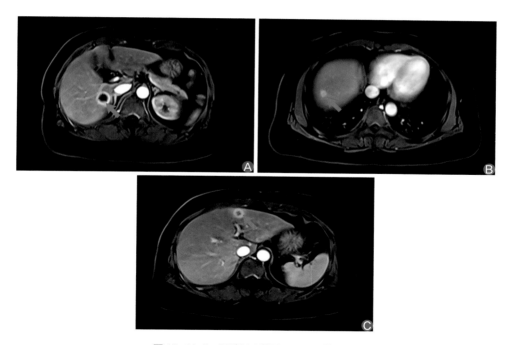

图15-11-1　肝脏Ⅸd段及Ⅲ、Ⅷ段转移瘤

上腹部 MR 增强示，小肠恶性间质瘤术后肝脏Ⅸd段（A）、Ⅷ段（B）及Ⅲ段（C）多发环形强化结节，考虑肝脏多发转移瘤

（二）临床诊断

1. 肝Ⅸd及Ⅷ、Ⅲ段转移瘤；
2. 小肠间质瘤术后 6 年；
3. 胆囊结石。

（三）治疗选择

　　患者临床诊断肝Ⅸd及Ⅲ、Ⅷ段多发转移瘤明确，无肝外转移，肝功能正常，是肝内病变局部姑息性处理的适应证。左右肝都已经存在转移病变，无法根治性切除。胃肠间质瘤术后发生了肝内多发转移，已经属于晚期，患者及家属要求尽量微创及综合治疗。Ⅲ段转移瘤相对比较表浅，适合腹腔镜下切除或者腹腔镜下消融；Ⅸd及Ⅷ段转移瘤位置比较深，特别是Ⅸd段病变靠近下腔静脉、门静脉右干等大血管，CT引导下穿刺及微波消融肝精准更安全。因此，我们设计首先到手术室行全麻下腹腔镜探查术（备Ⅲ段肝肿瘤切除或者术中消融），然后转送影像中心行全麻及CT引导下经皮Ⅸd、Ⅷ段肝肿瘤微波消融的联合微创手术方案。

（四）消融治疗过程

1. 第一阶段：手术室消融Ⅲ段病变

全麻下常规腹腔镜探查，发现Ⅲ段病变紧贴镰状韧带，Ⅸd、Ⅷ段肿瘤无法探及。如果选择切除，需要同时切除Ⅲ段＋Ⅳ段的各一部分，手术时间相对较长并且面临出血风险，而选择消融则比较简单而且只需要不到 10 min 的时间。术中征得家属同意后，选择术中消融。取微波消融针，经剑突下皮肤垂直穿刺入腹，腹腔镜监视下由设定方向穿刺入Ⅲ段肿瘤内，入针深度用无损伤钳固定控制在 2.5 cm；连接好消融机并使用 60 瓦功率持续消融 7 min，见肿瘤逐渐被消融碳化，消融结束后检查肿瘤固化坏死范围约 3.5 cm×3.0 cm（图 15-11-2A）。检查术区无活动性出血，结束腹腔镜下Ⅲ段病变消融手术，然后立即将患者转送到影像中心进行 CT 引导下Ⅸd、Ⅷ段病变的微波消融。

2. 第二阶段：CT 引导下肝Ⅸd 及Ⅷ段病变穿刺及微波消融

患者在核医学科 CT 治疗床上取仰卧位，CT 扫描见Ⅲ段病变消融良好，肝周无出血；Ⅸd、Ⅷ段肝肿瘤大小分别约 2.2 cm×2.0 cm、1.3 cm×1.0 cm。两个病变的消融均采取右前入路，CT 引导下分别确定体表穿刺点并予以标记，然后术区常规消毒、铺巾、戴无菌手套。首先使用两个定位针（1 ml 细注射针头）在预定的穿刺点分别试穿；CT 扫描确认两个定位针穿刺的位置、角度和方向都准确后，开始穿刺布针及消融。

Ⅸd 病变的消融：退出Ⅸd 病变定位针，切开皮肤约 0.2 cm 小口，换以微波消融针，并以定位针试穿时相同位置、角度和方向缓慢穿刺进针约 6.0 cm 深度；再次 CT 扫描，证实消融针穿刺的路径和角度正确；然后继续逐步分次进针约 3.0 cm，直至消融针针尖抵达Ⅸd 段肿瘤边缘附近；再次 CT 扫描，证实消融针穿刺角度和方向都精准无误（图 15-11-2B），将穿刺针继续推进约 2.8 cm，再次 CT 扫描证实穿刺针已经精准地从Ⅸd 段肿瘤中央穿过并达对侧约 0.2 cm；然后连接好消融设备，设定消融功率 60 瓦 6 min；启动消融并在完成 4 min 消融后，边消融边 CT 扫描，阅片发现Ⅸd 段病变已经被完全消融（图 15-11-2C）；继续巩固消融 2 min，然后实施针道消融并退出消融针。再次 CT 扫描见Ⅸd 段肿瘤已完全固化呈低密度改变，消融范围满意，未见肿瘤组织残留，未见出血并发症。

Ⅷ病变的消融：采取与Ⅸd 相同的穿刺方法和步骤进行Ⅷ病变的精准布针（图 15-11-2D），即以 60 瓦的消融功率，连续消融 5 min，CT 扫描证实Ⅷ病变已经被完全消融，然后实施针道消融并退出消融针。退出消融针时，意外地发现缺失了消融针的针尖部分，立刻 CT 扫描，发现长约 1.3 cm 的消融针针尖折断并遗留在病变内（图 15-11-2E），Ⅷ段肿瘤消融范围满意，未见肿瘤组织残留，未见出血并发症。术中与家属沟通，家属不愿意手术探查取除折断的针尖，要求留在肝内定期观察；结束手术后 20 min 再次 CT 扫描，评估折断的针

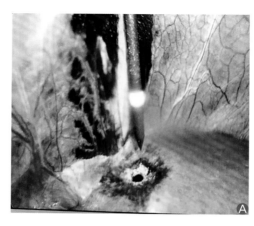

图 15-11-2　腹腔镜下Ⅲ段及 CT 引导下Ⅸd、Ⅷ段肝转移瘤癌微波消融

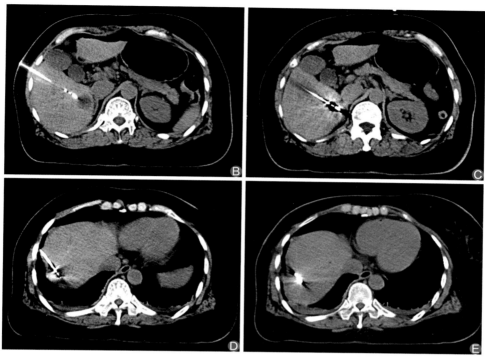

图15-11-2　腹腔镜下Ⅲ段及CT引导下Ⅸd、Ⅷ段肝转移瘤癌微波消融（续）
A. 腹腔镜下Ⅲ段转移瘤消融毕所见：病灶及周围肝组织焦痂形成；B. CT定位下消融针从右前入路，到达Ⅸd段病灶边缘；C. 消融针沿病灶中轴穿透病灶，消融中见病灶损毁，局部见少量气体影；D. 消融针穿透Ⅷ段病灶，消融中病灶损毁，周围见少量混杂稍低密度影；E. Ⅷ段病灶消融结束并拔出消融针后，消融针尖折断并存留在病变内

尖无移位、无肝周出血、无液气胸，结束手术。手术累计历时140 min，术中失血约5 ml，术中术后生命体征稳定。

（五）术后恢复及处理

麻醉清醒拔管后并送返病房监护处理。常规禁食、平卧、监护24 h并予补液、护肝、止血、预防感染、碱化及水化利尿。术后早期12～24 h密切观察并排除腹腔内出血、气胸、肾功能损害。24 h后恢复饮食并下床活动。该例患者术后恢复良好，未出现任何并发症。术后5天复查X线胸片、腹部超声波、血常规及肝肾功能基本正常，安排出院休息。出院后半个月至肿瘤内科继续口服伊马替尼靶向治疗及定期门诊复查随访。

（六）术后全程随访情况

全程随访方法：术后1个月内检查评估并确认消融彻底后，安排每3个月门诊复查血常规及肝功能，嘱患者术后第3个月及第9个月复查肝脏彩色超声波检查、术后第6个月及第12个月复查上腹部CT平扫及增强扫描，术后每6个月复查胸部X线检查。

全程随访结果：末次随访时间2023-10-26，至今无瘤生存已经超过15个月，生活质量良好。

术后影像复查情况见图15-11-3。

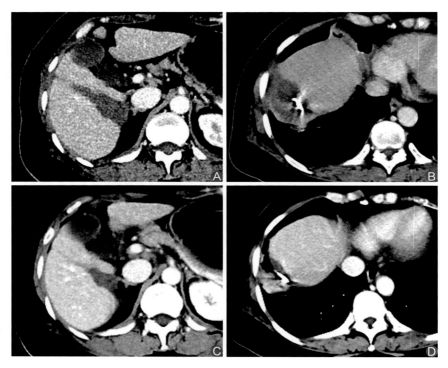

图 15-11-3 消融术后动态 CT 复查

A、B. 消融术后 1 个月复查，IXd、Ⅷ段术区呈条片状低密度区，原转移灶已消失，Ⅷ段术区内见断针留置（B），局部未见异常强化；C、D. 术后 10 个月复查，IXd、Ⅷ段消融术区残腔逐步缩小，边缘未见强化灶，Ⅷ段消融灶内折断遗留的消融针针尖无移位、无合并感染（D）

（七）治疗经验总结

1. 该患者小肠间质瘤切除术后 6 年出现肝内多发转移病变，已经属于晚期，不应该轻易放弃，应该利用目前先进的技术和药物进行积极的综合治疗。

2. 患者术后一直服用靶向药物伊马替尼，6 年后却出现多发肝转移，肿瘤的进展说明可能已经产生耐药性，再进行单纯药物治疗已经很难奏效，需要寻求多学科多种手段的综合治疗。

3. 患者肝转移病变广泛分别于左（Ⅲ段）、右（IXd、Ⅷ段）肝，无法进行根治性切除。就算姑息性切除，欲切除包埋于肝实质深部的右肝两个病变也比较困难，切除对正常肝脏的影响也较大。

4. 微波消融技术具有精准微创、简单安全、疗效不逊于切除等优点，特别适合于多病灶、位置深在、病灶不超过 3 cm 患者，此例恰好适合。不过，该例的IXd 段病变靠近下腔静脉、门静脉右干等大血管，CT 引导下穿刺及微波消融也有一定的困难和风险，属于相对危险的肝肿瘤消融，我们稳定的精准微创消融团队的通力配合，保证了消融治疗的安全性和彻底性。

5. 消融术后继续服用靶向药物伊马替尼等综合治疗，争取获得更好的要求生存时间。坚持定期规范复查特别重要，可以早期发现再次出现的复发病变并早期处理、快速康复。

（黄彦 陈志良 刘克军 王在国）

（配图：张伟标）

典型病例（12）

（一）病例介绍

患者简 ×，女，64 岁。

因"腹腔镜辅助下直肠癌 Dixon 根治术（pT$_4$N$_2$M$_0$ Ⅲ c 期）后 10 个月、FOLFOX 方案辅助化疗及盆腔放疗后、发现肝转移半个月"于 2017-12-26 入院。

入院查体：全身情况尚好，消瘦，无明显贫血，皮肤巩膜无明显黄染，浅表淋巴结未扪及肿大。腹部平坦，未见胃肠型及蠕动波，下腹见一长约 10 cm 纵行手术瘢痕；腹肌软，肝脾肋缘下未触及，未触及腹部包块，全腹无压痛及反跳痛；移动性浊音（一）；双下肢无水肿。

入院检查：血常规、肝肾功能正常，癌胚抗原（CEA）26.39 ng/ml。上腹部 MRI 平扫加增强扫描提示（图 15-12-1A、B）：1. 肝Ⅸd 段强化结节，大小约 2.8 cm×2.6 cm，考虑肝转移瘤；2. 肝及双肾多发小囊肿。全身 PET/CT 提示（图 15-12-1C）：1. 直肠癌术后改变，术区未见明确肿瘤复发征象；2. 肝Ⅸd 段高代谢灶，大小 2.7 cm×2.3 cm×2.4 cm，考虑转移；3. 肝外未见明确转移病变。

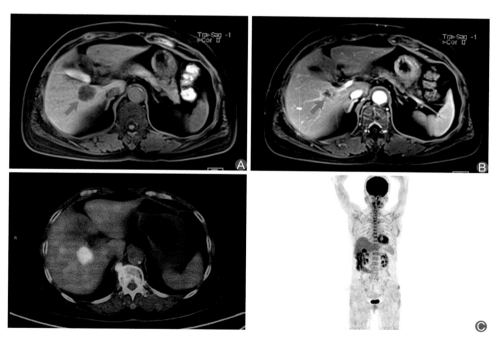

图 15-12-1 肝Ⅸd 段转移瘤的影像诊断

A、B. MRI T1WI 平扫及增强见Ⅸd 段低信号结节，增强扫描边缘呈环形强化；C. PET/CT 提示肝Ⅸd 段低密度结节 FDG 摄取明显增高，全身其他部位未见异常 FDG 摄取

2018-01-10全麻下行CT引导经皮肝穿刺Ⅸd段肝转移瘤微波消融术。术后2周门诊复查上腹部CT平扫加增强扫描评价Ⅸd段病变消融彻底，病变无强化（图15-12-2A），余肝无肿瘤病变，CEA降至4.43 ng/ml。术后转肿瘤内科行FOLFOX方案化疗13个疗程。

消融术后第1年复查无肿瘤复发转移（图15-12-2B）；第2年拒绝回院复查及巩固治疗；术后第27月发现肝脏多发转移（图15-12-2C），拒绝进一步治疗；术后第33个月肝脏广泛转移（图15-12-2D），2020-10-8死于肝衰竭。患者总生存期44个月（其中Ⅸd段消融术后33个月）。

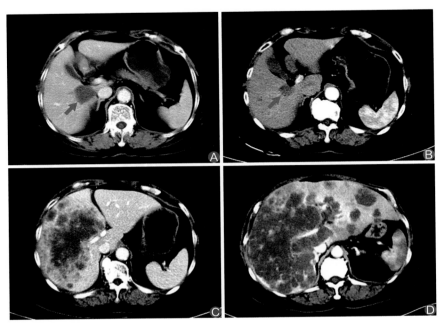

图15-12-2　肝Ⅸd段转移瘤消融后动态CT追踪情况

A. 消融术后2周，Ⅸd段术区呈片状低密度影，未见明显强化；B. 消融后10个月，术区较前缩小，未见异常强化灶。C、D. 消融后22、33个月，肝脏多发低密度灶，边缘不均匀强化，且病变较前增多

（二）治疗选择

直肠癌术后出现肝脏转移，病情属于晚期。因为肝转移灶位于肝实质深部的Ⅸd段，考虑到肿瘤部位的特殊性，病变四周被重要的大血管及胆管包绕，手术切除的难度和风险都较大，患者及家属均不同意。结合病情（肿瘤病变较小，不足3.0 cm，适合消融）及我们自己的技术专长、经验和家属的意愿（不愿意切除，要求微创，要求花费少），最终我们选择CT引导下经皮穿刺肝Ⅸd段肝转移癌微波消融术，术后配合辅助化疗。

（三）Ⅸd肝转移癌微波消融过程

2018-01-9在全麻及CT引导下经皮穿刺Ⅸd肝转移癌微波消融术。

1. 根据术前讨论预案，患者在CT治疗床上取左侧斜卧位（右侧垫起约30°），气管插管全麻成功后行CT扫描，再次确定肿瘤直径2.8 cm，位于Ⅸd段及部分Ⅴ、Ⅵ段。最终研究确定穿刺路径（此例选择右后入路，即右腋后线与第8肋间隙交界处）和穿刺方案后，确定体表穿刺点定位划线标记，然后术区常规消毒、铺巾、戴无菌手套。

2. 首先使用定位针（1 ml细注射针头）在选定的穿刺点试穿；CT扫描确认定位针穿刺的位置、角度和方向都正确后（图15-12-3A），退出定位针，切开皮肤约0.2 cm小口，换以微波消融针，并以定位针试穿时相同的位置、角度和方向缓慢穿刺进针约6.0 cm深度；再次CT扫描，证实消融针穿刺的路径和角度正确；然后继续进针约1.5 cm，扫描证实消融针针尖抵达肿瘤边缘附近，且穿刺角度和方向都精准无误（图15-12-3B），然后保持穿刺角度及方向不变，将消融针分两次共刺入约3.5 cm，再次CT扫描见消融针已经沿肿瘤中轴线横贯而过，且针尖已刺穿肿瘤对侧被膜并抵达被膜外正常肝组织内约0.2 cm，无伤及周围重要结构（图15-12-3C）。

3. 连接消融设备，设置微波消融参数：60瓦、自动连续模式，消融时间为6 min，立即启动消融，同时监护观察患者生命体征；在完成4 min消融后，边消融边CT扫描，阅片发现病变已经被完全消融且无出血及其他消融损伤；继续巩固消融2 min，直至完成预定消融时间。消融结束后立即再次CT扫描，判断肿瘤已完全固化，呈低密度改变，消融范围4.0 cm×3.5 cm，未见肿瘤组织残留（图15-12-3D）。

4. 针道消融并逐步退出消融针。检查皮肤无损伤，伤口消毒并覆盖无菌敷料，5 min后行CT扫描，评估无液气胸及肝脏周围出血改变，结束手术。

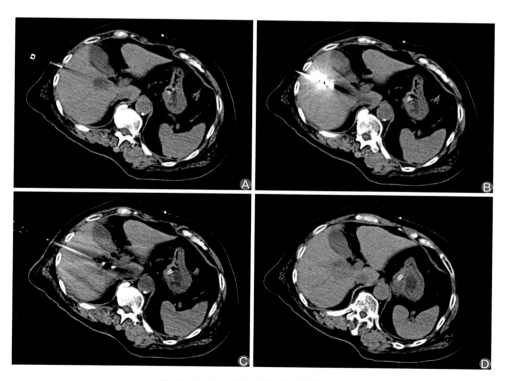

图15-12-3　肝Ⅸd段转移瘤消融过程

A. 定位针试穿，扫描证实穿刺点准确；B. 消融针从右侧入路，抵达肿瘤边缘；C. 消融针穿透病灶中轴，消融中局部呈混杂低密度影；D. 消融毕，术区低密度灶较前缩小，术区周围未见明显出血、积液

手术及术后恢复顺利，术后2周复查上腹部CT平扫加增强扫描评价IXd病变消融彻底、病变无强化（图15-12-2A），余肝未见活性肿瘤病变，CEA 4.43 ng/ml。建议术后到肿瘤内科继续全身综合治疗。

（四）IXd段消融术后恢复及处理

消融术后常规禁食、平卧、监护24 h并予补液、护肝、止血、预防感染、碱化及水化利尿。术后早期12～24 h密切观察并排除腹腔内出血、气胸、肾功能损害。24 h后恢复饮食并下床活动。术后恢复良好，未出现任何并发症。术后2周上腹部CT平扫加增强扫描评价IXd段转移病变消融彻底、无残留（图15-12-2A），余肝无活性肿瘤病变，血常规及肝肾功能恢复正常，安排出院休息。

（五）术后全程随访情况

全程随访方法：建议术后每三个月行腹部CT增强扫描，并行CEA、血常规、肝功能等检查。

全程随访结果：患者消融术后转肿瘤内科行FOLFOX方案化疗13个疗程。消融术后第1年复查无肿瘤复发转移；第2年拒绝回院复查及巩固治疗；术后第27个月因为消瘦及腹部疼痛入院，上腹部CT平扫加增强扫描提示肝脏多发转移（图15-12-2C），拒绝进一步治疗；术后第33个月因为腹胀腹痛加重、全身状况衰竭入院，上腹部CT平扫加增强扫描提示肝脏广泛转移（图15-12-2D），于2020-10-08死于肝衰竭。患者总生存期44个月（其IXd段消融术后33个月）。

（六）治疗经验总结

1. 本例直肠癌患者根治术（pT$_4$N$_2$M$_0$ IIIc期）及术后早期FOLFOX方案辅助化疗及盆腔放疗后10个月出现肝转移，属于癌症晚期。经过积极的多学科综合处理（包括外科手术切除、局部微创消融、化学药物治疗、放射治疗等），总生存期仍然达到44个月，肝转移后总生存期也达到33个月，提示多学科综合治疗的重要性。

2. 微创消融技术具有精准微创、简单安全、疗效不逊于切除等优点，特别适合于多病灶、位置深在、病灶不超过3 cm患者，此例恰好适合。不过，该例的IXd段病变位于下腔静脉旁，紧邻门静脉、右肾上腺等，CT引导下穿刺及微波消融也有较大困难和风险，属于相对危险的肝肿瘤消融，我们稳定的精准微创消融团队的通力配合，保证了消融治疗的安全性和彻底性。

3. 全程科学随访及患者的积极配合非常必要。该患者直肠癌手术切除、化疗及放射治疗后，早期阶段由于患者积极配合，所以术后10个月及时发现了肝IXd仅仅2.8 cm的转移病变，并且得到了及时的微创消融处理。但是后来由于患者信心不足，拒绝配合医院安排的每3个月一次的复查，在消融后27个月出现明显症状的时候才到医院检查，结果发现肝内广泛复发转移，错失治疗机会，以至于其总生存期仅44个月（其中IXd消融术后33个月）。如果该患者也能够坚持全程科学随访及配合积极综合治疗，其生存期完全有可能被改变。

（廖景升　陈志良　王在国）

（配图：张伟标）

典型病例（13）

（一）病例介绍

患者鲁××，男，53 岁。因"肝癌术后 2 年余，发现肝占位 2 周"于 2023-06-05 入院。

患者于 2 年前发现"肝占位"就诊于"南昌大学附属第二医院"，并行"肝右后叶及尾状突肝癌切除术"，术后病理诊断"肝细胞癌"，术后恢复良好。2022-11-16 我院门诊复查，上腹部 CT 检查提示术后改变（图 15-13-1A），未见新发病灶。2023-05-23 再次复诊，超声波检查提示肝内新发病变，考虑肝癌复发收入院。既往"乙肝小三阳"病史多年，未规律诊治。

入院查体：全身情况可，皮肤巩膜无黄染，未见肝掌及蜘蛛痣；腹部平坦，右上腹见一长约 20 cm 右肋缘下手术瘢痕，无腹壁静脉曲张，全腹软，无压痛，肝脾肋下未及，移动性浊音（—），双下肢无水肿。

入院检查：血常规、凝血功能正常；乙肝"两对半"提示"小三阳"，乙肝病毒 DNA核酸定量未验出；肝功能谷丙转氨酶 16 U/L、谷草转氨酶 25 U/L、总胆红素 42.9 U/L、白蛋白 43.7 g/L；AFP 1.27 ng/ml。2023-05-24 上腹部 CT 平扫加增强提示：1. 肝尾叶下腔静脉旁（即：Ⅸc+d 段）新发病变，大小 1.2 cm×1.5 cm，动脉期强化明显，考虑肝复发癌可能（图 15-13-1B）；2. 部分右肝及胆囊缺如；3. 肝实质密度增粗，门静脉增粗，脾不大；4. 肝 S8 小囊肿。X 线胸片及骨扫描排除肺及全身骨转移。

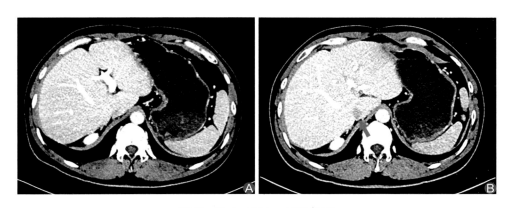

图 15-13-1 肝Ⅸc+d 段复发癌

A. 2022-11-16 CT 增强扫描显示肝脏部分缺如，Ⅸ段未见异常强化灶；B. 2023-05-24 CT 增强扫描发现Ⅸc+d 段下腔静脉旁新发直径约 1.5 cm 异常强化灶，考虑肿瘤复发

患者于 2023-06-07 行 CT 引导下经皮穿刺Ⅸc+d 段肝复发癌微波消融术，术程顺利，术后恢复良好。术后给予口服仑伐替尼 8 mg QD 靶向药物巩固治疗。2023-10-10 在当地医院随访无异常。首次肝癌切除术后生存期已超过 28 个月，目前无瘤生存，生活质量良好。

（二）临床诊断

1. 肝IXc+d段肝复发癌；
2. 肝右后叶、部分尾状突肝癌及胆囊切除后；
3. 肝硬化代偿期；
4. 乙型肝炎病毒携带者。

（三）治疗选择

患者首次肝右后叶及尾状突肝癌切除术后2年余，出现肝IXc+d段肝癌复发，治疗选择比较困难。患者复发病变位于部位特殊的IXc+d段，再切除的难度和风险较大，家属也担心二次手术切除术后的再次复发，所以不同意再次肝切除。因为担心风险和较高的医药费用，家属也不愿意接受肝移植。因为担心肝血管介入治疗不一定能够彻底根治肝复发病变，所以也不愿意首先考虑肝动脉介入手术。综合患者具体情况和我们的技术、设备、经验，患者及家属接受了我们给予的CT引导下经皮肝穿刺微波消融手术的建议。

（四）肝IXc+d段复发癌的消融及术后处理

于2023-06-09在CT检查床对患者行气管插管（左肺单侧通气）及全麻，摆90°左侧卧位（图15-13-2A）。CT扫描见肝IXc+d段肿瘤，大小约1.5 cm×1.2 cm（图15-13-2B）。结合术前加强扫描图像，设计最终穿刺路径（侧卧后穿刺路径经过右侧胸腔）及消融方案。根据设定方案，CT引导下划定体表穿刺点。

术区常规消毒、铺无菌巾；首先用定位针（1 ml注射器）在皮肤穿刺点（腋后线，斜向左侧15°）试穿，CT扫描证实试穿位置、角度和方向都准确无误；拔出定位针，切开皮肤约0.2 cm小口，然后采用与定位针相同的角度和方向，将消融针刺入约7 cm（经过肋间隙、右肺、膈肌、肝包膜进入肝脏）（图15-13-2C），CT扫描证实穿刺的角度和方向精准，将消融针再刺入约5 cm，CT扫描见消融针针尖已经抵达IXc+d段病变边缘；继续将消融针再刺入约2.5 cm，CT扫描见消融针已经穿过IXc+d病变且抵达肿瘤对侧缘外约0.5 cm（图15-13-2D）；开启微波消融（参数：65瓦、自动连续模式，时间6 min），启动消融同时观察患者反应无明显不适；消融毕CT扫描见IXc+d病变已经被完全消融，继续用同一功率补充

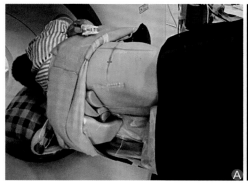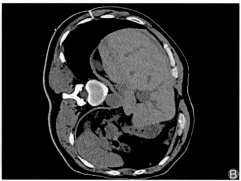

图15-13-2　肝IXc+d段复发癌消融过程

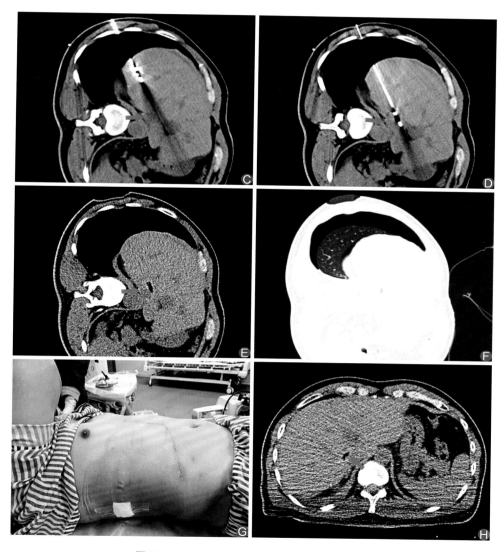

图 15-13-2 肝Ⅸc+d 段复发癌消融过程（续）

A. 全麻后取左侧卧位；B. 左侧卧位 CT 扫描，肝Ⅸc+d 见一低密度灶，位于下腔静脉边缘，腋后线试穿针位置、角度和方向都准确；C. 消融针穿过右肺及膈肌，针尖达肝右叶；D. 消融针穿透病灶中央并抵达肿瘤对侧缘外约 0.5 cm；消融过程中，针道周围见少许气体影，范围约 3.0 cm×2.5 cm；E、F. 消融毕：拔出消融针后，术区呈片状稍等密度区右胸腔内见少量气体影；G、H. 麻醉复苏后摆平卧位，CT 扫描示术区、肝周未见出血，右侧气胸无明显变化

消融 2 min；再次 CT 扫描见肿瘤已完全固化低密度改变，消融范围达 3.0 cm×2.5 cm，未见肿瘤组织残留（图 15-13-2E）；然后边消融针道并退出消融针；穿刺孔以敷料覆盖。消融结束后 5 min 再次扫描，判断肝脏周围无出血、右胸少量气胸（图 15-13-2F）。麻醉复苏后改平卧位（图 15-13-2G），再次 CT 扫描见肝周无出血，气胸无增加（图 15-13-2H），结束手术。

术后处理：术后常规禁食、平卧、监护 24 h 并予补液、护肝、止血、预防感染、碱化及水化利尿。术后早期 12～24 h 密切观察并排除腹腔内出血、气胸、肾功能损害。24 h 后恢复饮食并下床活动。术后恢复良好，未出现任何并发症。

（五）术后综合处理及全程随访

消融术后 2 周复查，上腹部 CT 平扫加增强见Ⅸc+d 段肿瘤病变消融彻底，未见肿瘤组织残留，无液气胸及肝脏周围出血（图 15-13-3A、B）；肝肾功能及 AFP 正常。

继续抗病毒治疗，并给予靶向免疫治疗（口服用仑伐替尼 8 mg，QD），并建议每 3～4 个月门诊复查一次。末次于 2023-10-10 在当地医院复查，未发现明显异常，生活质量好。

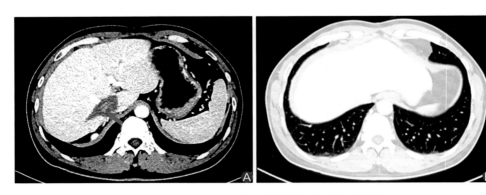

图 15-13-3　肝Ⅸc+d 段复发癌消融后 2 周复查结果

A、B. 术后 2 周 CT 增强扫描，Ⅸ术区未见异常强化灶，右侧气胸已吸收

（六）治疗经验总结

1. 肝移植、肝部分切除、微创消融都属于小肝癌的治愈性治疗手段。此例患者肝复发癌病变仅仅 1.5 cm×1.2 cm 大小，患者没有经济能力考虑肝移植。因为本次肝复发癌位置特殊，肝脏部分切除的难度和风险较大，也担心再次切除后复发，所以患者家属也予拒绝。最终，患方选择了 CT 引导下经皮肝穿刺微波消融术。

2. 此例患者肝复发癌病变位于Ⅸc+d 段，其周围均为大血管及胆管包绕，给经皮经肝穿刺带来很大困难和风险，甚至导致致命性大出血可能，因此历来被列为消融的"禁区"。我们团队 10 多年 1000 例肝肿瘤穿刺及微创消融积累的临床经验，稳定的消融合作团队，过硬的穿刺消融临床操作技术、三维重建和影像对比联合辅助技术、气管插管全麻技术等，保证了此例Ⅸc+d 段肝复发癌患者微创消融治疗的顺利和安全。

3. 由于该患者坚持每三个月一次的定期复查，所以才有机会在肝复发癌仅仅约 1.5 cm 的时候就得到了及时早期发现和精准诊断；再加之使用了精准微创消融技术，所以患者获得了快速康复，全部住院时间仅仅为 5 天；患者全部医疗费用仅仅 2.2 万元，也大大地节省了医保费用。

4. 肝癌复发的机制很复杂，至今还没有完全查清楚，因此此例患者依然存在再次复发的可能。所以要进行全程科学管理，首先消融术后要坚持服用抗乙肝病毒药物及抗肿瘤分子靶向药物，预防肝癌的再次复发；同时还要长期坚持每 3～4 个月一次的科学随访，以便及时发现、早期处理可能再次出现的肝复发癌，争取让肝癌变成"慢性病"。

（冯伟建　廖景升　王在国）

（配图：张伟标）

典型病例（14）

（一）病例介绍

患者黎 ××，女，71 岁。

因"右上腹隐痛 10 天、发热 2 天"于 2019-12-20 入院。发热无明显诱因，最高达 40℃，不伴畏寒或者其他不适。乙肝"小三阳"10 余年，不规则服用恩替卡韦抗病毒治疗。门诊上腹部彩超及 CT 检查提示肝Ⅲ、Ⅸ段肝癌收入院。

入院查体：T 36.4℃，全身情况好，皮肤巩膜无明显黄染，未见肝掌及蜘蛛痣；腹部平坦，未见腹壁静脉曲张，肝脾未扪及肿大，肝区有叩击痛，移动性浊音（－），双下肢无水肿。

入院检查：血常规 WBC 7.17×10⁹/L、RBC3.88×10¹²/L、PLT 101×10⁹/L；乙肝"两对半""小三阳"，乙肝表面抗原定量 16.41+IU/ml；肝功能：谷丙转氨酶82.2 U/L、谷丙转氨酶80.1 U/L、总胆红素 15.0 U/L、白蛋白 37.0 g/L；甲胎蛋白（AFP）4155 ng/ml；上腹部 MRI 平扫加动态增强提示（图 15-14-1A、B）：1. 肝Ⅲ段 5.3 cm×4.4 cm、Ⅸ段 2.2 cm×1.8 cm 强化结节，考虑肝细胞肝癌可能性大；2. 肝硬化；3. 肝Ⅵ、Ⅶ段小囊肿；4. 脾脏肿大及小囊肿；5. X 线胸片及全身骨扫描未见异常。

2019-12-25 在全麻下行腹腔镜左外叶肝癌根治性切除，术后病理报告为肝细胞癌。半月后于 2020-01-13 在全麻及 CT 引导下行Ⅸc 段肝癌微波消融术。术后 32 个月复查发现AFP 升高至 117.45 ng/ml、上腹部 MRI 平扫加动态增强显示Ⅸc 段消融区肿瘤复发，并于2022-09-22 再次在全麻及 CT 引导下行Ⅸc 段肝复发癌微波消融术。两次手术及术后恢复顺利，目前正配合靶向免疫治疗及随访中。到目前为止，总生存期已经超过 47 个月。

（二）临床诊断

1. Ⅸc 段肝癌；
2. Ⅲ段肝癌；

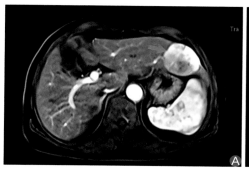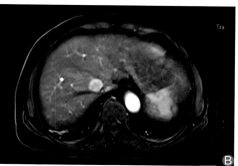

图 15-14-1　Ⅲ段及Ⅸc 段肝癌的影像学表现

MRI 增强扫描提示肝Ⅲ、Ⅸc 段异常强化灶，大小分别为 5.3 cm（A）、2.2 cm（B）

3. 肝硬化代偿期;

4. 乙肝病毒携带者;

5. 肝脏多发囊肿;

6. 脾肿大,脾囊肿,脾功能亢进。

(三)治疗选择

患者2019-12首次入院发现肝Ⅲ段、Ⅸc段两个部位肝癌,不愿意接受肝移植,两个部位同时手术切除风险太大,所以首先安排相对简单安全的腹腔镜下左外叶肝癌根治性切除,半个月后在CT引导下行Ⅸc段肝癌微波消融术。术后32个月复查时发现Ⅸc消融术区肿瘤复发,仍然拒绝切除或者肝移植,所以再次选择全麻及CT引导下行Ⅸc段肝复发癌微波消融术。

(四)首次Ⅸc段肝癌消融(2020-01-13)

1. 左肝癌切除后半个月入院,再次CT增强扫描,确定Ⅸc段肝癌大小约2.2 cm×1.8 cm(图15-14-2A)。

2. 患者在核医学科CT治疗床上操作,取仰卧位,双手抱头;气管插管全麻成功后行CT扫描,发现Ⅸc段肿瘤大小约2.2 cm×1.8 cm,研究设计穿刺路径、穿刺方案后,确定体表穿刺点(右腋中线与第6肋间隙交界处)并定位划线标记,然后术区常规消毒、铺巾、戴无菌手套。

3. 首先使用定位针(1 ml细注射针头)在选定的穿刺点试穿;CT扫描确认定位针穿刺的位置、角度和方向都准确后,退出定位针,切开皮肤约0.2 cm小口,换以微波消融针,并以定位针试穿时相同位置、角度和方向缓慢穿刺进针约5.5 cm深度;再次CT扫描,证实消融针穿刺的路径和角度正确;然后继续逐步分次进针约5 cm,直至消融针针尖抵达肿瘤边缘附近;再次CT扫描,证实消融针穿刺角度和方向都精准无误,然后保持穿刺角度及方向不变,将消融针继续刺入约2 cm,再次CT扫描见消融针已经沿肿瘤正中央穿过,且针尖已刺穿肿瘤对侧被膜,并抵达被膜外正常肝组织内约0.2 cm,无伤及周围重要结构特别是腔静脉壁(图15-14-2B)。

4. 连接消融设备,设置微波消融参数:60瓦、自动连续模式,消融时间为7 min,立即启动消融,同时监护观察患者生命体征;在完成4 min消融后,边消融边CT扫描,阅片发现病变已经被完全消融且无出血及其他消融损伤(图15-14-2C);继续巩固消融3 min,直至完成预定消融时间。消融结束后立即再次CT扫描,判断肿瘤已完全固化,呈低密度改变,消融范围达4.0 cm×3.5 cm,大于肿瘤范围,未见肿瘤组织残留(图15-14-2D)。

5. 针道消融并逐步退出消融针。检查皮肤无损伤,穿刺孔消毒并覆盖无菌敷料,恢复正常双肺通气。5 min后行CT扫描,评估无液气胸及肝脏周围出血改变,结束手术。

6. 术后处理:术程顺利,历时约45 min,术中失血约1 ml,患者术中、术后生命体征稳定,术毕安返病房并予监护治疗。术后恢复良好,未出现任何并发症。出院后2周复查AFP及血常规、肝肾功能恢复正常,术后1个月CT平扫及增强扫描显示肿瘤病变消融彻底,局部区域无强化(15-14-2E)。长期服用抗病毒及护肝药物,戒酒、注意适当休息。

7. 随访情况：每3~4个月规律随访复查1次。消融术后2年复查，未见肿瘤复发（图15-14-F）。

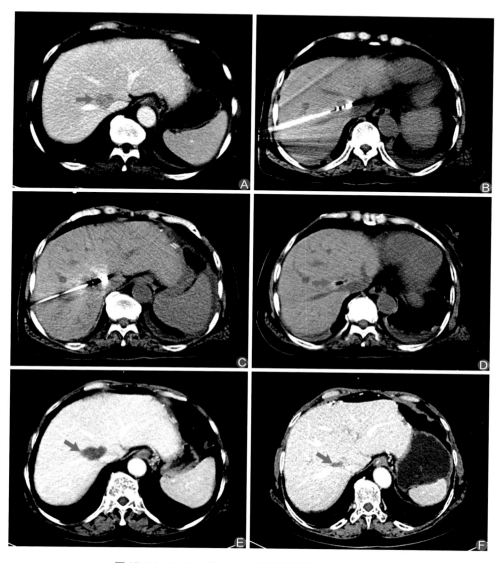

图15-14-2　CT引导下Ⅸc段肝癌微波消融及动态随访

A. Ⅲ段肝癌切除术后半个月，复查CT显示肝Ⅸc段病变（箭头）；B. 消融针从肝Ⅸc段病变中央贯穿，针尖刺透肿瘤对侧被膜并抵达被膜外正常肝组织内约0.2 cm，无伤及周围重要结构（特别是腔静脉壁）；C. 消融过程中CT扫描，消融术区呈低密度改变，相邻血管未见破损；D. 消融毕CT扫描，消融术区4.0 cm×3.5 cm，呈混杂密度改变，中央见针道气体影（箭头）；E. 消融术后1个月，消融术区呈不规则低密度区，其中前缘欠光整，未见异常强化灶（箭头）；F. 消融术后2年，消融术区进一步缩小，局部未见明显强化灶，但术区前下缘边界欠光整（箭头）

（五）Ⅸc段肝复发癌再次消融（2022-09-22）

术后32个月例行复查时，发现AFP升高至117.45 ng/ml，上腹部MRI平扫加动态增强显示Ⅸc段消融区肿瘤复发（图15-14-3A），复发部位仍然是Ⅸc段，复发病变大小2.0 cm×1.9 cm，余肝内及肝外无复发转移病变。由于患者及家属坚决要求继续先前的微创消融治疗方法，所以我们于2022-09-22再次在全麻及CT引导下行Ⅸc段肝复发癌微波消融术。

本次消融的麻醉、体位、穿刺进针点、穿刺路径、穿刺方法与首次相同。CT引导下分次逐步缓慢刺入，累计进针约10 cm时，消融针针尖抵达肿瘤边缘附近；再次CT扫描证实消融针穿刺角度和方向都精准无误后，继续刺入约2.5 cm，再次CT扫描证实消融针穿刺精准到位（图15-14-3B）。然后以60瓦自动连续模式进行消融。在完成消融时间4 min后CT扫描，测量复发灶左侧缘、下缘距离消融针杆约1.3 cm，调整消融针方向，对复发灶左侧缘、下缘补充消融4 min（图15-14-3C）。消融毕立即再次CT扫描，判断肿瘤已完全固化，呈低密度改变，消融范围达4.0 cm×3.5 cm，未见肿瘤组织残留及肝周围出血情况（图15-14-3D）。术程顺利，历时约45 min，术中失血约1 ml，患者术中、术后生命体征稳定。

按照首次完全相同的方法进行术后处理及随访。再次消融手术及术后恢复顺利，未出现任何并发症。再次消融术后1个月复查AFP降至99.0 ng/ml、CT平扫及增强扫描显示肿瘤病变消融彻底，局部区域无强化（图15-14-3E）。术后一直服用靶向药物仑伐替尼、抗病毒药物恩替卡韦。术后3个月复查CT未见肿瘤复发（图15-14-3F）。后来患者一直坚持先前药物维持治疗，但是拒绝到医院复查。2023-10-23电话随访，患者生活质量好，在家里正常家务劳动，总生存期已经超过47个月。

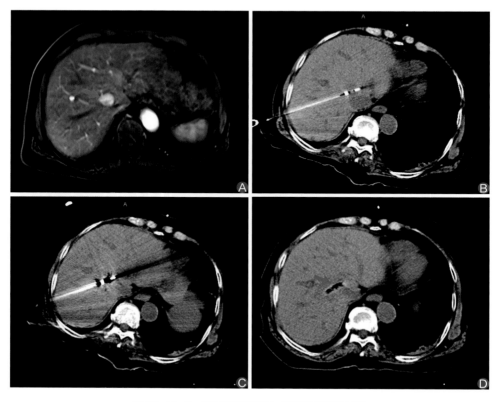

图15-14-3　CT引导下肝Ⅸc段复发癌消融过程

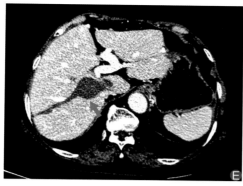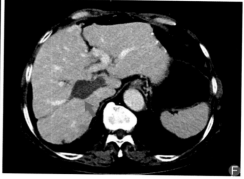

图 15-14-3　CT 引导下肝Ⅸc 段复发癌消融过程（续）

A. 首次消融术后 32 个月，复查 MR 提示肝Ⅸc 段肿瘤复发，病灶直径约 2.0 cm，位于首次消融术区前下缘，其强化方式与首次消融前 MR 一致（箭头）。B. CT 引导下穿刺布针：消融针穿透复发灶中央，并抵达被膜外正常肝组织内约 0.2 cm，无伤及周围重要结构（特别是腔静脉壁）。C. 消融 4 min 后调整消融针方向和角度，分别对复发灶左侧缘、下缘补充消融。D. 消融毕扫描，术区呈一类椭圆形低密度区，范围约 5.0 cm×3.9 cm，术区中央见针道条状气体影（箭头）。E. 消融术后 1 个月，消融术区呈较大低密度区，范围约 4.8 cm×3.6 cm，术区边缘较规则，病变无强化（箭头）。F. 术后 3 个月复查，低密度区较前缩小（箭头）

（六）Ⅲ段肝癌外科切除联合Ⅸc 段肝癌消融患者 AFP 动态随访结果

1. AFP 随访结果一览表（表 15-10）

表 15-10　AFP 随访结果一览

AFP 检查时间	所对应的治疗相关时间节点	mg/ml
2019-12-20	Ⅲ 段肝癌切除前	4155
2020-01-10	Ⅸc 段肝癌消融术前	366.45
2020-03-10	首次治疗后 2 个月	3.82
2020-06-18	首次治疗后 6 个月	3.4
2022-04-14	首次治疗后 2 年	13.15
2022-08-20	首次治疗后 32 个月	77.89
2022-09-19	Ⅸc 段复发癌消融术前	117.45
2022-10-18	第二次消融术后 1 个月	99.02

2．AFP 动态变化曲线图（图 15-14-4）

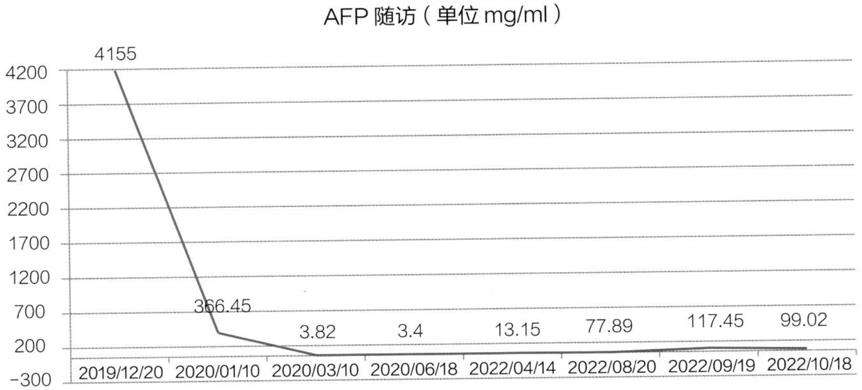

AFP 随访（单位 mg/ml）

图 15-14-4 AFP 动态变化曲线图

（七）治疗经验总结

1．该患者为 71 岁老年女性，合并乙肝肝硬化，肝功能异常，首次诊断肝癌时，肝内存在肝Ⅲ段 5.3 cm×4.4 cm、Ⅸc 段 2.2 cm×1.8 cm 两个病变。该患者最理想的治疗方法是肝移植。可惜患者没有肝移植经济能力，所以没有办法考虑。

2．同时行手术切除Ⅲ段、Ⅸc 段两个病变：技术层面来讲是可行的。Ⅲ段病变切除很简单，但要同时切除Ⅸc 段病变还是存在一定难度和风险。为了方便显露和切除Ⅸc 段病变，手术需要同时联合切除部分Ⅴ、Ⅵ肝段。也就是说，如果选择同时行联合手术切除，切除的范围至少应该包括Ⅲ、Ⅴ、Ⅵ、Ⅸc 段，这无疑会增加手术的时间、难度及术后肝衰竭等风险。所以同时行手术切除并不是较好的和较安全的选择。

3．早期诊断、微创处理、快速康复是当今外科发展和追求的方向。所以，为了患者的安全、效果和快速康复，根据患者肿瘤病变情况、身体状况及肝功能情况，以及我们的技术水平和设备情况，我们选择了双微创的治疗新方法。即：首先在腹腔镜下比较轻松地根治性切除Ⅲ段病变，然后按计划在半个月内尽快实施 CT 引导下Ⅸc 段肝癌微创微波消融。结果证明这是比较理想和最现实的治疗选择。

4．回顾分析首次肝Ⅸc 段肿瘤消融资料，其消融范围是完全覆盖肿瘤的。但回顾研究其 MR 强化特点，该肿瘤动脉期明显强化，提示肿瘤血供较丰富，常规的 0.5 cm 安全边界似乎不足，因此在第二次肝Ⅸc 段复发癌消融术时，我们扩大消融术区以进一步增加安全边界距离，期待取得更好的治疗效果。

5．全程科学随访很重要：该患者首次处理Ⅲ、Ⅸc 段两个病变后，理论上来说应该尽早采取预防复发的综合治疗措施，比如手术后加肝血管介入、靶向治疗、免疫治疗等，可是患方都不愿意接受。因此，我们除了抗病毒治疗外，就只能定期随访。所幸患者直到术后32 个月才发现Ⅸc 段病变复发。由于我们坚持了全程科学随访，所以复发病变仅仅在直径约2 cm 时候就被早期发现，使得我们有机会再次微创处理和快速康复。目前靶向免疫药物的价格已经很便宜，所以再次消融术后患者接受了术后靶向治疗，期望获得良好的远期效果。

（侯珍文　冯伟建　邱浩　王在国）

（配图：张伟标）

典型病例（15）

（一）病例介绍

患者刘 ××，男，52 岁。

因"Ⅵ段肝癌切除术后 8 个月，发现甲胎蛋白（AFP）升高 3 天"于 2020-02-28 入院。患者既往"小三阳"病史 30 余年，不规则抗病毒治疗，体检发现小肝癌于 2019-06-05 在我科行Ⅵ段肝癌根治性切除术，手术及术后恢复顺利，术后病理诊断：肝细胞肝癌，肿瘤最大径 2.5 cm，脉管内未见癌栓，未见神经侵犯，肝切缘未见癌。

入院查体：全身情况可，皮肤巩膜无黄染，未见肝掌及蜘蛛痣；腹部平坦，右上腹见一长约 15 cm 斜行肋缘下手术瘢痕，未见腹壁静脉曲张，全腹软无压痛，肝脾肋下未及，移动性浊音（—），双下肢无水肿。

入院检查：血常规正常；乙肝"两对半"提示"小三阳"，乙肝表面抗原定量＜ 5.0E+02 IU/ml，肝功能谷丙转氨酶 44.7 U/L、谷草转氨酶 28.5 U/L、总胆红素 9.7 U/L、白蛋白 37.3 g/L；AFP 63.72 ng/ml。2020-02-29 上腹部 CT 平扫加增强提示：1. 肝右叶部分术后缺如；2. 肝Ⅱ、Ⅲ、Ⅸd 段见三枚动脉期强化结节，直径分别约 1.1 cm、2.5 cm 及 1.9 cm，门脉期、延迟期成低密度强化，考虑肝癌肝内转移（图 15-15-1A、B）。

患者于 2020-03-02 行 CT 引导下经皮穿刺肝Ⅱ、Ⅲ段及Ⅸd 段复发癌微波消融术，术程顺利，术后恢复良好，术后给予靶向免疫治疗：长期服用仑伐替尼（8 mg QD），每 3 周 1 次静脉滴注替雷利珠单抗（共 6 次 2 个疗程）。2020-06-15 行Ⅲ、Ⅷ段肝复发癌微波消融术。2021-07-21 再次行Ⅲ、Ⅳ段肝复发癌微波消融术。首次肝癌切除术后患者生存期已超过52 个月，目前无瘤生存，生活质量良好。

（二）临床诊断

1. 肝Ⅱ、Ⅲ、Ⅸd 段肝复发癌；
2. 肝Ⅵ段肝癌根治切除术后；
3. 肝硬化代偿期；
4. 乙型肝炎病毒携带者；
5. 肝囊肿。

（三）治疗选择

患者首次肝Ⅵ段肝癌切除术后 8 个月就出现肝Ⅱ、Ⅲ、Ⅸd 段复发，治疗选择比较困难。患者复发病变分散在肝左、右两叶，再切除的难度和风险较大，家属也担心再切除术后的再次复发，所以不同意再次肝切除。由于担心风险和较高的医药费用，家属也不愿意接受肝移植建议。因为担心肝血管介入治疗不一定能够彻底根治肝复发病变，所以不愿意首先考虑肝动脉介入手术。综合患者具体情况和我们的技术、设备、经验，患者及家属接受了我们给予的 CT 引导下经皮肝穿刺微波消融术的建议，并于术前实施 CT 模拟定位（图 15-15-1C、D）。

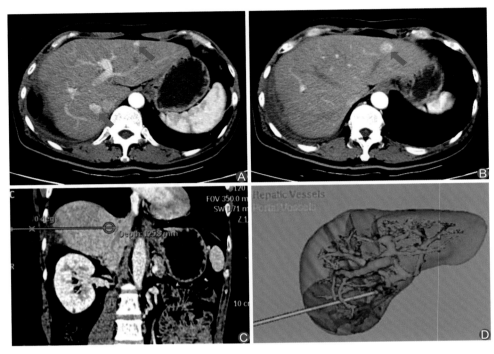

图 15-15-1　肝癌切除后Ⅱ、Ⅲ、Ⅸd 段复发及Ⅸd 段肝癌消融模拟穿刺路径

上腹部 CT 平扫加增强显示肝Ⅱ段（图 B 箭头）、Ⅲ段（图 A 上箭头）及Ⅸd 段强化结节（图 A 下箭头），Ⅸd 段结节紧贴下腔静脉且左下缘与下腔静脉分界不清。术前模拟Ⅸd 段结节 CT 引导下经皮穿刺路径（图 C、D）

（四）首次Ⅸd 及Ⅱ、Ⅲ段肝复发癌消融及术后处理

于 2020-03-02 在 CT 检查床对患者行气管插管及全麻，摆仰卧位。CT 扫描在肝Ⅱ、Ⅲ、Ⅸd 段分别可见直径约 1.0 cm、2.5 cm 及 2.0 cm 低密度病变。研究后决定首先仰卧位行Ⅱ、Ⅲ段复发癌消融，然后再更换为俯卧位行Ⅸd 段复发癌消融。

首先行Ⅱ、Ⅲ段肝复发癌消融：取仰卧位，在体表划定穿刺点，术区常规消毒、铺无菌巾；首先用定位针（1 ml 注射器）在皮肤穿刺点（正中线，斜向左侧 45°）试穿，CT 扫描证实试穿准确无误；拔出定位针，切开皮肤约 0.2 cm 小口，然后采用与定位针相同的角度和方向将消融针刺入约 4 cm，CT 扫描见证实穿刺精准且消融针针尖已经抵达Ⅲ病变边缘；将消融针再刺入约 2 cm，CT 扫描见消融针已经穿过Ⅲ病变且抵达Ⅱ病变边缘；开启微波消融（参数：60 瓦、自动连续模式，时间 5 min），消融毕 CT 扫描见Ⅲ病变已经被完全消融；将消融针继续刺入约 2.5 cm，CT 扫描证实消融针已经穿过Ⅱ段病变且抵达肿瘤对侧缘外约 0.5 cm（图 15-15-2A）；再次启动微波消融（参数：60 瓦、自动连续模式，时间 5 min），消融毕 CT 扫描见Ⅱ段病变已经被完全消融，无肿瘤组织残留；然后边消融针道边退出消融针，穿刺孔以敷料覆盖。

再行Ⅸd 肝复发癌消融：患者更换为俯卧位，再次 CT 扫描锁定肿瘤并重新设计、确定、划定体表皮肤穿刺点，术区常规消毒、铺无菌巾；首先用定位针（1 ml 注射器）在皮肤穿刺点（距背部正中线右侧 6 cm，斜向左侧 15°）试穿，CT 扫描证实试穿准确无误

（图 15-15-2B）；拔出定位针，切开皮肤约 0.2 cm 小口，然后采用与定位针相同的角度和方向将消融针刺入约 7 cm，CT 扫描证实穿刺的角度和方向精准，将消融针再刺入约 1.5 cm，CT 扫描见消融针针尖已经抵达Ⅸd 病变边缘；继续将消融针再刺入约 2.5 cm，CT 扫描见消融针已经穿过Ⅸd 病变且抵达肿瘤对侧缘外约 0.5 cm（图 15-15-2C）；开启微波消融（参数：60 瓦、自动连续模式，时间 6 min），消融毕 CT 扫描见Ⅸd 病变已经被完全消融，无肿瘤组织残留；然后边消融针道边退出消融针，穿刺孔以敷料覆盖。消融结束后 5 min 再次扫描，判断无液气胸及肝脏周围出血（图 15-15-2D），结束手术。

　　术后处理：术后常规禁食、平卧、监护 24 h 并予补液、护肝、止血、预防感染、碱化及水化利尿。术后早期 12～24 h 密切观察并排除腹腔内出血、气胸、肾功能损害。24 h 后恢复饮食并下床活动。术后恢复良好，未出现任何并发症。术后 2 周上腹部 CT 平扫加增强扫描评价Ⅱ、Ⅲ、Ⅸd 段复发病变消融彻底，病变无强化，余肝无肿瘤病变，AFP 降至 25.77 ng/ml。

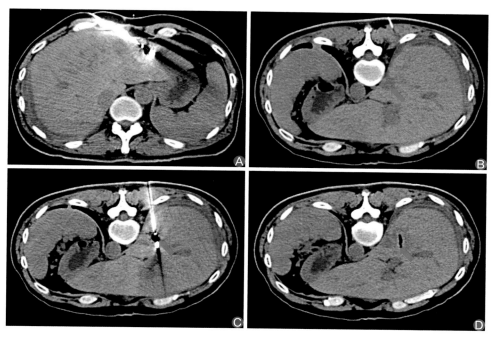

图 15-15-2　肝脏Ⅱ、Ⅲ段（仰卧位）、Ⅸd 段（俯卧位）肝癌的消融

A. 微波消融针穿过Ⅲ段病变并抵达Ⅱ段病变边缘（仰卧位）；B. 俯卧位 CT 扫描，定位针位于Ⅸd 段病灶（箭头）相同层面；C. 消融针穿透Ⅸd 段病灶中央并实施消融，术区内见蜂窝状气体密度改变（箭头）；D. Ⅸd 段肿瘤消融术后，术区呈片状低密度区，中央见条状低密度影（箭头）

（五）术后全程随访及再复发病变的综合处理

1. 肝Ⅱ、Ⅲ、Ⅸd 段肝复发癌微波消融术后动态复查情况

消融术后继续抗病毒治疗，并给予靶向免疫治疗（长期一直服用仑伐替尼 8 mg QD；每 3 周 1 次静脉滴注替雷利珠单抗，共 6 次 2 个疗程）；并建议每 3～4 个月门诊复查一次。

2．Ⅲ、Ⅷ段肝复发癌的微波消融处理

消融术后3个月复查又发现Ⅲ、Ⅷ段肝癌复发，并于2020-06-15行Ⅲ、Ⅷ段肝复发癌再次微波消融术。再次消融后继续抗病毒及靶向治疗。

3．Ⅲ、Ⅳ段肝复发癌的微波消融处理

首次消融术后16个月、再次消融术后11个月，定期复查时又发现Ⅲ、Ⅳ段肝癌复发，并于2021-07-21行Ⅲ、Ⅳ段肝复发癌再次微波消融术，术后继续抗病毒及靶向治疗。

4．后续巩固治疗及随访

第3次消融术后一直坚持抗病毒治疗、靶向治疗及每3～4个月一次的门诊复查。末次随访时间2023-10-10，目前总生存期已经达到52个月，肝癌无复发转移，患者生活质量良好。

（六）治疗过程及AFP变化动态复查情况

1．肝癌患者治疗全过程一览表（表15-11）

表15-11　肝癌患者治疗全过程一览

时间	病情资料	治疗情况	术后疗效评价	并发症
2019-06-05	Ⅵ段肝癌	根治性切除术	CR	胸腔积液
2020-03-02	肝Ⅱ、Ⅲ、Ⅸd段复发癌	CT引导下经皮穿刺肝癌微波消融＋仑伐替尼（长期）＋替雷利珠单抗（2个疗程）	CR	无
2020-06-15	肝Ⅲ、Ⅷ段复发癌	CT引导下经皮穿刺肝复发癌微波消融＋仑伐替尼（长期）	CR	无
2021-07-21	肝Ⅳ、Ⅷ段复发癌	CT引导下经皮肝穿刺肝复发微波消融＋仑伐替尼（长期）	CR	无
2021-07-27至今	无瘤状态	仑伐替尼维持治疗	CR	无

2．AFP动态复查结果一览表（表15-12）

表15-12　AFP动态复查结果一览

随访时间	对应的治疗时间节点	AFP（正常值0～9 ng/ml）
2019-06-04	术前	80.41
2019-07-21	切除术后46天	2.89
2019-08-31	切除术后3个月	2.96
2020-02-28	切除术后8个月（首次复发）	63.72
2020-03-30	首次复发消融后28天	9.95
2020-06-09	首次复发消融后4个月（第二次复发）	36.93
2020-07-22	第二次复发消融后37天	6.25

续表

随访时间	对应的治疗时间节点	AFP（正常值 0～9 ng/ml）
2021-01-20	第二次复发消融后 7 个月	6.10
2021-07-14	第二次复发消融后 13 个月（第三次复发）	38.70
2021-08-13	第三次复发消融后 23 天	4.73
2021-11-17	切除术后 29 个月	1.92
2022-02-15	切除术后 32 个月	1.64
2022-10-18	切除术后 40 个月	2.20
2023-03-14	切除术后 45 个月	2.17
2023-08-08	切除术后 50 个月	1.0

3. 第三次复发消融术后动态 CT 复查情况

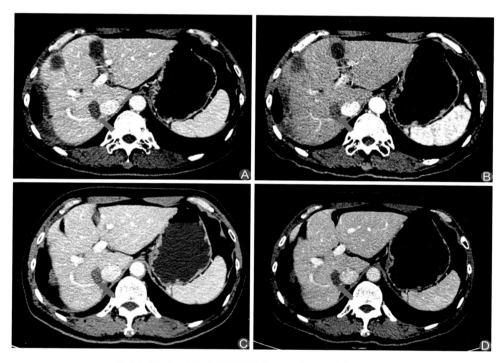

图 15-15-3　第三次复发消融术后 CT 增强动态复查结果

A. 第三次复发消融术后 1 个月（2021-08-13）；B. 第三次复发消融术后 3 个月
（2021-11-18）；C. 第三次复发消融术后 12 个月（2022-6-27）；D. 第三次复发消融术
后 26 个月（2023-08-08）。逐次增强 CT 复查，IXd 段肝复发癌消融术区残腔逐步缩
小，病变区域未见异常强化灶

（七）治疗经验总结

1. 首次处理恰当：2019-06-05 首次发现肝癌并行开腹Ⅵ段肝癌切除，切缘超过 3 cm，
术后病例诊断为肝细胞癌，肿瘤最大径 2.5 cm，脉管内未见癌栓，未见神经侵犯，切缘无

癌，术后 AFP 降至正常，因此属于根治性切除。因为没有证据表明该患者是肝癌复发的高危人群，所以术后仅仅安排服用恩替卡韦及定期复查。

2. 历次复发处理恰当：2020-03 首次出现复发，病变分别位于Ⅸd 及Ⅱ、Ⅲ段。因为病变分散，不适合做再次肝部分切除；可以考虑做肝移植，但是患者及家属不愿意接受；也可以考虑肝血管介入治疗，患者及家属同样也不愿意接受。因此我们选择了 CT 引导下Ⅸd 及Ⅱ、Ⅲ段肝癌的微创微波消融手术。2020-06 再次出现Ⅲ、Ⅷ段肝癌复发时，我们再次选择微创消融。2021-06 又一次出现Ⅳ、Ⅷ段肝癌复发时，我们还是选择再次微创消融，术后加用靶向及免疫治疗。至今已经 2 年未复发，证明了永不放弃精神、多学科综合治疗的重要性及我们复发处理措施的恰当性。

3. 首次复发时，1 个病变位于Ⅸd，紧邻下腔静脉、距离相邻肠管较近（小于 0.5 cm），属于消融的高危部位。我们团队结合过硬的穿刺消融临床操作技术、全麻技术、三维重建和影像对比技术等联合辅助，保证了消融治疗的安全性和彻底性。

4. 全程科学管理：该患者配合度好，术后除了坚持长期抗病毒治疗，还坚持每 3～6 个月 1 次的定期复查。正因为如此，患者每次复发都能够在病变很小的早期状态就被发现，以至于我们每次都有机会再次精准微创处理和快速康复，还获得了总生存期已经超过 52 个月、患者无瘤生存的良好远期效果。

（黄翔　廖俊伟　邱浩　王在国）

（配图：张伟标）

典型病例（16）

（一）病例介绍

患者张 ××，男，50 岁。

因"右上腹痛 3 天"于 2019-08-31 入院。既往有乙肝"小三阳"病史 10 余年，一直未予规范治疗及定期复查。3 天前因无明原因右上腹阵发性胀痛，在东莞市虎门医院超声波及上腹部 CT 检查，均提示肝Ⅵ段腔静脉旁部（即：肝Ⅸd 段）肝癌可能，遂转诊我院。

入院查体：全身情况可，皮肤巩膜无明显黄染，未见肝掌及蜘蛛痣；腹部平软，全腹无压痛及反跳痛，肝脾肋缘下未触及，Murphy 征阴性，未触及包块，肝肾区无叩痛，移动性浊音（－），双下肢无水肿。

入院检查：血常规正常，乙肝"两对半"示"小三阳"，乙肝病毒核酸定量检测（HBV-DNA）1.45E+05 IU/ml，肝功能：谷丙氨酸氨基转移酶（ALT）78.4 U/L，天门冬氨酸氨基转移酶（AST）48.0 U/L，白蛋白 41.1 g/L，总胆红素 9.5 μMol/ml，甲胎蛋白（AFP）338.55 ng/ml。上腹部 MRI 平扫加动态增强显示（图 15-16-1A、B）：1. 肝Ⅸd 段占位病变，大小约 3.8 cm × 3.5 cm × 3.3 cm，考虑肝细胞癌，病灶紧贴门静脉右后支及下腔静脉；2. 肝脏稍增大伴肝质增粗，考虑肝硬化；3. 门静脉增粗，少量侧支血管开放；4. 脾脏稍增大。

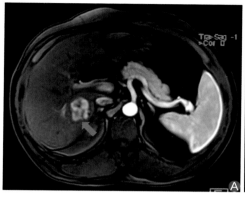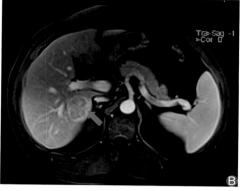

图 15-16-1　肝脏IXd 肝癌的影像学表现

A. MR 增强动脉期显示IXd 段病变明显强化；B. 门静脉期病灶强化低于正常肝实质，灶周见较完整包膜

X 线胸片及全身骨扫描排除肺及骨骼转移。

2019-09-05 在全麻及 CT 引导下行经皮穿刺肝IXd 段肝癌消融术，术程顺利，术后恢复良好。目前随访已经超过 49 个月，至今无复发转移，生活质量良好。

（二）临床诊断

1. IXd 段原发性肝癌：BCLC A2 期，CNLC Ⅰa 期。
2. 肝硬化失代偿期：门静脉高压，门腔侧支循环形成，脾脏肿大。
3. 乙肝病毒携带者。

（三）治疗选择

患者临床诊断原发性肝癌明确，有手术切除、局部消融和肝移植指征。患者一般情况好，肝功能评分 Child-Pugh A 级，经济情况不好，经过反复沟通，患者及家属坚决要求微创消融处理，拒绝肝部分切除及肝移植。我们综合分析病情，并结合患者的意愿和经济情况，以及我们自己的设备和技术能力，最后选择 CT 引导下经皮穿刺肝IXd 段肝癌消融术。

（四）消融治疗过程

2019-09-04 CT 引导下经皮穿刺IXd 段肝癌微波消融术。详细过程如下：

1. 患者在核医学科 CT 治疗床上取仰卧位，右侧垫高约 60°，全麻成功后行 CT 扫描，再次确定IXd 段肝肿瘤大小约 3.8 cm×3.5 cm×3.3 cm（共 11 个扫描层面，每层 0.3 cm），位于腔静脉旁。研究设计采取从上往下数第 4、8 层双针平行进针的穿刺消融方案，体表穿刺点定在右侧腋后线，选择右前入路，穿刺路径沿途避开血管、从中央穿过肿瘤、针尖对准下腔静脉前沿的穿刺方案。确定体表穿刺点、穿刺路径、穿刺方案后，CT 引导下定位划线体表穿刺点标记，然后术区常规消毒、铺巾、戴无菌手套。

2. 首先使用两个定位针（1 ml 注射针头）在预定的穿刺点分别试穿；CT 扫描确认两定位针穿刺的位置、角度和方向都准确无误后，开始穿刺布针。首先退出上方（第 4 层）定位针，切开皮肤约 0.2 cm 小口，换以微波消融针，并以定位针试穿时相同的位置、角度和方向缓慢穿刺进针约 6 cm 深度；再次 CT 扫描，证实消融针穿刺的路径和角度正确；然后继续逐步分次进针约 3.5 cm，直至消融针针尖抵达肿瘤边缘附近；再次 CT 扫描，证实消融针穿刺角度和方向都精准无误，然后保持穿刺角度及方向不变，将消融针分两次刺入共约 3.8 cm，再次 CT 扫描见消融针已经沿肿瘤中轴线横贯而过，且针尖已刺穿肿瘤对侧被膜并抵达被膜外正常肝组织内约 0.1 cm，位于下腔静脉前沿但未伤及下腔静脉；然后采取同样的方法和步骤穿刺第 2 针，退出下方（第 8 层）定位针，首先进针约 5.5 cm，再进针约 3.5 cm直达肿瘤边缘附近；继续将消融针分两次刺入共约 4 cm，再次 CT 扫描见消融针已经沿肿瘤中轴线横贯而过，且针尖已刺穿肿瘤对侧被膜并抵达被膜外正常肝组织内约 0.2 cm，位于门静脉 – 下腔静脉间隙中央部，无损伤血管（图 15-16-2A、B）。

3. 连接消融设备，设置微波消融参数：60 瓦、自动连续模式，消融时间为 8 min。启动消融，同时监护观察患者生命体征；在完成 5 min 消融后，边消融边 CT 扫描，阅片发现病变已经被完全消融且无出血及其他消融损伤；继续巩固消融 3 min，直至完成预定消融时间；再次扫描判断肿瘤前半部绝大部分已经完全固化，后半部小部分尚未被消融；将两颗消融针分别后退约 1.5 cm，再次补充消融 5 min。消融结束后，CT 扫描见肿瘤后半部也已经完全固化呈低密度改变，消融范围达 4.8 cm×4.5 cm×4.2 cm，未见肿瘤组织残留（图 15-16-2C、D）。

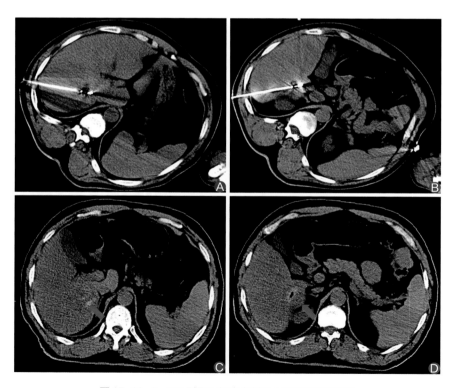

图 15-16-2　CT 引导下经皮穿刺Ⅸd 段肝癌微波过程

A. 上方消融针于病灶中上部进针，紧邻下腔静脉右侧缘。B. 下方消融针于病灶中下部进针，紧邻下腔静脉前缘。C、D. 消融毕，病灶区域呈混合密度改变，针道中央可见气体影，相邻下腔静脉形态规则，血管壁未见明显水肿（箭头）

4. 针道消融并分别逐步退出两枚消融针。检查皮肤无损伤，伤口消毒并覆盖无菌敷料，恢复正常双肺通气。5 min 后再次 CT 扫描，评估无液气胸及肝脏周围出血改变，结束手术。术程顺利，历时约 90 min，术中失血约 2 ml，术中术后生命体征稳定，术毕安返病房并予监护治疗。

（五）术后恢复及处理

麻醉清醒后拔管并送回病房，常规禁食、平卧、监护 24 h 并予补液、护肝、止血、预防感染、碱化及水化利尿。术后早期 12 ~ 24 h 密切观察并排除腹腔内出血、气胸、肾功能损害。24 h 后恢复饮食并下床活动。该例患者术后恢复良好，未出现任何并发症。术后 3 日复查 X 线胸片、腹部超声波、血常规及肝肾功能基本正常，安排出院休息。术后 2 周复查血常规、肝肾功能恢复正常，CT 平扫及增强扫描显示肿瘤病变消融彻底，局部区域无强化（图 15-16-3A），AFP 降至 38.45 ng/ml，继续定期门诊复查及常规长期服用抗病毒药物，建议戒酒、休息。

（六）术后全程随访情况

全程随访方法：术后 1 个月内检查评估并确认治疗彻底后，安排每 3 个月门诊复查 AFP、HBV-DNA 定量、血常规及肝功能，术后第 3 个月及第 9 个月复查肝脏彩色超声波检查、术后第 6 个月及第 12 个月复查上腹部 CT 平扫及增强扫描，术后每 6 个月复查胸部 X 线检查。

1. 消融后甲胎蛋白（AFP）随访结果（表 15-13）

表 15-13　消融后甲胎蛋白（AFP）随访结果

随访时间	对应的治疗后时间节点	AFP（正常值 0~9 ng/ml）
2019-09-01	术前 3 天	338.55
2019-09-17	术后 13 天	38.45
2019-10-24	术后 1 个月	3.81
2019-12-19	术后 3 个月	3.67
2020-07-10	术后 10 个月	2.65
2020-12-17	术后 15 个月	3.27
2021-07-10	术后 22 个月	6.89
2022-07-07	术后 34 个月	34.53
2023-10-06	术后 49 个月	29.21

2. 消融后 CT 动态复查情况（图 15-16-3）

3. 生存期：末次电话随访时间 2023-10-06，患者至今已经无瘤生存 49 个月，生活质量良好。

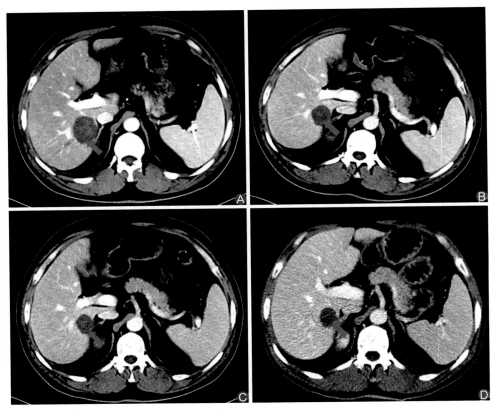

图 15-16-3　消融术后动态增强 CT 扫描随访结果

术后 2 周（2019-09-18）（A）、6 个月（2020-04-18）（B）、22 个月（2021-07-11）（C）、34 个月（2022-07-11）（D）增强 CT 复查，术区残腔逐步缩小，边缘未见异常强化灶

（七）治疗经验总结

1. 本例患者有肝部分切除、肝移植及局部消融指征，因为经济条件不好及担心手术风险，患者及家属拒绝接受肝部分切除及肝移植手术，要求局部消融处理。

2. 患者Ⅸd 段肝肿瘤大小约 3.8 cm×3.5 cm×3.3 cm，紧贴门静脉右后支及下腔静脉，紧邻肾上腺及十二指肠、横结肠，属于相对危险的肝肿瘤消融。肿瘤大于 3 cm，需要安排两个穿刺路径的双针消融方案，可以增加消融效果，但无疑又增加了手术的风险。

3. 结合我们团队高超的穿刺及消融技术，以及全麻技术减轻患者疼痛和呼吸的影响，并且通过过硬的影像技术如三维重建、影像对比技术等联合辅助，保证了消融治疗的安全性和彻底性。

4. 患者配合度较好，术后坚持长期抗病毒治疗，并坚持每 3～6 个月复查甲胎蛋白及肝脏影像学检查。正是由于坚持全程科学管理，目前患者术后 49 个月无复发转移，获得了良好的无瘤生存时间和良好的生活质量。

（黄彦　邱浩　刘志刚　王在国）

（配图：张伟标）

典型病例（17）

（一）病例介绍

患者王 ××，女，40 岁。

因"十二指肠间质瘤术后 5 年，发现肝占位 3 天"于 2020-02-17 入院。既往有乙肝"小三阳"病史 10 多年，平素未规律诊治疗。5 年前因十二指肠间质瘤在我院行十二指肠水平段及空肠近端加部分横结肠除术，术后一直服用伊马替尼。3 天前复诊时 CT 平扫加增强发现肝Ⅵ/ Ⅶ段交汇处（即：Ⅸd 段）、Ⅵ段转移瘤入院。

入院查体：全身情况可，皮肤巩膜无明显黄染，未见肝掌及蜘蛛痣；腹部平软，中上腹可见陈旧性手术瘢痕，全腹无压痛及反跳痛，肝脾肋缘下未触及，Murphy 征阴性，未触及包块，肝区无叩痛，移动性浊音（—），双下肢无水肿。

入院检查：血常规、肝功能、AFP 及 CEA 均正常，乙肝五项为"小三阳"。入院后检查上腹部 MRI 平扫加增强显示（图 15-17-1A、B）：1. 肝Ⅸd 及Ⅵ段占位病变，考虑十二指肠间质瘤术后肝转移可能；2. 肠系膜部分淋巴结肿大，考虑转移可能；3. 多发小肝囊肿。X 线胸片及全身骨扫描排除肝外其他部位转移。

2020-02-19 在全麻 CT 引导下行经皮穿刺Ⅸd 段及Ⅵ段肝转移瘤微波消融术；手术及术后恢复顺利；术后继续口服伊马替尼靶向治疗。目前随访已经超过 39 个月，至今无瘤生存，生活质量良好。

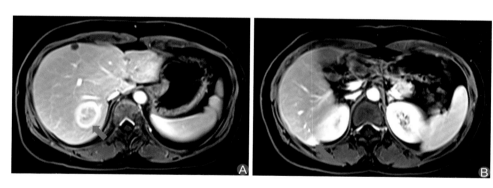

图 15-17-1　十二指肠间质瘤术后，Ⅸd 段（A）及Ⅵ段（B）转移瘤

（二）临床诊断

1. 肝Ⅸd 段及Ⅵ段转移瘤；
2. 十二指肠间质瘤术后 5 年；
3. 肠系膜淋巴结转移可能；
4. 乙肝病毒携带者；
5. 多发肝囊肿。

（三）治疗选择

患者诊断肝脏占位明确，结合病史，考虑为转移瘤可能性大，有消融治疗指征。患者目前一般情况较好，有手术意愿，拟限期手术。综合临床情况和患者经济情况，最后决定选择CT引导下经皮穿刺肝肿瘤消融术，消融后继续全身靶向药物治疗。

（四）消融治疗过程

患者在核医学科CT治疗床上取仰卧位，全麻成功后CT扫描，见肝IXd、VI段肿瘤直径分别为3.5 cm、1.5 cm。设计好各自的穿刺位置、角度和方向后，CT引导下分别确定体表穿刺点并予以标记，然后术区常规消毒、铺巾、戴无菌手套。

首先使用2个定位针（1 ml细注射针头）在预定的穿刺点分别试穿；CT扫描确认2个定位针穿刺的位置、角度和方向都基本准确后，开始穿刺布针及消融。

首先进行IXd段病变的消融：退出IXd段病变定位针，切开皮肤约0.2 cm小口，换以微波消融针，并以定位针试穿时相同位置、角度和方向缓慢穿刺进针约5.0 cm深度；再次CT扫描，证实消融针穿刺的路径和角度正确；然后继续进针约2.5 cm，直至消融针针尖抵达IXd肿瘤边缘附近；再次CT扫描，证实消融针穿刺角度和方向都精准无误，将穿刺针继续推进约3.0 cm，再次CT扫描证实穿刺针已经精准地从IXd段肿瘤中央穿过并达对侧约0.2 cm（图15-17-2A）；然后连接好消融设备，设定消融功率60瓦6 min；启动消融并在完成4 min消融后，边消融边CT扫描，阅片发现IXd段病变已经被完全消融（图15-17-2B）；继续巩固消融2 min，然后实施针道消融并退出消融针。再次CT扫描见IXd段肿瘤已完全固化呈低密度改变，消融范围满意，未见肿瘤组织残留，未见出血并发症（图15-17-2C）。

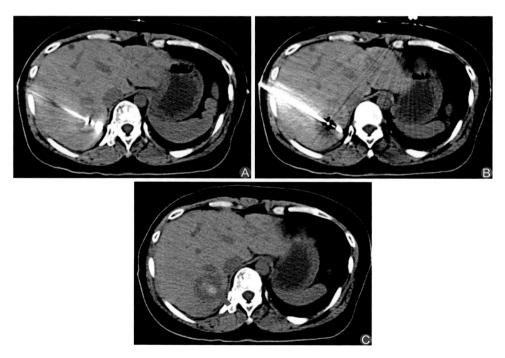

图15-17-2　CT引导下IXd、VI段肝转移瘤微波消融过程

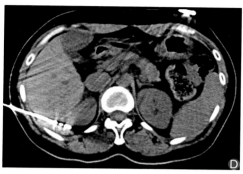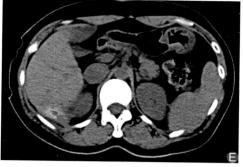

图 15-17-2　CT 引导下IXd、Ⅵ段肝转移瘤微波消融过程（续）

A. CT 显示消融针于IXd 病灶中央穿过；B. 消融针周围形成约 4.5 cm×3.5 cm 低密度区，中央见大量气体影；C. IXd 段消融毕，术区呈片状低密度灶，边界略显模糊，内部中央见线管状稍高密度灶；D. 示消融针于肝Ⅵ段病灶中央穿行；E. 肝Ⅵ段病灶消融毕：病灶区域呈片状低密度影，肝肾间隙尚清晰

采用基本相同的程序和方法处理Ⅵ段肿瘤（图 15-17-2D），55 瓦消融 6 min，消融毕 CT 扫描见Ⅵ段肿瘤消融彻底（图 15-17-2E），无明显肝周出血。

术程顺利，历时约 90 min，术中失血约 2 ml，患者术中术后生命体征稳定，术毕安返病房并予监护治疗。

（五）术后恢复及处理

麻醉清醒后拔管并送回病区，常规禁食、平卧、监护 24 h 并予补液、护肝、止血、预防感染、碱化及水化利尿。术后早期 12～24 h 密切观察并排除腹腔内出血、气胸、肾功能损害。24 h 后恢复饮食并下床活动。该例患者术后恢复良好，未出现任何并发症。术后 3 天复查 X 线胸片、腹部超声波、血常规及肝肾功能基本正常，安排出院休息。出院后 1 个月复查血常规、肝肾功能正常，CT 平扫及增强扫描显示肿瘤病变消融彻底，局部区域无强化（图 15-17-3A）。

（六）术后全程随访情况

全程随访方法：术后 1 个月内检查评估并确认治疗彻底后，安排每 3 个月门诊复查血

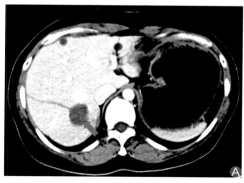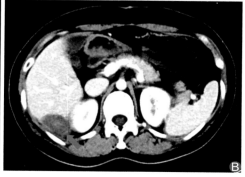

图 15-17-3　IXd、Ⅵ段肝转移瘤消融术后 CT 增强随访

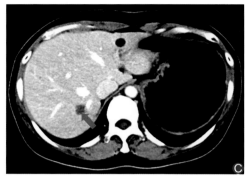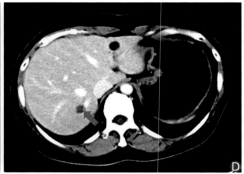

图 15-17-3　Ⅸd、Ⅵ段肝转移瘤消融术后 CT 增强随访（续）

Ⅸd 段病变消融术后 1 个月（2020-03-28）（A）、14 个月（2021-04-12）（C）、30 个月（2022-08-18）（D）增强 CT 复查，术区呈规则低密度区，进针路径呈条状低密度灶术区残腔逐步液化、缩小，边缘未见异常强化灶。Ⅵ段病变消融术后 1 个月（2020-03-28）（B），术区呈规则低密度区，进针路径呈条状低密度灶

常规、肝功能，术后第 3 个月及第 9 个月复查肝脏彩色超声波检查、术后第 6 个月及第 12 个月复查上腹部 CT 平扫及增强扫描，术后每 6 个月复查胸部 X 线检查。

全程随访结果：

1. 术后 CT 动态随访情况（图 15-17-3）

2. 生存期：随访至 2023-05-08，至今已无瘤生存 39 个月，生活质量良好。

（七）治疗经验总结

1. 本例患者诊断肝脏占位明确，结合病史，考虑为转移瘤可能性大，有消融治疗指征，无消融禁忌证。患者身体情况及肝功能良好，能够耐受消融手术治疗。

2. 患者术后一直服用靶向药物伊马替尼，5 年后却出现多发肝转移，肿瘤的进展说明可能已经产生耐药性，再进行单纯药物治疗已经很难奏效，需要寻求多学科多种手段的综合治疗。

3. 该例Ⅸd 段肿瘤病变靠近下腔静脉、门静脉右干等大血管，CT 引导下穿刺及微波消融也有一定的困难和风险，属于相对危险的肝肿瘤消融，我们稳定的精准微创消融团队的通力配合，保证了消融治疗的安全性和彻底性。Ⅵ段病变的处理比较简单。

4. 消融术后继续服用靶向药物伊马替尼进行综合治疗，目前患者术后 39 个月无复发，获得了良好的无瘤生存率，并且生活质量良好。后续坚持全程科学管理，定期复查肝脏影像学检查，以便及时发现并再次处理可能出现的新的复发病变。

（邱浩　黄彦　侯珍文　王在国）

（配图：张伟标）

典型病例（18）

（一）病例介绍

患者叶 × ×，男，68 岁。

因"发现右肝占位病变 5 天"于 2016-11-21 入院。否认乙肝病史；有慢性支气管炎、高血压病、心律失常（房颤）病史 5 年。因咳嗽不适在外院 CT 发现提示肝占位性病变来我院。

入院查体：全身情况可，皮肤巩膜无明显黄染，未见肝掌及蜘蛛痣；桶状胸，双肺未闻及干湿啰音，房颤心律，心率 100～110 次/分，第一心音强弱不等；腹部平坦，无腹壁静脉曲张，肝脏肋缘下未触及，移动性浊音（—），双下肢无水肿。

入院检查：血常规白细胞及红细胞正常、血小板总数 88.00×10^9/L，乙肝"两对半"示"小三阳"，乙型肝炎病毒核酸定量检测 6.39E+02 IU/ml；肝功能谷丙氨酸氨基转移酶 78.1 U/L，天门冬氨酸氨基转移酶 72.6 U/L，白蛋白 28.9 g/L，总胆红素 23.7 μmol/L；血氨 79.6 μmol/L；凝血功能示凝血酶原时间测定 18.7 s、PT-INR 1.57；AFP 1016.96 ng/ml。常规心电图检查（12 导联）：心房颤动；异常 Q 波；电轴左偏。上腹部及胸部 CT 平扫加增强提示：1. 肝脏 V/Ⅷ段交汇处（即：Ⅸc+d 段）占位性病变，大小约 4.8 cm × 4.1 cm，下腔静脉受压，考虑肝细胞癌（图 15-18-1A、B、C）；2. 肝硬化；3. 脾大，脾脏低密度灶，考虑为脾梗死；

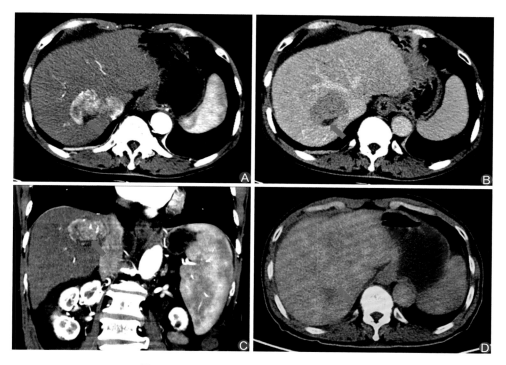

图 15-18-1 术前上腹部 CT 及 PET/CT 图像

A. CT 动脉期病灶明显强化；B. 门静脉期强化程度低于周围肝实质；C. 病灶紧邻下腔静脉且局部管腔受压变窄；D. PET/CT 显像病灶 FDG 代谢与相邻正常肝组织接近

4. 左右心房增大，左心房内充盈缺损，左心房黏液瘤或者血栓可能。全身 PET/CT 提示：1. 肝 V / Ⅷ段交汇处（即：Ⅸc+d 段）肿块，代谢未见增高，考虑原发性肝癌（图 15-18-1D）；2. 肝硬化；3. 脾大，脾脏稍低密度灶，代谢稍降低，考虑为脾梗死；4. 全身未见肿瘤转移情况。超声心动图及心血管彩超提示：双房增大，二尖瓣反流（轻-中度），主动脉瓣反流（中度），三尖瓣反流（轻度），心律失常（心房颤动可能），心包积液（少量）。

2016-12-01 在全麻及 CT 引导下经皮肝穿刺Ⅸc+d 段肝癌微波消融术，手术顺利，术后出现右侧少量气胸及一过性心动过速，均保守治疗后好转，术后 9 天出院。术后 1 个月按计划行肝动脉插管化疗栓塞（TACE）1 次。术后监测 AFP 逐渐下降，术后 7 个月达正常水平。2018-02-28（术后 15 个月）复查发现Ⅵ段复发癌再次入院，并于 2018-03-12 在全麻及 CT 引导下经皮肝穿刺Ⅵ段复发癌微波消融术，手术顺利，术后未出现穿刺及消融相关并发症。术后第 12 日正准备离院回家时突发大面积脑梗死并脑疝形成，转 ICU 后治疗 2 日无好转，家属放弃治疗。

（二）临床诊断

1. 原发性肝癌：BCLC A1 期，CNLC Ⅰa 期；
2. 肝硬化：失代偿期，合并门静脉高压症及脾大、脾功能亢进；
3. 乙肝病毒携带者；
4. 心律失常：心房颤动；
5. 老年性心瓣膜病变；
6. 左心房黏液瘤或者血栓可能；
7. 心包积液；
8. 高血压病；
9. 慢性支气管炎。

（三）治疗选择

患者肝功能差（Child-Pugh 评分 9 分，B 级），伴有严重心肺基础疾病，肿瘤部位特殊，手术切除难度和风险极大。乙肝肝硬化失代偿期，脾大、脾功能亢进。患者经济条件有限，无能力考虑肝移植。家属要求微创消融治疗。综合临床情况和患者经济情况，最后决定选择 CT 引导下经皮肝穿刺Ⅸc+d 段肝癌微波消融术，配合术后巩固性 TACE。

（四）Ⅸc+d 段肝癌消融治疗过程

患者送 CT 治疗室在检查床行气管插管全麻，麻醉成功后取平卧位，采用双针多点消融法，定位 1 号及 2 号消融针皮肤穿刺点在右腋前线与第 5 及第 6 肋间隙交界处，先取定位针（1 ml 注射器针头 2 枚）分别进针到上述肋间隙内以确定穿刺层面及方向。确认定位针层面、方向正确后，先取 1 号微波消融针，按照定位针层面及角度引导逐步入针。进针距皮肤约 10 cm 时再次 CT 扫描，见消融针层面及角度正确，针尖正好位于肿瘤左半部（图 15-18-2A）。保持消融针角度及方向不变，继续进针约 5 cm，CT 扫描见消融针从肿瘤左半部中央穿过，针尖已达肿瘤对侧缘，无伤及周围重要结构；同法将 2 号消融针布针在肿瘤右半部中央且针尖到达肿瘤对侧缘，入针深度为 15.5 cm（图 15-18-2B）。设置微波消融参数（功率 60 瓦、自动连续模式，消融时间为 6 min）并立即实施微波消融。在消融过程中行 CT 扫描观察监视（图 15-18-2C）。消融结束后两枚消融针原位退针各 1.5 cm，然后同功率再次消融 5 min。二次消融后，CT 扫描见肿瘤已完全固化呈高 – 低密度改变，消融范围达 5.5 cm × 5.0 cm（图 15-18-2D）。

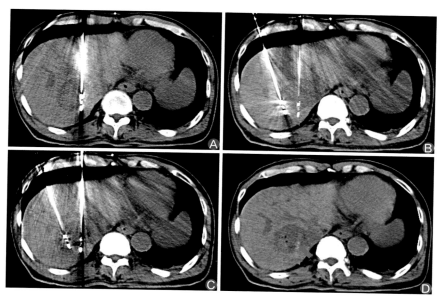

图 15-18-2 肝Ⅸc+d 段肿瘤消融过程

A. 1 号消融针穿入肿瘤左半部并达肿瘤对侧缘，距离左侧缘约 1.0 cm；B. 2 号消融针穿入肿瘤右半部，距离右侧缘约 1.2 cm，两针尖相隔约 2.1 cm；C. 微波消融术中，边消融边扫描，见肿瘤中部和底部有多发混杂密度影，肿瘤周围水肿，边界较模糊；D. 两枚消融针各退 1.5 cm 并补充消融，术毕扫描见肿瘤前半部也被完全消融，整个肿瘤术区呈混杂密度影，低密度区较前稍扩大

（五）术后恢复及处理

麻醉复苏后拔管并送回病区，常规禁食、平卧、监护 24 h 并予补液、护肝、止血、预防感染、碱化及水化利尿。术后早期 12 ~ 24 h 密切观察并排除腹腔内出血、肾功能损害，常规复查 X 线胸片提示右侧气胸，右肺组织被压缩约 40%；患者无明显胸闷、呼吸困难症状，检测血氧饱和度正常，保守治疗后好转；术后第 3 天突发心动过速，心内科会诊后予比索洛尔治疗后好转。术后 9 日复查 X 线胸片、血常规及肝肾功能基本正常，安排出院休息。继续定期门诊复查及常规长期服用抗乙肝病毒药、心血管内科处理专科基础疾病，建议戒酒、休息。术后 1 个月按计划返院行 TACE。

（六）术后全程随访情况

1. 全程随访方法：术后 1 个月内检查评估并确认消融治疗彻底后，安排每 3 个月门诊复查 AFP、HBV–DNA 定量、血常规及肝功能，术后第 3 个月及第 9 个月复查肝脏彩色超声波检查、术后第 6 个月及第 12 个月复查上腹部 CT 平扫及增强扫描，术后每 6 个月复查胸部 X 线检查。

2. 全程随访结果：术后 3 周复查 CT 平扫及增强扫描显示肿瘤病变消融彻底，局部区域无强化（图 15-18-3A），AFP 降至 78.72 ng/ml；术后 6 个月周复查 CT 平扫及增强扫描显示肿瘤病变消融坏死区域缩小，局部无强化（图 15-18-3B），AFP 降至 11.43 ng/ml；术后 15 个月出现 Ⅴ 段肝复发癌，AFP 升高至 58.14 ng/ml，予再次消融（图 15-18-3C、D）。第二次消融手术顺利，术后未出现穿刺及消融相关并发症，术后第 12 日正准备离院回家时突发大面积脑梗死并脑疝形成，转 ICU 后治疗 2 日无好转，家属放弃治疗。

3. AFP 动态随访结果（表 15-14）

表 15-14　患者肝癌治疗全程 AFP 随访情况表

随访时间	对应时间点	AFP（正常值 0~9 ng/ml）
2016-11-22	术前 8 天	1016.96
2016-12-07	术后 6 天	270.66
2016-12-22	术后 21 天	78.72
2017-01-12	术后 1 个月	22.42
2017-02-13	术后 3 个月	15.86
2017-04-24	术后 5 个月	11.43
2017-07-12	术后 8 个月	7.46
2017-09-05	术后 9 个月	5.84
2017-12-27	术后 12 个月	14.7
2018-02-27	术后 15 个月	58.14
2018-03-10	二次消融术前 2 天	66.32
2018-03-20	二次消融术后 8 天	23.24

4. 术后 CT 动态复查情况（图 15-18-3）

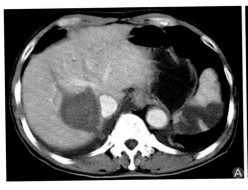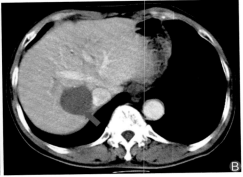

图 15-18-3　首次消融术后动态复查及复发癌消融

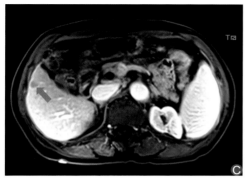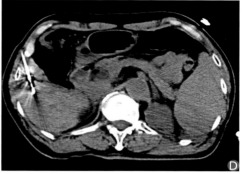

图15-18-3 首次消融术后动态复查及复发癌消融（续）

A. 术后3周，肿瘤术区呈大片状低密度影，边界光整，未见明显强化灶；B. 术后6个月复查，术区较前缩小，局部未见强化灶，相邻血管无明显损伤；C、D. 首次消融术后15个月，MR复查肝Ⅴ段复发癌（C），并行Ⅴ段复发癌局部消融术（D）。

（七）治疗经验总结

1. 本例患者肝肿瘤属于肝脏深部大血管旁的原发性肝癌，肿瘤最大径4.8 cm并压迫肝后下腔静脉，合并有严重的心肺基础疾病，肝硬化严重，术前肝功能Child-Pugh B级，为手术切除相对禁忌证，患者经济能力有限不愿接受肝移植手术，符合局部消融治疗指征。

2. 本例肿瘤属于相对高危部位肿瘤，累及肝后下腔静脉，但并不是消融绝对禁忌证。结合过硬的临床操作技术，以及全麻技术减轻患者疼痛和呼吸的影响，且通过影像技术辅助及双消融针联合应用，保证了消融治疗的彻底性及安全性。

3. 全程科学管理：患者配合度较好，术后坚持长期抗病毒治疗，并每3～6个月复查甲胎蛋白及肝脏影像学检查。

4. 因为合并严重基础疾病，肝癌复发再次消融后虽然没有出现消融相关并发症，但是术后第12日突发大面积脑梗死并脑疝形成，患者家属放弃治疗，甚是遗憾。

（叶振伟 江冠铭 王在国）

（配图 张伟标）

典型病历（19）

（一）病例介绍

患者陈××，男，61岁。

因"发现肝占位病变1周"于2016-10-18入院。既往乙肝"大三阳"病史20年，规律服用拉米夫定抗病毒治疗；患2型糖尿病13年余，按医嘱服药，血糖控制好。1周前参加社区肝癌筛查，超声波检查发现肝占位病变，遂转诊我院。患者近期无明显不适。

入院查体：全身情况可，肝病面容，皮肤黏膜及巩膜无黄染，未见肝掌及蜘蛛痣；腹部平软，无腹壁静脉曲张，肝、脾肋缘下未触及，全腹无压痛及反跳痛，移动性浊音（—），双下肢无水肿。

入院检查：血常规、凝血功能正常，乙肝"两对半"提示"大三阳"，乙肝病毒核酸定量检测（HBV–DNA）＜5.0E+02，肝功能：谷丙氨酸氨基转移酶（ALT）55.7 U/L，白蛋白44.1 g/L，总胆红素（TBIL）43.8 μmol/L，甲胎蛋白（AFP）2.84 ng/ml。上腹部 CT 平扫加增强：1. 肝Ⅸc+d 段强化结节，大小 4.9 cm×4.3 cm×4.3 cm，肝中及肝右静脉受压，考虑肝癌（图 15-19-1A、B、C）。PET/CT 提示肝Ⅸc+d 段低密度结节代谢稍活跃，考虑原发性肝癌（图 15-19-1D）。

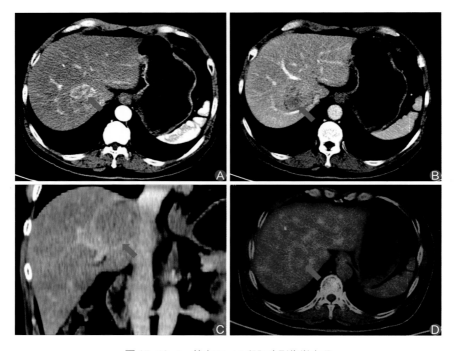

图 15-19-1　首次Ⅸc+d 段肝癌影像学表现

上腹部 CT 增强示肝Ⅸc+d 段约 4.9 cm 肿块，动脉期不均匀强化（A），门静脉期肿块呈稍低密度（B），呈"快进快出"改变，病灶边界不清晰，周围推挤相邻肝中、肝右静脉及门静脉右支（C），PET/CT 显像示肝S9c+d 段肿块糖代谢略增高，余全身未见转移征象（D）

2016-10-26 全麻及 CT 引导下经皮行肝Ⅸc+d 段肿瘤穿刺活检加微波消融术，手术及术后恢复顺利。术后病理报告：高分化肝细胞肝癌。术后 2 周复查 AFP 2.43 ng/ml，术后 1 个月 CT 平扫加增强扫描显示Ⅸc+d 段病变消融彻底，局部区域无强化，临床疗效评价达到完全缓解。

首次消融术后 21 个月复查，发现肝Ⅸc+d 段原消融病灶旁结节状异常强化灶，考虑Ⅸc+d 段肝癌复发，予以再次微创消融处理。首消融术后 31 个月（即再次消融术后 10 个月），再次发现肝内多个新发病灶并腹腔转移，建议行靶向免疫治疗，患者因为经济困难未能接受，后来于 2021-03-14 日因腹胀再次入院，对症处理 2 周后症状缓解出院并失联，患者总生存期 53 个月。

（二）临床诊断

1. 肝Ⅸc+d 段原发性癌；
2. 肝硬化代偿期；
3. 乙型肝炎病毒携带者；
4. 2 型糖尿病。

（三）治疗选择

本例患者首次发病时肿瘤最大径 4.9 cm，位于肝脏中央区域深部，其四周皆被大血管及胆管包绕，导致治疗选择困难。从理论上来说，最合适的治疗方案是肝移植，但是患者经济困难，无能力承受肝移植所需的高昂费用。其次，患者肝功能及全身状况良好，无肝外转移证据，也可以考虑右肝部分切除加Ⅸc+d 段切除，但是该部位手术切除的难度和风险较高，无法宽切缘切除，所以患者及家属拒绝传统手术切除。最后，经慎重评估及充分考虑，患者及家属决定选择微创消融手术，即 CT 引导下经皮经肝穿刺Ⅸc+d 段肝癌活检及微波消融。

（四）首次（2016-10-26）Ⅸc+d 段肝癌消融过程及术后处理

在 CT 检查床对患者行气管插管全麻，取平侧卧位，CT 扫描见肝Ⅸc+d 段肿瘤，大小约 5.1 cm×4.8 cm。研究确定采用双针多点消融法，划定体表穿刺点分别位于右腋前线与第 5（1 号穿刺点）及第 6 肋间隙交界处（2 号穿刺点），术区常规消毒、铺无菌巾。

先取定位针（1 ml 细注射针头）分别在 1、2 号穿刺点试穿；CT 扫描确定穿刺点、穿刺角度和方向正确后，首先取 1 号微波消融针，按照定位针确定的层面及角度在 1 号穿刺点穿刺并进针 5 cm；CT 扫描确定穿刺点、穿刺角度和方向正确后，继续逐步进针 5 cm；再次 CT 扫描证实穿刺层面及角度正确，消融针针尖正好位于肿瘤边缘；保持消融针角度及方向不变，分两次逐步进针约 5 cm，CT 扫描见 1 号消融针已经从病灶下半部之中央穿过，针尖已达肿瘤腔静脉侧边缘处，未损伤下腔静脉及周围重要结构（图 15-19-2A）；采用相同方法和程序，在 2 号穿刺点将 2 号消融针精准穿刺布针在病灶之上半部中央处（图 15-19-2B）；然后在 1、2 号穿刺点中间位置用活检针穿刺布针，进针约 10 cm 后，CT 扫描证实布针位置精准，立即进行穿刺活检。

连接消融设备，设置参数（60 瓦、自动连续模式，两针同时消融，消融时间 10 min），立即启动消融，同时监护观察患者生命体征，直至完成预定消融时间。消融完毕立即进行 CT 扫描，判断肿瘤中下部已完全固化，消融范围达 5.5 cm×5.0 cm（图 15-19-2C）；然后将两消融针分别原位退针各 1 cm，1 号针补充消融 5 min、2 号针补充消融 3 min 以扩大消融覆盖范围。补充消融结束后再次 CT 扫描见消融范围达 7.5 cm×6.0 cm，未见肿瘤组织残留（图 15-19-2D）。最后，边消融针道边退出消融针。结束后 5 min 再次扫描，判断无液气胸及肝脏周围出血，结束手术。

术后处理：常规禁食、平卧、监护 24 h 并予补液、护肝、止血、预防感染、碱化及水化利尿。术后早期 12～24 h 密切观察并排除腹腔内出血、气胸、肾功能损害。24 h 后恢复饮食并下床活动。该例患者术后恢复良好，未出现任何并发症。术后病理诊断高分化肝细胞肝癌。术后 3 日出院休息。

出院后 2 周复查 AFP 2.43 ng/ml，术后 1 月复查上腹部 CT 平扫加增强扫描评价Ⅸc+d 段病变消融彻底，病变无强化，余肝无肿瘤病变（图 15-19-2E、F）。常规长期服用抗病毒，建议戒酒、休息。

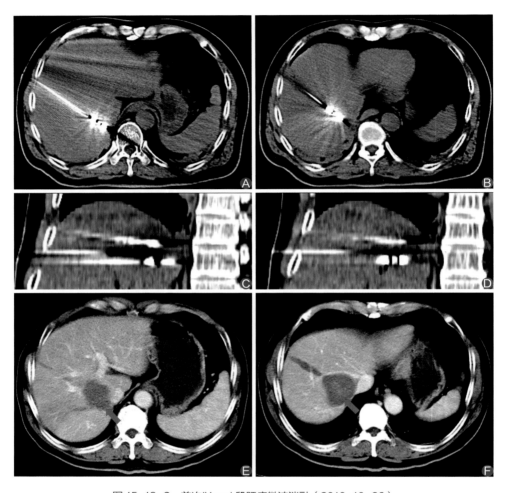

图 15-19-2　首次Ⅸc+d 段肝癌微波消融（2016-10-26）

A、B. 消融术中，消融针分别从肿瘤下半部（A）、上半部（B）进入肿瘤，并使针尖位于肿瘤腔静脉侧边缘处；C. 消融过程中三维重建示，两消融针分割肿瘤上下两部分，肿瘤近腔静脉侧呈混杂密度影，内见气性密度区；D. 首次消融结束后，将 1、2 号消融针各原位后退 1 cm，对肿瘤远腔静脉侧作补充消融；E、F. 消融术后 1 个月 CT 复查，肿瘤术区呈片状低密度影，边缘未见明显强化灶

（五）术后全程随访及复发病变的综合处理

1. 首次Ⅸc+d 段肝癌微波消融术后动态复查情况

患者不愿意接受肝血管介入治疗，消融术后坚持抗病毒及护肝治疗，每 3～6 个月门诊复查一次，术后 20 个月内未见复发转移。

2. Ⅸc 段肝癌复发及处理（2018-07-25）

首次消融术后 21 个月复查 MRI 平扫加增强发现肝Ⅸc 段原消融病灶旁结节状异常强化

灶，以及肝Ⅷ段异常强化灶，考虑肝癌复发（图15-19-3A、B），并于2018-07-25再次全麻及CT引导下经皮穿刺肝Ⅸc段复发癌微波消融术（图15-19-3C、D），同期对Ⅷ段结节实行微波消融术（图15-19-3E），手术及术后恢复顺利。术后1月复查Ⅸc段（图15-19-3F）及Ⅷ段复发病变消融彻底，局部区域无强化，仍然不愿意接受肝血管介入治疗。

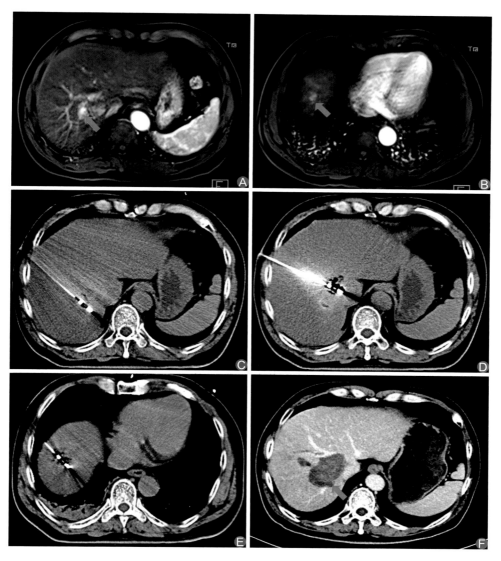

图15-19-3 肝Ⅸc及Ⅷ段复发癌的诊断及再次消融
A、B. MR增强复查提示肝Ⅸc段术区边缘异常强化灶（A）、肝Ⅷ强化结节灶（B），考虑肿瘤复发；C、D. 肝Ⅸc段复发癌消融术中，两消融针分别位于术区两侧复发灶内；E. 同期对肝Ⅷ段复发灶实施消融，消融针穿透Ⅷ段病灶；F. 肝Ⅸc段复发灶消融术后1个月CT复查，术区呈片状低密度影，边缘未见异常强化灶

3. 终末期复发转移的处理

首次消融术后31个月（即第二次消融术后10个月），常规复查时发现肝内多个新发病灶并腹腔转移（图15-19-4A、B），建议行靶向免疫治疗，患者因为经济困难无法接受，仅

仅采取抗病毒、护肝等保守治疗，后来于2021-03-14因腹胀再次入院，检查发现肝癌并门静脉癌栓形成及腹腔、腹腔多发淋巴转移（图16-4C、D），对症处理2周后症状缓解出院并失联，患者总的生存期53个月。

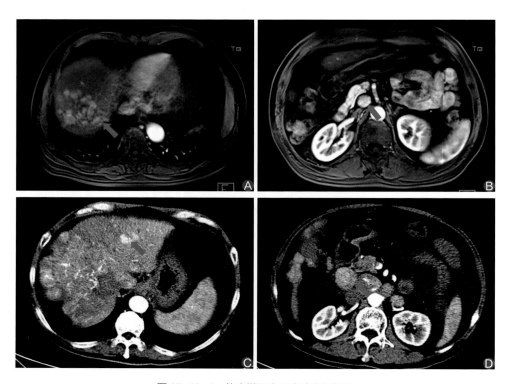

图15-19-4　终末期肝内及腹腔广泛转移

A、B. 二次消融术后10个月MR增强复查，肝右叶多发异常强化灶，考虑肿瘤复发；腔静脉旁肿大淋巴结，考虑转移；C、D肝内及腹腔转移灶综合治疗后，病灶较前增多、增大，考虑肿瘤进展

（六）治疗过程及AFP变化动态追踪

1. 肝癌治疗全过程一览（表15-15）

表15-15　肝癌治疗全过程一览

时间	诊断情况	治疗情况	疗效评价	并发症
2016-10-26	肝Ⅸc+d段肝癌	Ⅸc+d段肝癌穿刺活检及微波消融术	CR	无
2018-07-24	肝Ⅸc+Ⅷ段肝癌复发	Ⅸc+Ⅷ段复发癌微波消融术	CR	无
2019-05-25	肝内多发转移及腹腔转移	抗病毒、护肝，不接受靶向免疫治疗	SD	无
2021-03-16	肝癌门静脉癌栓形成及腹腔、腹腔多发淋巴转移	对症、支持治疗	失联	无

2. AFP 动态复查结果一览表（表 15–16）

表 15–16　AFP 动态复查结果一览

AFP 检查时间	所对应的治疗相关时间节点	APF（ng/ml）
2016-10-18	首次Ⅸc+d 段肝癌消融	2.84
2016-11-15	首次消融后 2 周	2.43
2017-04-13	首次消融后 6 个月	2.79
2017-07-13	首次消融后 9 个月	2.15
2017-11-09	首次消融后 11 个月	3.02
2018-03-01	首次消融后 15 个月	2.89
2018-06-21	首次消融后 18 个月	2.57
2018-07-24	首次消融后 19 个月：Ⅸc+Ⅷ段复发	2.36
2018-10-18	Ⅸc+Ⅷ段复发癌消融后 3 个月	2.40
2019-01-10	Ⅸc+Ⅷ段复发癌消融后 6 个月	1.95
2019-05-23	Ⅸc+Ⅷ段复发癌消融后 10 个月肝内多发转移并腹腔转移	2.37
2020-03-11	未予积极抗肿瘤治疗	2.59
2020-11-18	未予积极抗肿瘤治疗	9.68
2021-03-15	肝癌并门静脉癌栓形成及腹腔、腹腔多发淋巴转移	16.43

（七）治疗经验总结

1. 本例患者首次发病时瘤体较大（最大径 4.9 cm），位于肝Ⅸc+d 段，肝癌贴近肝中静脉、肝右静脉及肝后下腔静脉，手术切除的难度和风险较大。因为Ⅸc+d 段病灶四周皆被大血管及胆管包绕，无法做宽切缘切除，即使切除也很难达到根治目标，所以应该首先考虑肝移植这种较为理想治疗方式。后来病程中出现Ⅸc 段肝癌复发以及后期肝内多发转移，也再一次证明最初肝移植的考虑和建议是正确的。

2. 在患者不考虑肝移植，又担心手术风险而拒绝行传统手术切除的情况下，我们对此例Ⅸc+d 段大肝癌选择了 CT 引导下经皮肝穿刺微波消融，采用双针消融，完成了Ⅸc+d 段病变的根治性消融，术后 1 个月疗效评估也证实我们达到了肿瘤完全消融的目标。

3. 肝癌术后长期生存有赖于全程科学管理。此例患者虽然术后有定期门诊复查并且及时发现了肝内肿瘤复发，但是由于患者经济条件差，无能力承担高昂的靶向免疫治疗费用，拒绝肝血管介入治疗，仅仅长期坚持抗病毒治疗。后来肝癌逐步进展，并在首次消融术后的 4 年余失联，总生存期 53 个月。

（陈韵壕　钟灿新　黎嘉历　王在国）

（制图：张伟标）

典型病例（20）

（一）病例介绍

患者方××，男，61岁。

因"双下肢水肿3天"于2019-06-06入院。门诊检查提示"肝炎后肝硬化、慢性乙型病毒性肝炎"，甲胎蛋白（AFP）27.28 ng/ml，拟入院进一步检查明确诊断。否认肝病史及肝癌家族史。

入院查体：全身情况可，消瘦，巩膜轻度黄染，可见肝掌，前上胸壁可见4枚散在蜘蛛痣；腹部平坦，未见腹壁静脉曲张，全腹软无压痛，肝脾肋下未及，移动性浊音（－），双下肢轻度水肿。

入院检查：血常规正常；乙肝"两对半"检查提示"大三阳"，乙型肝炎病毒核酸定量检测6.61E+04 IU/ml；肝功能检查：谷丙氨酸氨基转移酶（ALT）53.0 U/L，天门冬氨酸氨基转移酶（AST）73.8 U/L，白蛋白（ALB）26.6 g/L，总胆红素（TBIL）39.0 μmol/L；凝血酶原时间15.0 s；甲胎蛋白（AFP）24.16 ng/ml。2019-06-14上腹部MRI平扫加增强提示（图15-20-1A、B）：1. 肝Ⅶ段靠近下腔静脉及门静脉区域（即：Ⅸd段）占位病变，大小1.6 cm×1.5 cm，考虑肝细胞癌可能；2. 肝Ⅷ段小结节，待排小肝癌；3. 肝硬化，肝内多发再生结节形成；4. 少量腹水；5. 门腔侧支循环开放；6. 脾不大。2019-06-17 PET/CT检查提示：肝硬化，肝Ⅸd段稍低密度结节，糖代谢略高于相邻肝脏，肝癌不除外；余全身未见转移。（图15-20-1C、D）

患者于2019-06-24在全麻及CT引导下经皮肝穿刺Ⅸd段肝癌微波消融术，术程顺利，术后恢复良好。出院后定期随访。术后6周（2019-08-05）行Ⅷ段肝复发癌微波消融术。术后26个月（2021-08-16）行Ⅶ段肝复发癌消融术。术后50个月（2023-08-14）因肝癌肝内广泛复发转移，给予贝伐珠单抗＋信迪利单抗治疗。术后52个月因肝衰竭死亡。

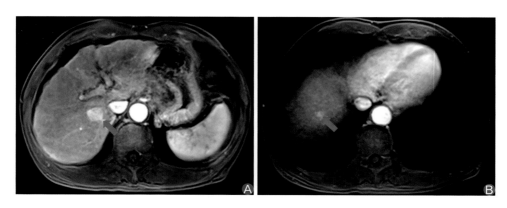

图15-20-1　Ⅸd段肝癌的MRI及PET/CT表现

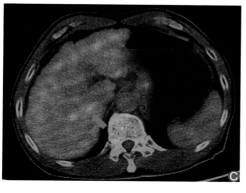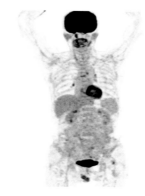

图 15-20-1　Ⅸd 段肝癌的 MRI 及 PET/CT 表现（续）

A、B. 上腹部 MR 增强扫描示，肝Ⅸd、Ⅷ段强化结节灶，直径分别为 1.6 cm（A 箭头）、0.9 cm（B 箭头）；C、D. PET/CT 提示肝Ⅸd 段结节糖代谢略高于正常肝实质，SUVmax2.6（C 箭头），余全身未见异常高代谢灶

（二）临床诊断

1. 肝Ⅸd 段原发性肝癌；
2. 肝多发硬化结节；
3. 肝硬化失代偿期：少量腹水，门静脉高压症，食管胃底静脉曲张；
4. 慢性乙型病毒性肝炎。

（三）治疗选择

患者在首次发现肝Ⅸd 段肝癌时，同时合并有慢性乙型病毒性肝炎，肝硬化处于失代偿期，肝功能 Child-Pugh 评分 10 分。因此在制订治疗方案时，我们建议患者应该首先考虑肝移植，因为经济能力有限，所以未接受肝移植建议；由于肝功能差，肝部分切除后出现肝衰竭风险较大，所以家属也不愿意接受肝部分切除的建议；由于家属担心肝血管介入治疗效果不理想及术后肝衰竭风险，所以也不考虑肝动脉介入治疗。综合患者具体情况、患方意向和我们多年的技术经验，患者及家属选择了 CT 引导下经皮肝穿刺微波消融术。

（四）肝Ⅸd 段肝癌微波消融治疗过程及术后处理

于 2019-06-24 在核医学科 CT 检查床对患者进行气管插管及全麻，取仰卧位，右侧垫高 15° 左右，采用左肺单侧通气技术。麻醉后 CT 平扫，见Ⅸd 段病变大小约 1.6 cm × 1.5 cm，研究决定采取经腋后线的右后入路完成Ⅸd 段病变微波消融。CT 引导下确定体表穿刺点并予以标记，然后术区常规消毒、铺巾、戴无菌手套。

首先使用定位针（1 ml 细注射针头）在预定的穿刺点试穿；CT 扫描确认定位针穿刺的位置、角度和方向都基本准确后，退出定位针，切开皮肤约 0.2 cm 小口，换以微波消融针，并以定位针试穿时相同位置、角度和方向缓慢穿刺进针约 5.0 cm 深度；再次 CT 扫描，证实消融针穿刺的路径和角度正确；然后继续进针约 2.0 cm，再次 CT 扫描证实消融针穿刺角度和方向都精准无误且消融针针尖已经抵达Ⅸd 段肿瘤边缘附近（图 15-20-2A）；将穿刺针分两次继续推进共约 4.0 cm，再次 CT 扫描证实穿刺针已经精准地从Ⅸd 肿瘤中央穿过并达对侧约 0.2 cm（图 15-20-2B）；然后连接好消融设备，设定消融功率 65 瓦 6 min；启动消融程序并在完成 4 min 消融后，边消融边 CT 扫描，阅片发现Ⅸd 病变外侧已经被完全消融；巩固消融 2 min，然后退针 1.0 cm 并调整角度（针尖向内侧移动约 1.0 cm）并继续用 65 瓦 4 min 消融（图 15-20-2C）；最后实施针道消融并退出消融针。消融毕立刻再次 CT 扫描，见Ⅸd 段肿瘤已完全固化呈低密度改变，消融范围满意，未见肿瘤组织残留，未见肝周围出血、液气胸并发症（图 15-20-2D）。检查皮肤无损伤，伤口消毒并盖无菌敷料，结束手术。

麻醉清醒后拔管并送回病区，常规禁食、平卧、监护 24 h 并予补液、护肝、止血、预防感染、碱化及水化利尿。术后早期 12～24 h 密切观察并排除腹腔内出血、气胸、肾功能损害。24 h 后恢复饮食并下床活动。该例患者术后恢复良好，未出现任何并发症。术后 3 日出院休息。出院后常规长期抗病毒治疗及定期复查随访，建议戒酒、休息。

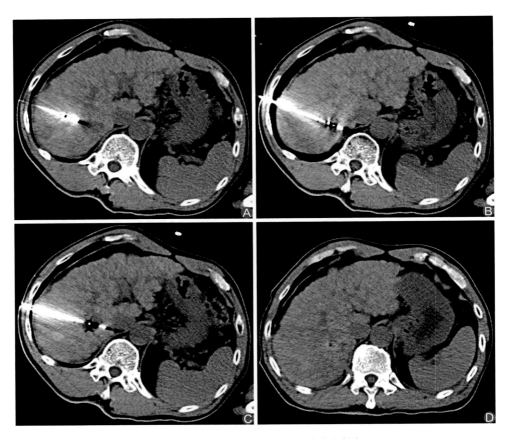

图 15-20-2　肝脏Ⅸd 段肝癌微波消融治疗过程

A. 消融针经右后入路，到达Ⅸd 段病灶边缘；B. 消融于病灶中央穿行，到达病灶对侧，消融过程中，消融区域出现较多气体应，前内侧分布较少；C. 调整消融针到病灶前内侧补充消融，局部见多发气体；D. 消融结束取出消融针后，术区呈混杂密度灶

（五）术后全程随访及复发病变的综合处理

1. Ⅷ段肝复发癌的微波消融处理

出院后 6 周复查 AFP 19.36 ng/ml，上腹部 CT 平扫及增强扫描显示Ⅸd 段肿瘤病变消融

彻底，局部病变区域无强化（图 15-20-3A），同时发现肝Ⅷ段异常强化结节，并较前增大，大小约 1.1 cm×0.8 cm，考虑肝癌可能（图 15-20-3B）。并于 2019-08-05 再次在全麻及 CT 引导下经皮肝穿刺Ⅷ段肝复发癌微波消融术（图 15-20-3C）。手术及术后恢复顺利，术后 2 周复查上腹部 CT 平扫及增强扫描显示Ⅷ段肿瘤病变消融彻底，局部病变区域无强化（图 15-20-3D）。出院后继续常规长期服用抗病毒药物，定期复查。

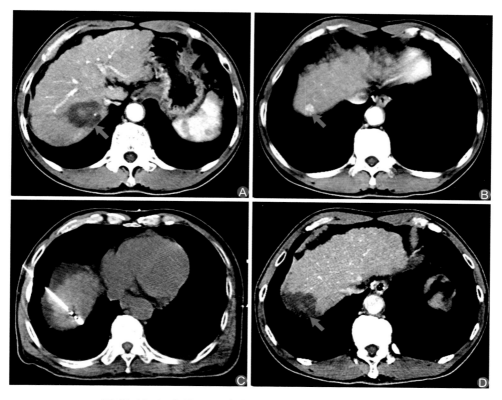

图 15-20-3　肝脏Ⅸd 段消融后复查及Ⅷ段复发癌的微波消融
A. 肝脏Ⅸd 段肿瘤术后 6 周，术区未见强化灶（箭头）；B. 肝Ⅷ段结节较前增大，考虑肝癌（箭头）；C. 肝Ⅷ段结节消融中，消融针穿透病灶中央；D. 肝Ⅷ段结节消融术后 2 周，术区未见强化灶（箭头）

2. Ⅶ段肝复发癌的微波消融处理

首次消融术后 26 个月（2021-08-08），复查发现Ⅶ段异常强化结节，大小约 2.0 cm×1.5 cm，考虑肝癌复发可能（图 15-20-4A），并于 2021-08-16 行Ⅶ段复发癌微波消融术（图 15-20-4B、C）。术后顺利出院。术后 2 周复查上腹部 CT 平扫加增强扫描显示Ⅶ段肿瘤病变消融彻底，局部病变区域无强化（图 15-20-4D）。出院后继续常规长期服用抗病毒药物，定期复查。

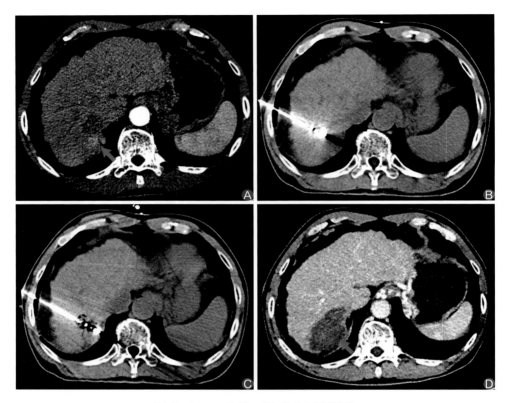

图 15-20-4　肝脏Ⅶ段复发癌的微波消融

A. CT 增强扫描提示肝Ⅶ段异常强化灶，直径约 2.0 cm（箭头）；B. 消融术中，消融针到达Ⅶ段病灶边缘；C. 消融针穿过Ⅶ段病灶中央到达对侧，消融过程中术区见多发气体；D. Ⅶ段病灶消融术后，术区未见异常强化灶（箭头）

3. 肝癌肝内广泛复发转移的处理

首次消融术后 50 个月（2023-08-14），复查发现肝内广泛复发转移（图 15-20-5A、B），患者到肿瘤内科治疗，给予贝伐珠单抗＋信迪利单抗治疗，术后 52 个月因肝衰竭死亡。

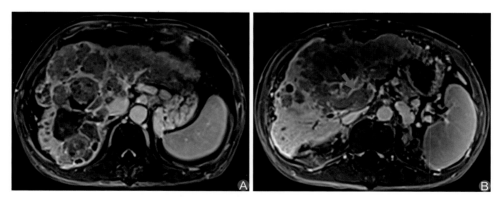

图 15-20-5　S 肝癌肝内广泛复发转移

A、B. MR 增强扫描提示肝脏广泛分布异常信号灶，强化不均匀；门静脉右支及主干内见癌栓形成（B 图箭头）

（六）患者肝癌治疗过程及 AFP 变化动态情况

1. 肝癌患者治疗全过程一览表（表 15–17）

表 15–17　肝癌患者治疗全过程一览表

时　间	病情资料	治疗情况	术后疗效评价	并发症
2019-06-24	Ⅸd 段肝癌	CT 引导下经皮穿刺Ⅸd 段肝癌微波消融术	CR	无
2019-08-05	肝Ⅷ段复发癌	CT 引导下经皮Ⅷ段肝复发癌消融术	CR	无
2021-08-16	肝Ⅶ段复发癌	CT 引导下经皮Ⅶ段肝复发癌消融术	CR	无
2023-08	肝癌肝内广泛复发转移	贝伐珠单抗 + 信迪利单抗	PD	2023-10 因肝衰竭死亡

2. 肝癌治疗全过程中 AFP 动态变化曲线图（图 15–20–6）

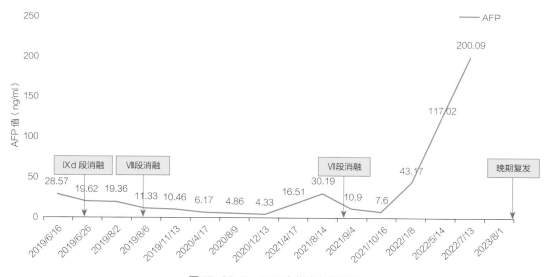

图 15-20-6　AFP 变化动态曲线图

（七）治疗经验总结

1. 本例患者初次发现肝癌时，病变大小约 1.6 cm × 1.5 cm，但是患者肝硬化程度严重，同时合并慢性乙型病毒性肝炎，肝硬化处于失代偿期，肝功能 Child–Pugh 评分 10 分，是肝移植的最佳适应证，无奈患者经济能力有限。

2. 本例患者属于肿瘤小于 3 cm 中央区深部的原发性肝癌，符合局部根治性消融治疗指征。但是肿瘤位置位于特殊的Ⅸd 段，其周围被大血管、胆管包绕，属于消融的相对高危部位，要开展消融也具有一定的风险性和挑战性。

3. 我们精准微创消融团队过硬的全麻控制疼痛和呼吸技术、精准的定位技术、高超的临床肝穿刺及消融操作技术，保证了IXd段肝癌消融治疗的安全性。

4. 全程科学管理：该患者配合度较好，术后坚持长期抗病毒治疗及并每3~4个月1次的复查，所以才有机会在定期随访中多次早期发现肝癌复发，并及时给予再次局部消融处理，获得了良好的生存期及生活质量。

5. 患者首次消融后50个月发现肝内多发复发及转移，虽然给予贝伐珠单抗＋信迪利单抗抗肿瘤治疗，但却因为并发肝衰竭死亡。回顾性总结发现，我们团队初期的肝移植建议是正确的。

（陈志良　陈韵壕　李劲　王在国）

（配图：张伟标）